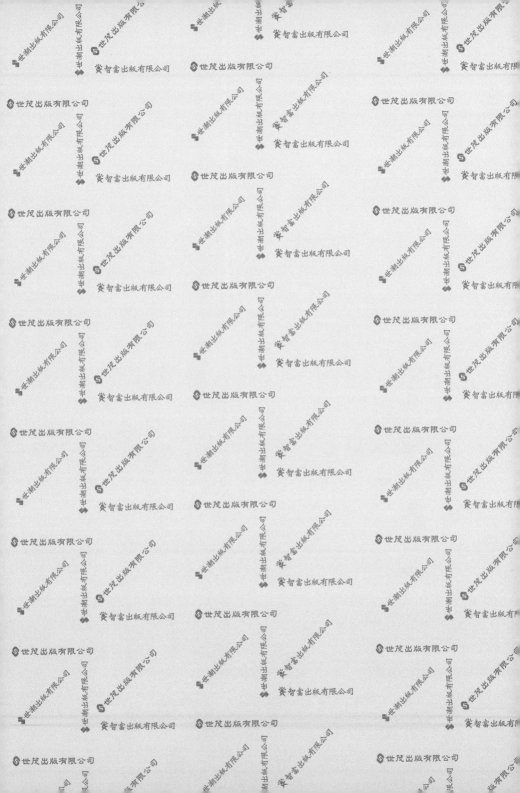

骨質疏鬆症

飲食與療法

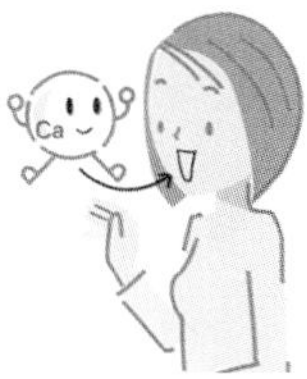

醫學博士 細井孝之◇醫學監修　營養管理師 白石弘美◇營養指導

高淑珍◇譯

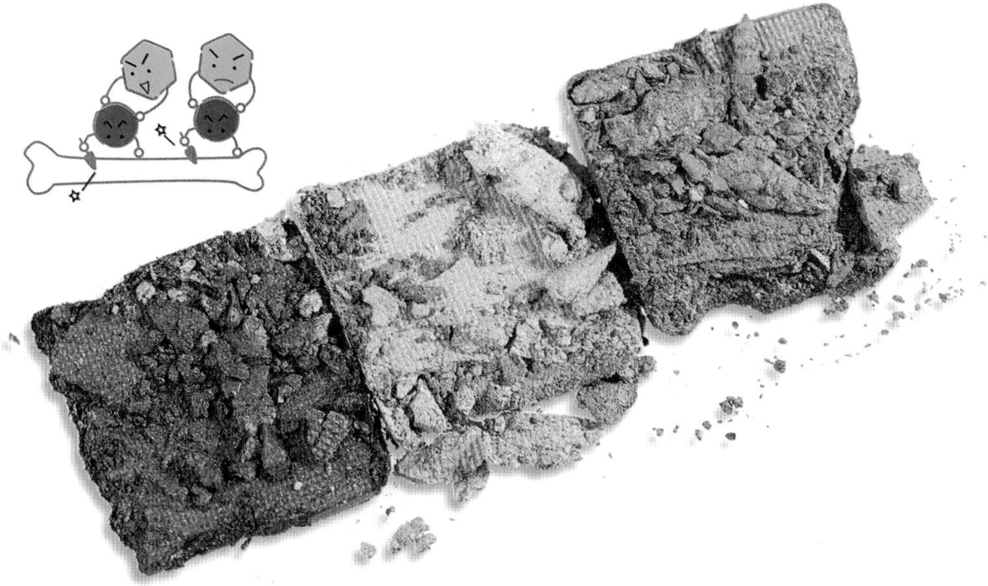

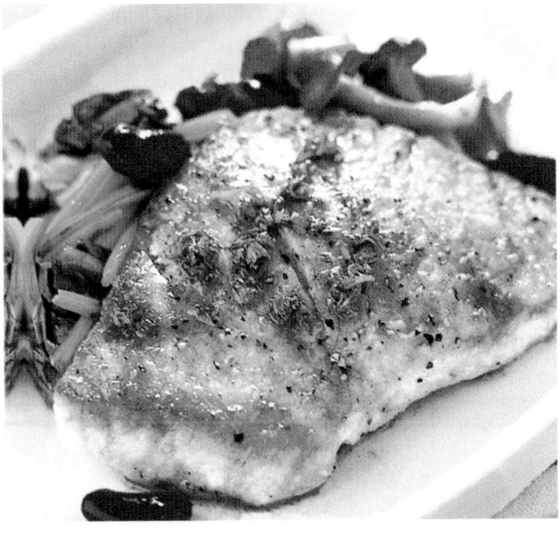

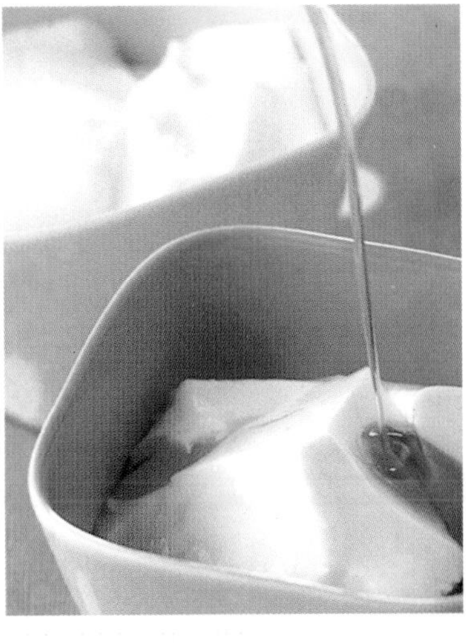

序

藉由每天的飲食製造強韌的骨骼！

試問你是在何種情況下，翻開這本書的呢？我想很多人都是因為看到健康檢查等相關報告，出現「骨量減少」的字眼，才開始注意自己的骨質量的吧?!骨骼一過了青年期，隨著年紀的增長，骨質密度隨之降低，且變得脆弱——這是任何人都會發生且無法避免的現象。

但是，先不要氣餒！只要多用心，還是可以預防骨骼變得疏鬆又脆弱！預防之道，飲食為其要素之一。這本書以能夠充分補充鈣質的食譜，強化骨骼的菜單為中心，詳細敘述日常飲食生活的重點或簡易體操、運動法等等保護骨骼的要訣。希望讀者能善用此書保護自己免於骨折之苦，每天過著健康愉快的生活。

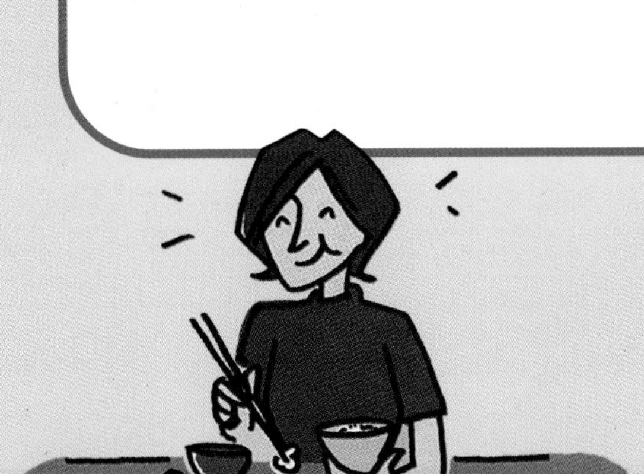

目錄 CONTENTS

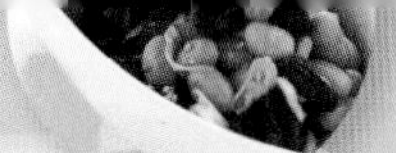

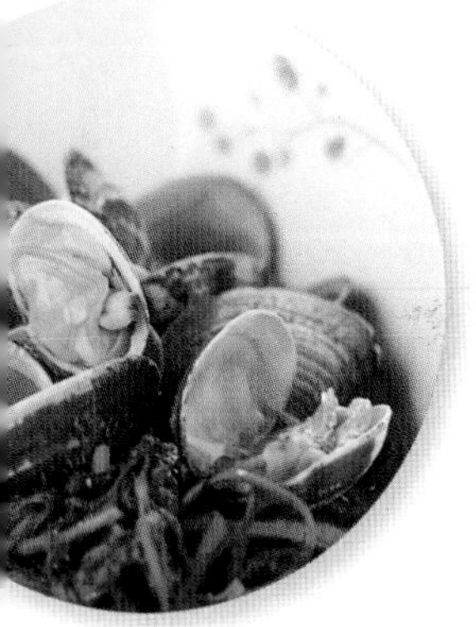

第1章——認識骨質疏鬆症

第2章——可強化骨骼的營養素

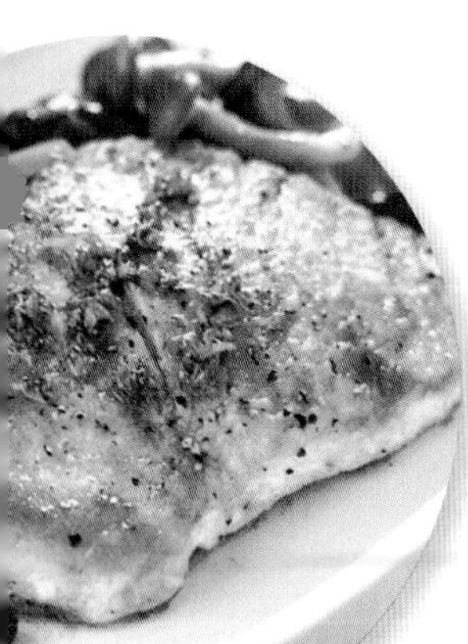

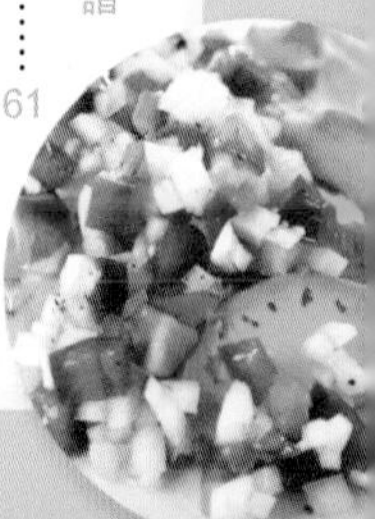

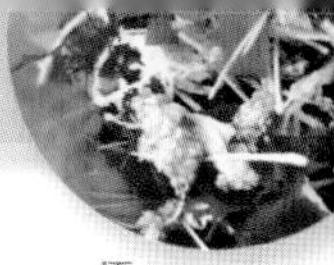

第3章——每天應該食用的4大食品群

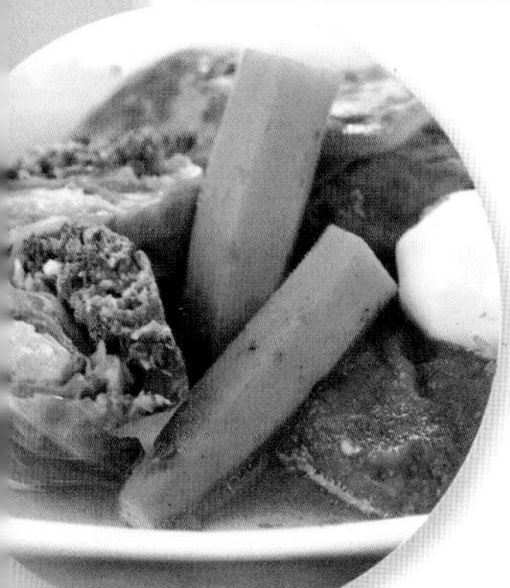

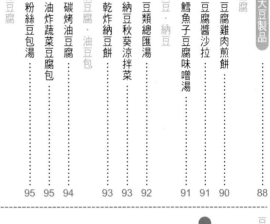

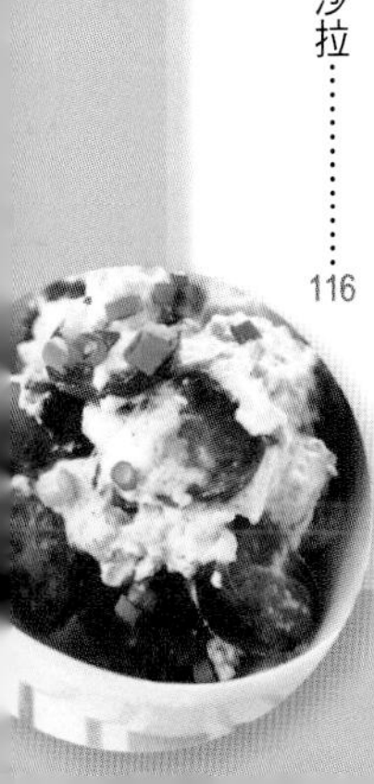

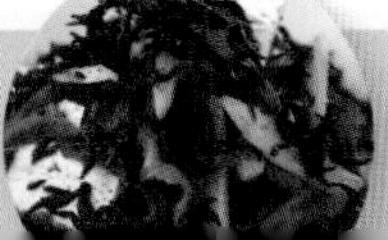

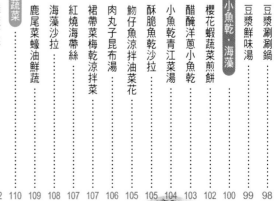

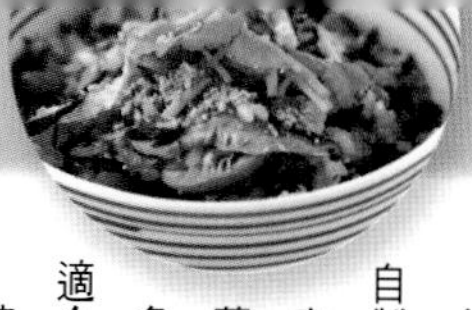

第4章——增加鈣質攝取量的飲食方法

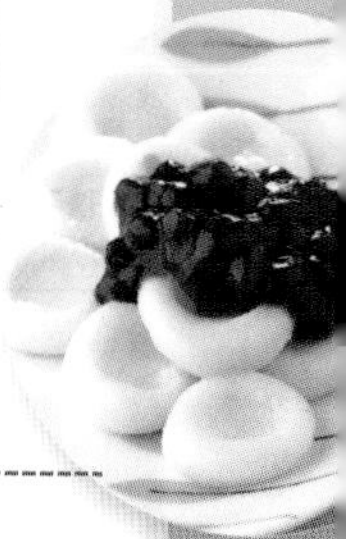

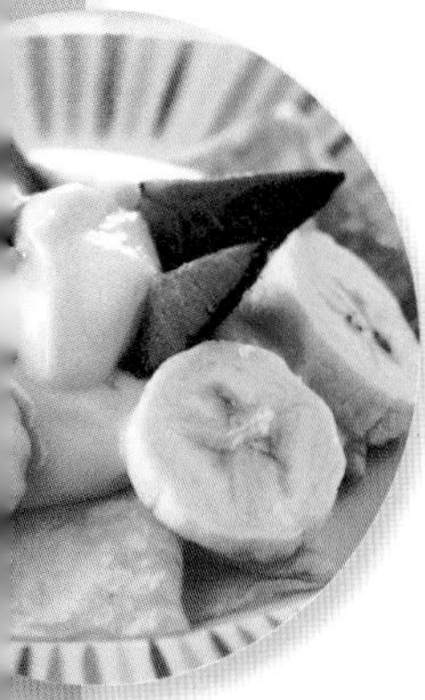

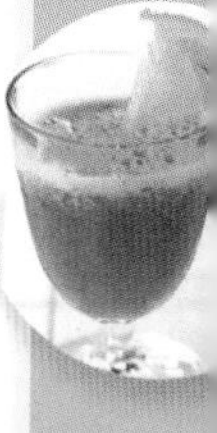

第5章——避免發生骨折的要訣

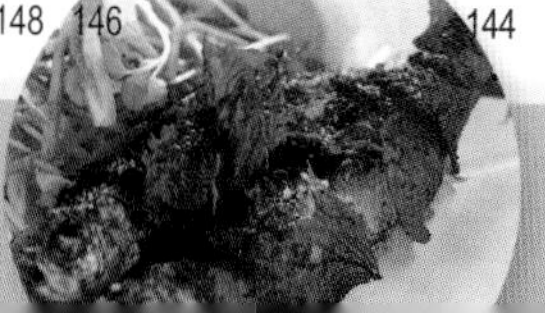

第1章

認識骨質疏鬆症

何謂「骨質量減少」呢？為何骨質疏鬆症很可怕？要以何種藥物治療骨質疏鬆症呢？……以上有關骨質疏鬆症的基本知識，以深入淺出的方式說明有關骨質疏鬆症的種種。首先針對骨質疏鬆症本身和治療方法著手。

何謂骨質疏鬆症？

檢視骨骼變脆弱的機制，排除似是而非的觀念。

原本堅硬的骨骼變得脆弱稀疏

骨質疏鬆症指的是骨質密度降低，骨骼變得稀疏多孔隙的疾病。請參考左頁的插圖，可發現在骨質疏鬆症的骨骼橫切面中，位在骨骼內俗稱海綿骨的部分變稀疏了；且位在骨骼表面稱皮質骨的部分也變細了！

在骨質疏鬆症的情況，可看到海綿骨，其次是皮質骨都一一減少；所以，在骨質疏鬆症初期，海綿骨所佔比例高的脊椎骨（背骨）會變得脆弱。等症狀越來越嚴重，全身的骨骼出現很多孔隙，稍微受到一點撞擊就很容易骨折。

何謂「骨質量」、「骨礦物量」和「骨質密度」？

骨頭就是骨礦物（骨鹽）附著於以蛋白質構成的纖維上的產物。若拿建築物當作比喻，蛋白質好比鋼筋，骨礦物就成爲水泥。而骨質疏鬆症就是建築物裡的鋼筋變細，水泥也出現孔隙剝落的狀態。

至於經常聽到的「骨質量」、「骨礦物量」和「骨質密度」又是什麼呢？所謂的「骨礦物量」（又叫骨鹽量）即骨骼內含之礦物的數量，可用X光加以測定。而「骨質量」就是礦物和蛋白質相加的骨質總量，除非把骨骼從身體抽出來，否則無法準確地測出來。但一般來說，「骨質量」和「骨礦物量」的意思似乎都差不多。

而「骨質密度」即體積（面積）所含的骨質量，表示骨質的密度。診斷骨質疏鬆症時，以骨質密度顯示的數值爲標準。

骨骼好比蛋白質和骨礦物構成的鋼筋水泥

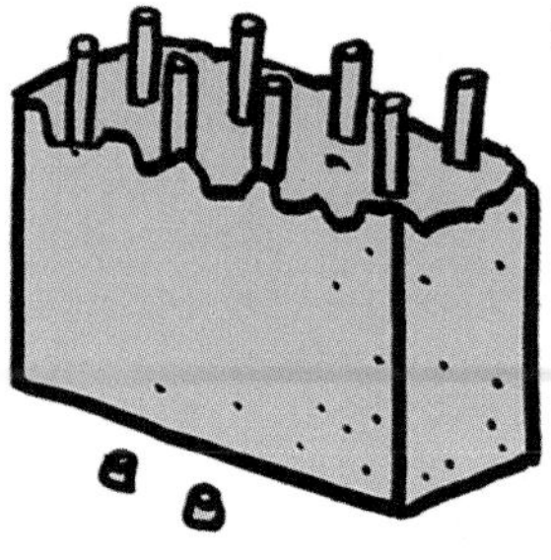

鋼筋＝骨膠原等等
蛋白質
水泥
＝鈣質或磷等等
礦物（骨鹽）

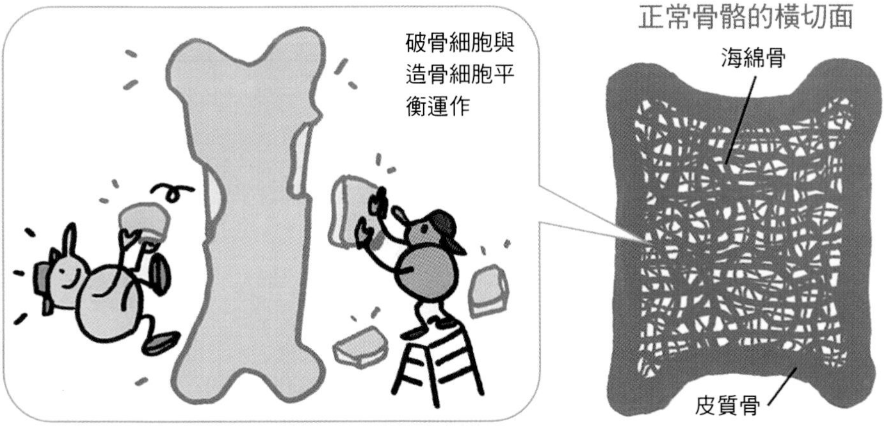
破骨細胞與造骨細胞平衡運作
正常骨骼的橫切面
海綿骨
皮質骨

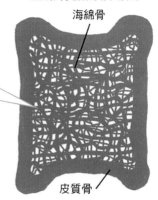

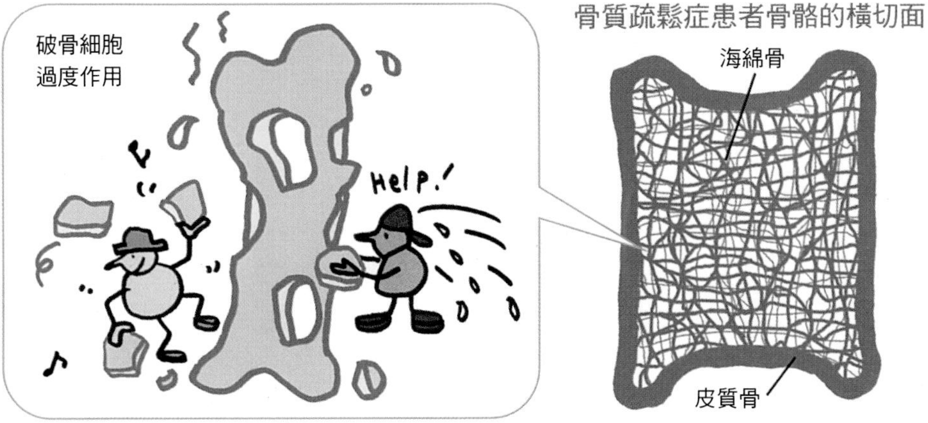

破骨細胞過度作用造成骨骼變疏多孔隙

骨骼裡有形成骨骼的造骨細胞（osteoblast），以及溶蝕骨骼的破骨細胞（osteoclast）這兩種細胞。如果破骨細胞的功能超越了造骨細胞，骨骼會變得疏鬆多孔隙。

雖說是溶蝕骨骼，但破骨細胞並不是壞細胞。因爲骨骼會不斷地「除舊佈新」（骨骼的代謝作用），故溶蝕骨骼也算是重要的功能。再者，人類爲維持生命體的運作，血液中需要一定量的鈣質；當血液中的鈣質不足時，從骨骼裡溶出鈣質也成爲必要的作用。

但是，當破骨細胞過度作用、造骨細胞無法充分運作或破骨細胞與造骨細胞失去平衡時，就會出現問題。而且，就其原因大多是因爲鈣質供給量不足所造成。

容易發生骨折，影響日常的生活。

多孔隙骨骼的危險性！

沒有自覺症狀，大多是骨折時才注意到

骨質疏鬆症初期沒有疼痛等自覺症狀；所以，很多人都是等到摔倒發生骨折了，才發現自己的骨頭疏鬆又脆弱。如同「未雨綢繆」這句名言一樣，建議您做個「骨質密度測定」以了解自己有無骨質疏鬆症這方面的問題。

因骨質疏鬆症引起之骨折的特徵是，只要一丁點撞擊就會讓人骨折。就好像，只是摔倒手稍微碰到地面，手腕就骨折了；或者是跌坐在地上，大腿骨就骨折了，這些情形屢見不鮮。

因摔倒、骨折需要長期臥床的例子也有

根據厚生省二〇〇一年的調查，需要看護的第三個原因爲摔倒引起的骨折。而骨質疏鬆症患者特別容易骨折要多加小心。其中尤以髖關節（大腿骨頸部）的骨折需動手術且治療耗時，經常需要長期臥床休養。

由上可知，事前了解自己的骨骼狀態，預防會引發骨折的摔倒，或萬一骨折了要積極復健治療，都是值得注意的事情。

骨質疏鬆症患者
特別容易骨折的部位

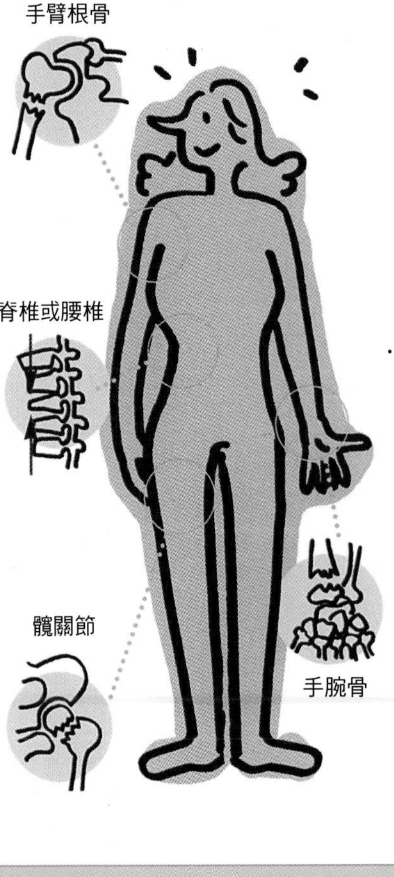

脊椎骨折所引起的身高或姿勢的變化

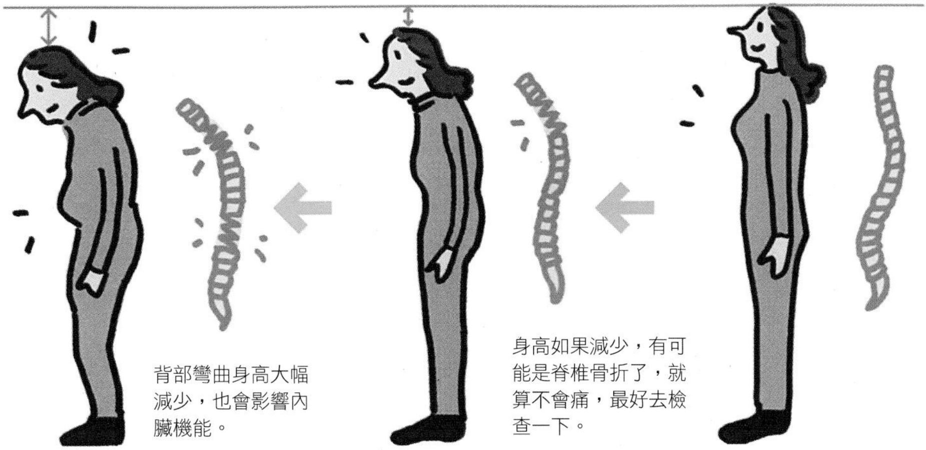

■骨質疏鬆症症狀的相關性

※包含合併症在內

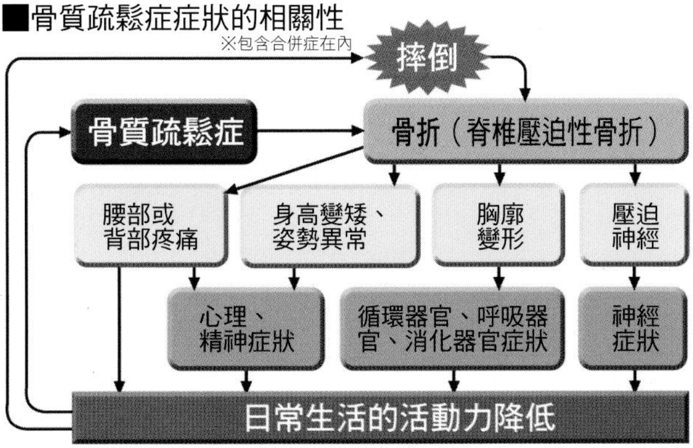

脊椎的壓迫性骨折也會影響日常生活

這種壓迫性骨折不僅有讓人的背更彎、身高變矮等等症狀，也會影響患者的身心發展。許多人似乎都以為「姿勢改變只是老化的現象」，但千萬不要掉以輕心，還是做個骨質疏鬆症檢測比較好。

身高變矮有可能是脊椎壓迫性骨折

隨著年齡的增長，我們的身高會逐漸變矮；但若是身高突然變矮了，就要懷疑是否得了骨質疏鬆症。

人體中可維持一定姿勢的脊椎骨，因海綿骨所佔比例極多，很容易受骨質疏鬆症的影響。而脊椎骨的骨折現象並不是因某種情況，「啪」的一聲就骨折了，而是因身體的重量一點一點地壓迫到骨頭而形成「壓迫性骨折」。

這種「壓迫性骨折」早期幾乎沒有痛感，在人不留意時悄悄進行。如果因它沒有痛感就置之不理，久了會壓迫到內臟形成內科症狀，或因姿勢不良讓人情緒變差，甚至影響到日常的生活。如此一來就會陷入無法隨意活動，且骨質疏鬆症越來越嚴重的惡性循環。

何時、何地且如何接受檢查？

確實了解自己的骨骼狀態。

如有低骨質量現象，要接受精密的檢查

正因爲骨質疏鬆症早期沒有症狀，所以，早點接受健康檢查才有意義。除了很擔心自己有骨質疏鬆症的人以外，就算不擔心，最好也去檢查一下骨骼的健康情形。

但要提醒的是，光是靠著健康檢查無法做出骨質疏鬆症這種診斷。這裡的健康檢查只是讓你知道，自己有沒有出現骨質疏鬆症的危險性。萬一被告知低骨質量，再去設備齊全的專門醫療機構接受進一步的檢測。

骨質疏鬆症的診斷手冊

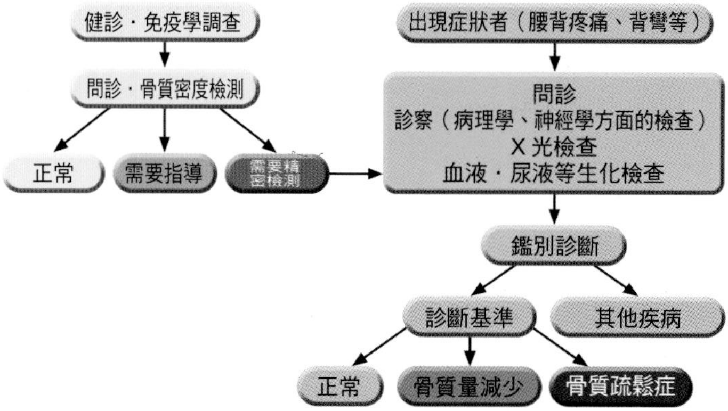

原發性骨質疏鬆症的診斷基準（2000 年度改版）

● 出現脆弱性骨折時 ⟶ 骨質疏鬆症

所謂的脆弱性骨折乃因骨質量低（即骨質密度未滿 YAM 的 80 %，或者是脊椎 X 光檢查顯示骨質疏鬆時），經輕微外力就引發的非外傷性骨折。常見的骨折部位有脊椎、大腿骨頸部、橈骨以及其他。

● 未出現脆弱性骨折時

骨質密度	脊椎 X 光檢查	
YAM 的 80 %以上	沒有骨質疏鬆現象	⟶ 正常
YAM 的 70～80 %	疑有骨質疏鬆現象	⟶ 骨質量減少
未滿 YAM 的 70 %	有骨質疏鬆現象	⟶ 骨質疏鬆症

※ YAM 為成年人（22～40 歲）的骨質密度平均值。

※骨質密度原則上可視為脊椎密度。但高齡者因脊椎變形等因素，不易精準測出腰椎的骨質密度，可改用大腿骨頸部的骨質密度。萬一這樣也有困難時，再改用橈骨、第二中手骨、蹠骨等骨質密度。

精密檢測的內容

骨質密度檢測

測定骨質密度成為診斷骨質疏鬆症的關鍵。其測定方法有好幾種，但原則上是以DXA法檢測判斷腰椎的骨質量（詳細檢測方法請參考 14～17 頁）。

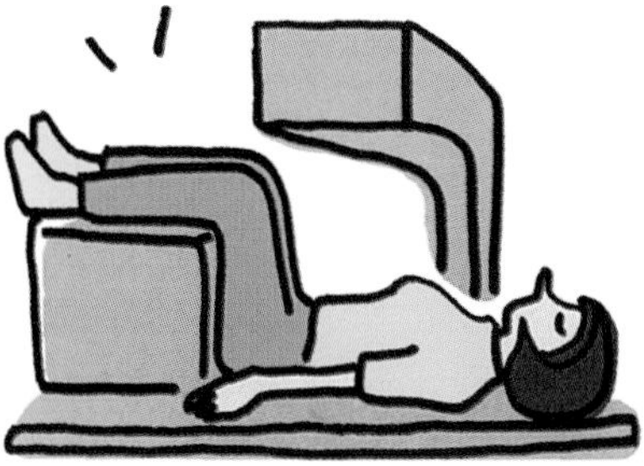

問診・診察

為了準確判斷檢測的數據，在檢測以前應該由醫師就患者的生活習慣、病歷、目前服用藥物等等先行問診。

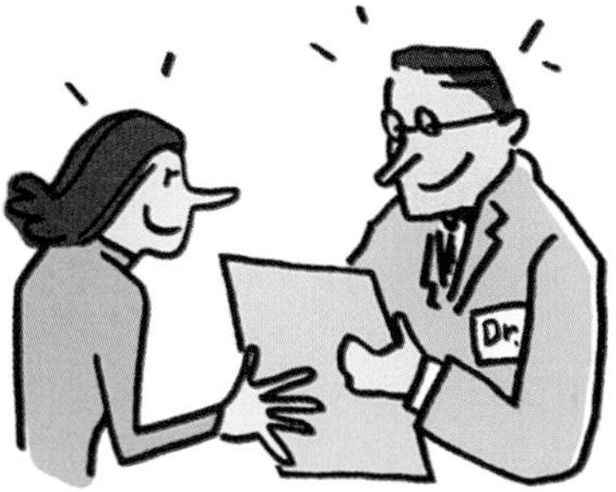

血液・尿液檢查

續發性（二次性）骨質疏鬆症因其他疾病引發，骨質密度降低，故可檢查血液與尿液，確定有無造成原因的疾病。

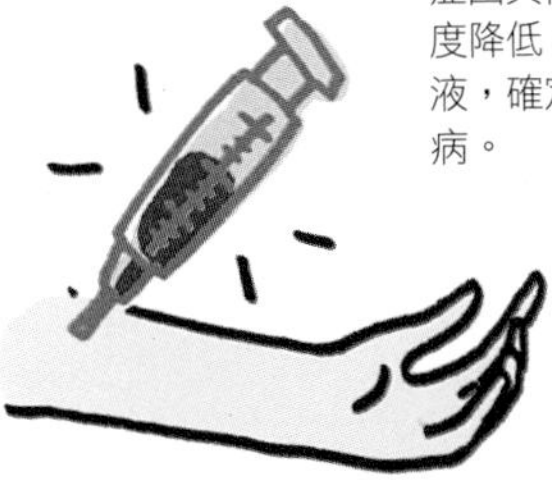

X 光檢查

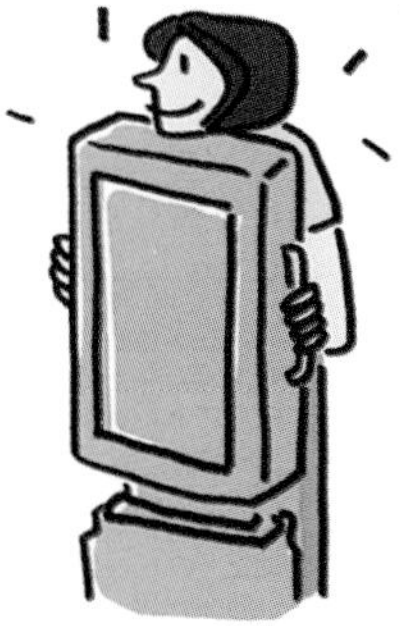

可檢視骨骼的狀態，尤其可以確認有無很難發現自覺症狀的脊椎壓迫性骨折。健康者的骨骼看起來又白又清晰，而骨質疏鬆症患者的骨骼影像不夠鮮明。

一般的檢測費用是多少？

如果是地方政府自辦收費會比較便宜（若加入健保的話，有時還可免費受理）。但是這類檢測會限制年齡，且次數不能太多，所以，想檢查時不見得可以馬上就接受檢測。

尤其是沒有腰痛或背痛等症狀，只想了解骨質量而檢測時必須自費。

若經檢測疑有骨質疏鬆症，想進一步接受精密檢測或確定已有骨質疏鬆症者，可由健保給付以了解其療效或症狀情況等追蹤檢測。不過，骨礦物量一年最多只能檢測三次，一次只能檢測一種。

至於國內的健保對骨質密度檢測，有幾項適應症的規定：

1. 內分泌失調，可能加速骨質流失者。
2. 非創傷性的骨折者。
3. 五十歲以上婦女或停經後婦女，正接受骨質疏鬆症治療追蹤者。
4. 符合上列適應症患者，因病情需要，需再次進行骨質密度檢查時，必須間隔一年以上，且該項檢查以三次爲限。

除了上述這些適應症，想要進行骨質密度檢測者，必須自費進行。

經由檢測，也可能會出現誤差。

可了解骨骼狀態的各種檢測

檢測內容分為3大類。停經婦女一年檢測一次

女性的話，建議在骨質量顯著減少的停經期以後，一年檢測一次骨骼的狀態。檢測內容包括了骨質密度檢測（骨礦物密度檢測）、了解骨折等骨骼狀態的X光檢查、了解骨質之新陳代謝等等的骨質代謝指標測定等。

其中的骨質密度檢測主要有4種檢測法，檢測部位或檢測方法都不一樣。讀者可依照每種檢測法的特色，選擇適合自己的方式。再者，因檢測結果會有誤差，就算同一天檢測，其檢測值也可能不同。所以，只做一次檢測還不夠，必須由數次檢測值進行判斷。

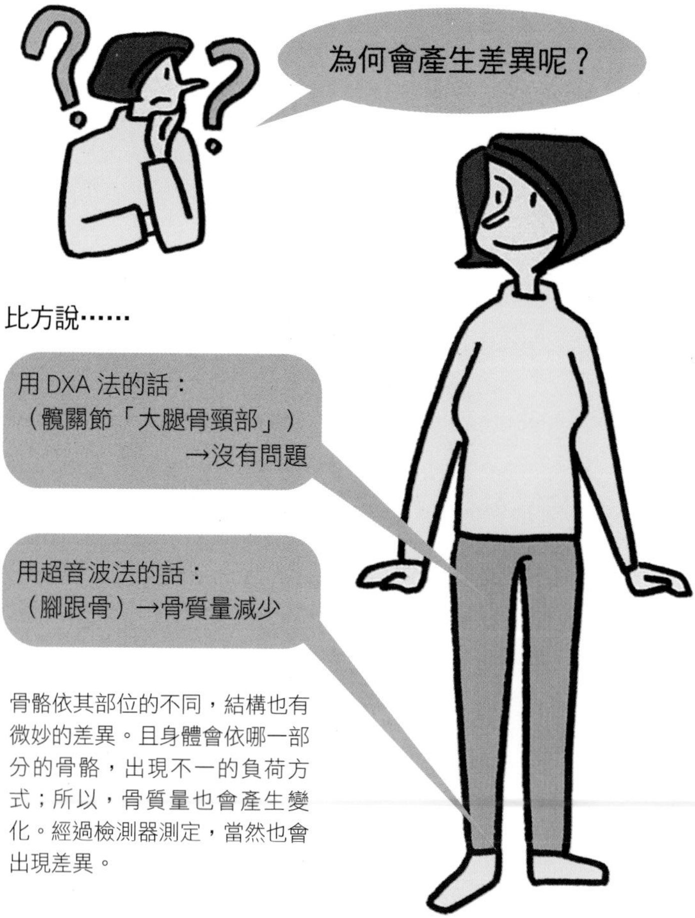
為何會產生差異呢？
比方說……
用 DXA 法的話：
（髖關節「大腿骨頸部」）
→沒有問題
用超音波法的話：
（腳跟骨）→骨質量減少

骨骼依其部位的不同，結構也有微妙的差異。且身體會依哪一部分的骨骼，出現不一的負荷方式；所以，骨質量也會產生變化。經過檢測器測定，當然也會出現差異。

◆骨質密度檢測① DXA法（雙能量X光吸收儀）◆

以兩種X光照射骨骼，利用其穿透度的差異測定骨質量的方法。有前手臂骨專用的小型檢測機，以及幾乎可測量背骨、大腿骨、手臂骨等全身骨骼的大型檢測機兩種類型。

以測定時間來看，腰椎等局部只要2～3分鐘，全身的話也只需7～8分鐘，輻射劑量只有一般X光的二十分之一。

其檢測出的準確度高，要診斷骨質疏鬆症時，建議以此方法測量腰椎的骨質量。此外，也有助於觀察骨質量細微的變化，確認治療的效果。

因爲備有這種全身用大型檢測機的醫院仍屬少數，很少用來做一般的檢測，大部分用在檢測後的精密檢查中。

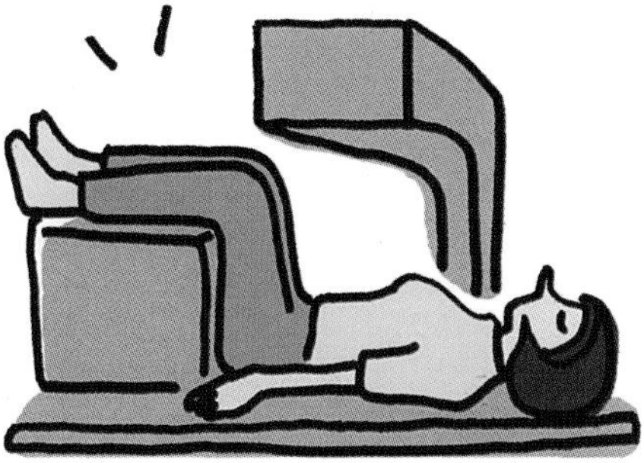

優點●準確度高，能精準得知骨質量細微的變化。
結果也能用來確認治療的效果。

缺點●備有這種大型檢測機的醫院仍屬少數。

全身用大型檢測機▶

◆骨質密度檢測② MD法◆

爲針對手部拍攝X光照片，用電腦解析色彩濃淡差異以測定骨質量的方法。

這時拍攝的時間短，也不必照到全身，很簡單就能測出骨質密度，常用於骨質疏鬆症的團體健康檢查。

不過，雖然它可有效預知骨折的風險性，但因檢測部位在手骨，與背骨等部位的關聯性不完全，很難從這裡的檢測值精準推測全身的骨質量。

再者，就精準度來看，它比不上DXA法，無法正確測定骨質量的增減。

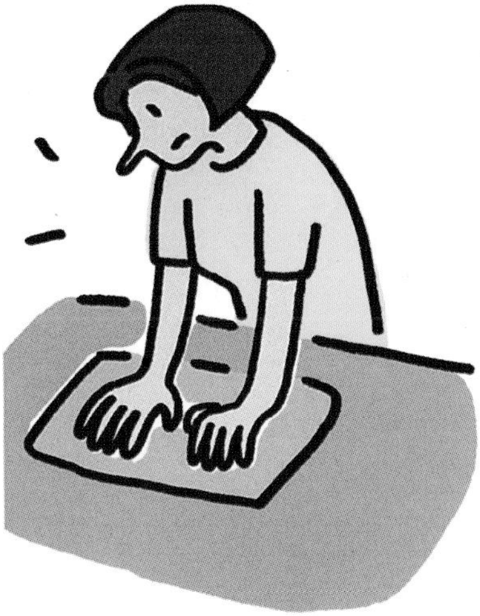

優點●拍攝時間短，能輕易測定。
可用來預知骨折的危險性。

缺點●與背骨等部位的關聯性不完全。
無法精準測定骨質量的增減。

◆骨質密度檢測③ QCT法（定量電腦斷層）◆

利用X光電腦斷層拍攝骨骼的橫切面，以測定骨質量的方法。根據測定機，分爲測定手腕骨以及測定胸椎或腰椎等方法。

此測定法的特徵是，可以測得骨骼外側（皮質骨）和內部（海綿骨）個別的骨質密度。一般來說，停經後減少的骨質量大多屬於海綿骨，如以此方法檢測，還能按不同構造檢測這類骨骼的狀態。

但是，它有一些缺點，例如檢測時間比較長、檢測出的數據不足以成爲預測骨折等危險性的準確基準等。

手腕骨專用的測定機

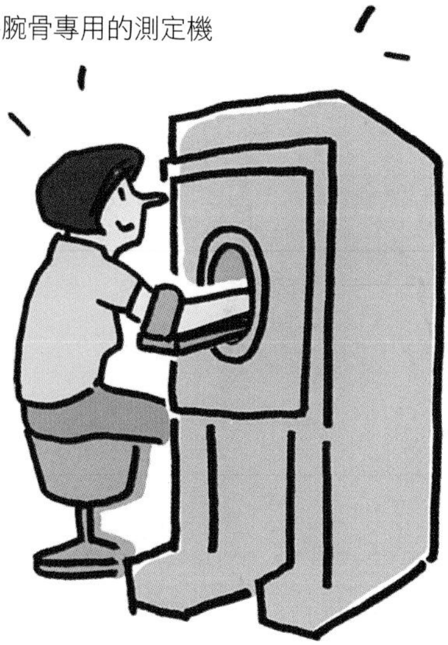

優點●能按不同構造檢測這類骨骼的狀態。

缺點●檢測時間比較長。
針對預知骨折危險性的數據不足。

◆超音波法（QUS）◆

以腳跟骨（calcaneus）爲超音波測量部位，依其速度或強弱測定骨質量。因它不用X光，沒有輻射危機，連懷孕婦女也可使用，而且反覆做幾次也很安全。加上檢測時間不到1分鐘，非常方便。

此外，我們從超音波通過骨骼時衰減的情形，也能得知骨頭的硬度、構造或強度。而從骨量、骨質、構造這3大要素，可整體觀察出骨骼的狀態。

不過因檢測部位在腳跟，精準度比較差，比較適合用來確認骨骼的狀態，不適合用來確定治療效果。

優點●不用Ｘ光，反覆做幾次也很安全。
檢測時間非常短。

缺點●因測定部位與容易骨折部位不同，精準度比較差。

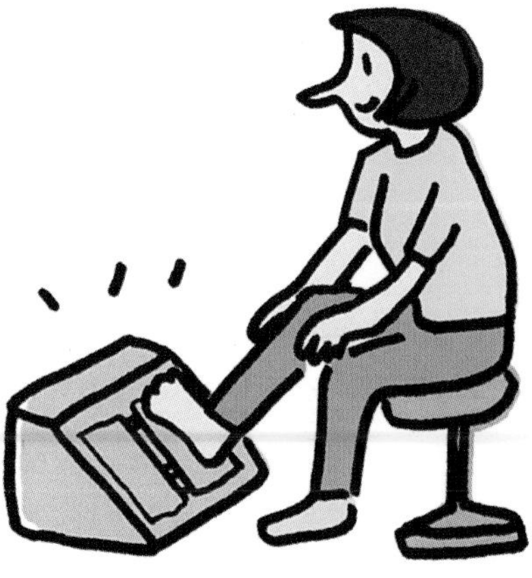

◆傳統X光檢查◆

為正確診斷骨質疏鬆症，除了檢測骨質密度，還需要做X光檢查。透過胸椎與腰椎的X光檢查，確定有無骨質疏鬆症引發的骨骼變形或壓迫骨折、支撐海綿骨的骨架有無異常等等，得知骨骼的狀態。

X光檢查還有補充骨質密度測定之誤差的作用。此外，它也可以幫助人們區別脊椎側彎、變形脊椎或脊椎滑脫等等，出現類似症狀的疾病。所以，它可說是確認正確病症不可欠缺的檢查。

一般來說，首次檢測骨質疏鬆症時，都會進行骨質密度檢測和X光檢查。

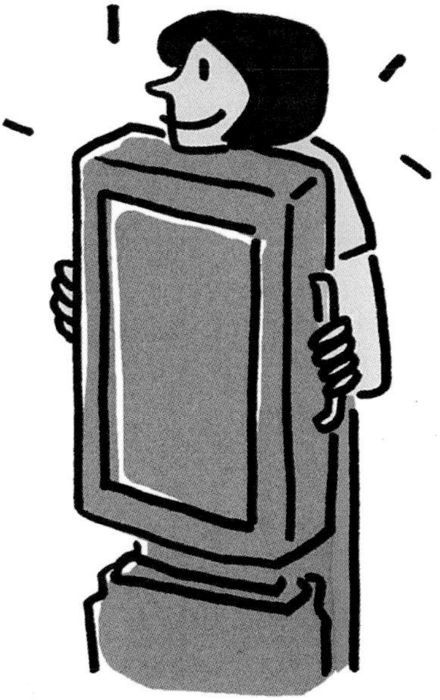

X光檢查可確定有無骨折現象。

◆骨質代謝指標◆

骨骼裡面除了鈣質，還有許多成分；當骨骼的代謝變得活潑，這些成分就會流失於血液或尿液中。而檢測這些成分的種類或份量，就能得知骨骼形成或遭破壞的程度。像這樣透過血液或尿液來檢測骨骼的狀態，就稱為骨質代謝指標。

藉著骨質代謝指標的測定，以掌握骨骼形成或遭破壞的程度，有助於預測未來骨質量減少的程度。所以，要選擇有效的治療藥物，或確認治療的有效性時，均可利用這種檢測法。

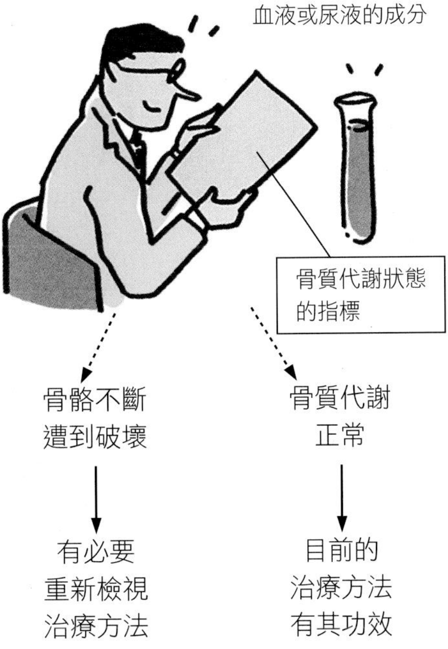

不良的生活習慣會造成骨骼疏鬆——你還不在乎嗎？

這些人容易得到骨質疏鬆症

也有人天生就比較容易得到骨質疏鬆症

如衆所知，媽媽或姊妹有人得到骨質疏鬆症的話，當事人得骨質疏鬆症的機率也比較高。亦即，有些人天生就是比較容易得到骨質疏鬆症的體質。這也是再怎麼努力也無法去除的危險因子，避不開骨質量減少的宿命。而且，帶有遺傳因素的人，對其他危險因子的感受性高，骨質量的減少速度也會比較快。

再者，原來之骨骼的強度或體型、停經期等等的體質，也可稱爲遺傳的要因。有調查顯示，個子比較瘦小的人，骨質量也比較少；而50歲前停經者，骨質量也比50歲以後才停經者少。

其他像身爲女性、年齡增長等也都是骨質疏鬆症的危險因子，無法以外力改變。所以，女性應該從年輕時就多用心預防骨質疏鬆症。

和骨質疏鬆症的發生密切有關的生活習慣

如上所述，就算有無法去除的遺傳因子，並不表示每個人都會得到骨質疏鬆症；反之，即使有人沒有遺傳方面的問題，還是會得到骨質疏鬆症。

這是因爲骨質疏鬆症的發生和生活習慣大有關聯。也就是說，骨質疏鬆症可說是慢性病之一。而生活習慣是可以自行改善的，所以，請再重新檢視自己的生活習慣吧！

和其他的慢性病一樣，缺乏鈣質或維他命D當然也是引起骨質疏鬆症的一大因素；而鹽分攝取過量更是一大忌諱。

除此之外，過度節食也不可行，因爲它容易導致鈣質或蛋白質缺乏，骨質量降低；如果身材過瘦，還可能引發無月經，或雌激素降低的危險。

其他像飲酒過量、咖啡、抽煙等等，也是引起骨質疏鬆症的危險因子，最好減少接觸的機會。

你還能不在乎嗎？
這類生活習慣和飲食習慣容易得到骨質疏鬆症！

愛吃醃漬食品

就算攝取足夠的鈣質，只要鹽分吃多了，鈣質還是容易流失。

經常吃速食品

經常從速食品裡面添加的磷酸鹽，攝取過多的磷時，會降低鈣質的吸收率。

過度飲酒

喝酒過量的人營養容易失調，肝臟還有維他命 D 代謝障礙的問題。

抽煙

一般來説，有抽煙習慣的女性停經期較早，雌激素的濃度也比較低。

幾乎沒有走路的機會

運動不足會導致骨骼脆弱，可增加走路的機會或多走樓梯，以增加運動量。

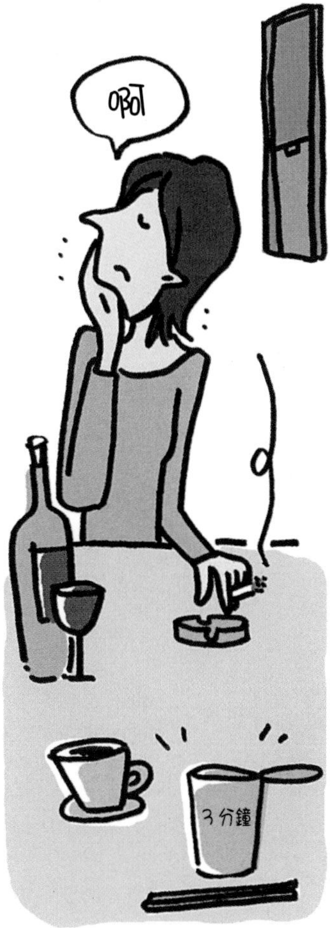

鈣質攝取不足

鈣質攝取不足可説是骨質疏鬆症的根本原因，要有意識地從食物中補充足夠的鈣質。

維他命 D 攝取不足

維他命 D 有促進鈣質或磷的吸收，幫助形成骨骼之細胞運作的功能。

過度節食

維他命、礦物質或蛋白質等整體營養素失去平衡的話，會導致骨質量降低。

太少做日光浴

做日光浴可促進維他命 D 的合成，但要適度曝曬，不要太過神經質。

一天喝 3 杯以上的咖啡

咖啡因也會增加鈣質流失於尿液中的機會，一天不要喝超過 2 杯，注意鈣質的攝取。

可由食物中充分攝取製造骨骼的鈣質。

改善飲食生活讓骨骼更健康

為製造出健康又強壯的骨骼，必須改善自己的飲食生活

我們可從食物中攝取足夠的鈣質，所以，每天的飲食生活對骨骼的健康來說，就顯得格外重要。留意以下的重點，即可有效改善現在的飲食習慣。

用醋軟化魚骨頭

烹調魚類時加點醋，可軟化魚骨頭方便食用。

牛奶、乳酪、優酪乳和豆腐——一天至少吃兩種

為充分攝取鈣質以預防及改善骨質疏鬆症，以上這些食物都不可欠缺。

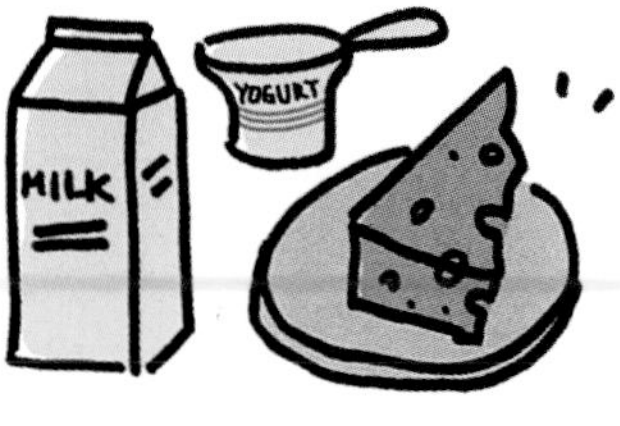

一天要吃三餐

若不正常地吃三餐，很難充分攝取足夠的營養素，會使不足的鈣質更形匱乏。

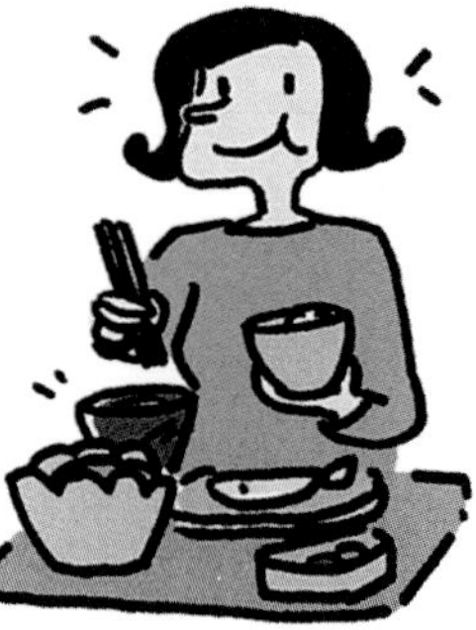

用乳製品當點心

利用乳酪或優酪乳等乳製品當作點心，可增加鈣質的吸收率。

用乳製品當下酒菜

喝酒時配點乳酪，不僅可攝取到鈣質，還能保護胃壁的黏膜。

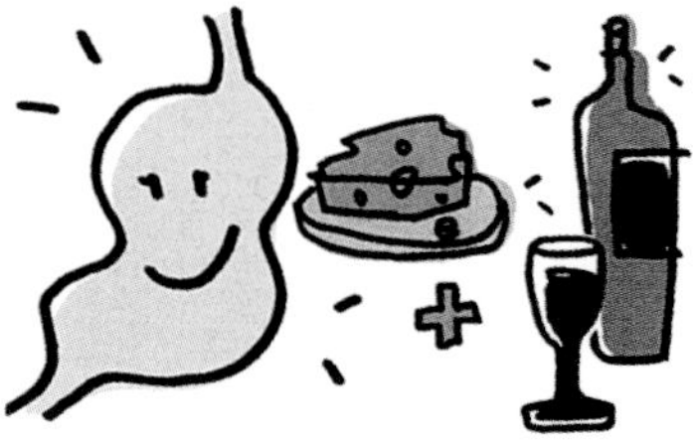

不要過度節食

身材過瘦的話，骨質密度也會降低，造成荷爾蒙失調，對骨骼帶來不良影響。

有慢性病史的人……

●糖尿病患、高血糖病患

若將牛奶或乳製品當作點心吃太多，會攝取過多熱量要注意。不妨把這類食品當作三餐的食材，不僅美味也不必擔心熱量太高。

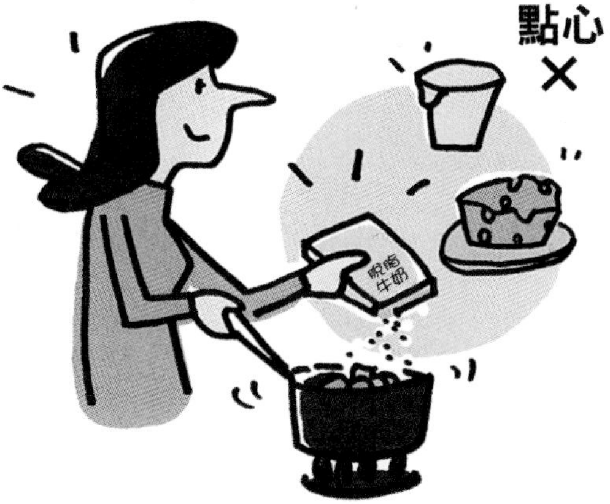

●要注意膽固醇的病患

牛奶可換成低脂或脫脂牛奶，並以豆腐等大豆製品、海苔或小魚乾等脂肪含量少的食品取代乳製品，增加鈣質的攝取。

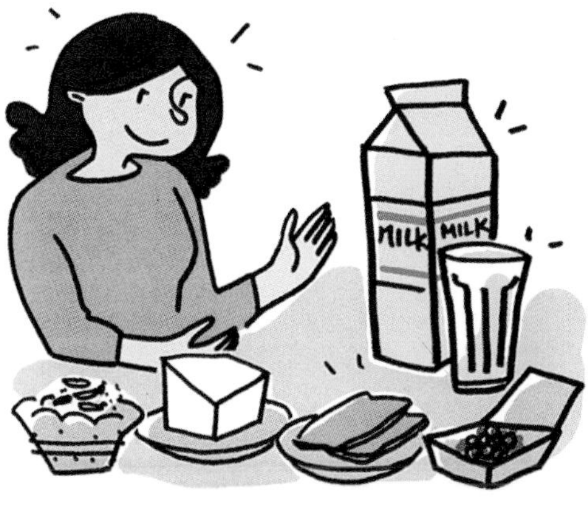

利用香鬆增加鈣質

在白飯灑上小魚乾、海苔、芝麻等香鬆料，可補充鈣質，但要注意不要吃太鹹。

用牛奶或豆奶取代茶或冷飲

不能喝牛奶的人，可在咖啡、紅茶或抹茶等飲料裡，加些牛奶以補充鈣質。

利用脫脂牛奶

把能有效攝取鈣質的脫脂牛奶，加入各種料理中。

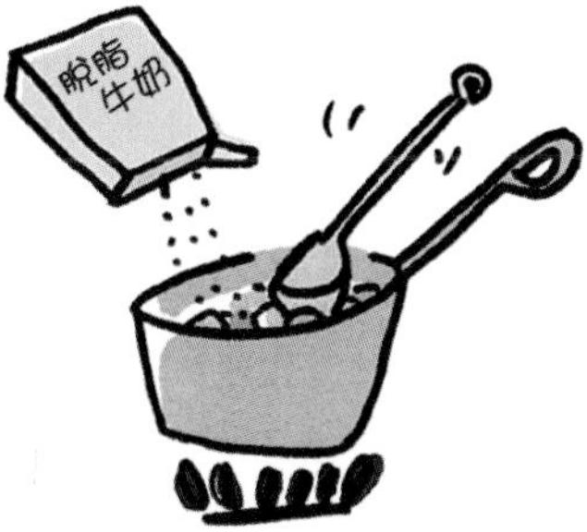

用油菜取代菠菜

油菜的鈣質含量為菠菜的 5 倍，可用來補充鈣質。

妨礙鈣質吸收、造成骨量減少的食品為何？

要留意會危害骨骼的食物！

小心會妨礙鈣質吸收的食物

爲強化骨骼，有些食物或成分最好敬而遠之。比方說，像磷、鈉（鹽分）、草酸、植酸鈣鎂等等成分會讓鈣質流失於尿液中，但一般食品的含量幾乎沒有問題。

要注意的是加工食品或速食品、清涼飲料等等食品。這類食品爲方便保存，會添加較多的磷酸鹽，或放過多的鈉，增加加工食品的風味。若想要強健骨骼，儘可能避免食用這類食品。

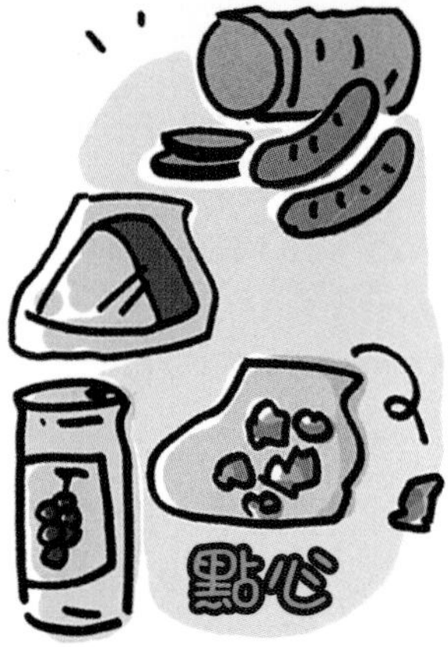

磷

和鈣質一樣為構成骨骼的礦物質，故比例平衡很重要。加工食品含許多磷酸鹽，最好少吃。

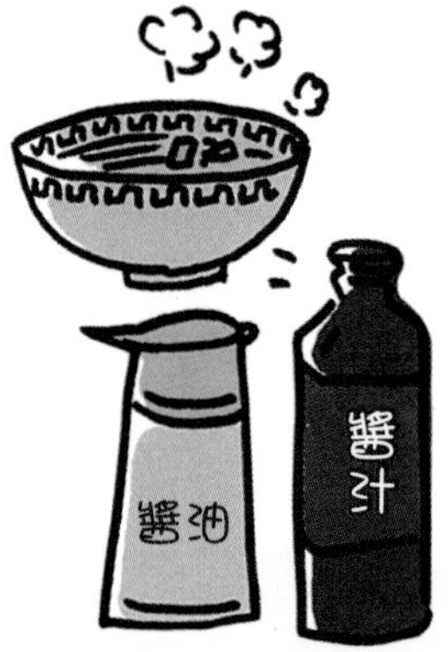

鈉

食鹽的攝取量一天最好限制在6～8g左右。若攝取過量可能導致高血壓或其他的慢性病。

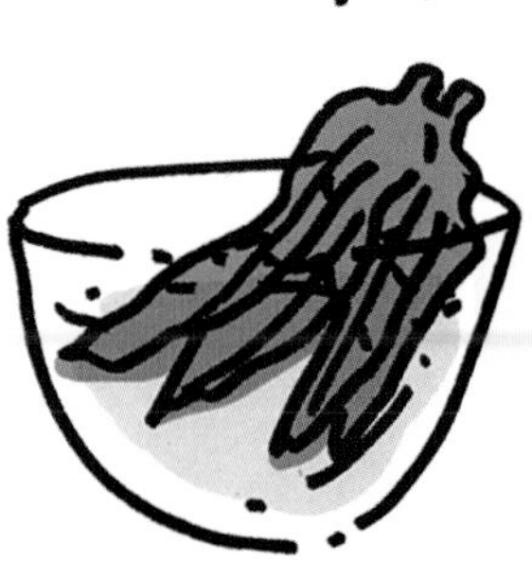

其他

菠菜含許多草酸，燙熟後沖水以去除草酸；而植酸鈣鎂是豆類或穀類的必要成分，不需刻意迴避食用。

也不要喝太多酒或咖啡

喝適量的酒可放鬆心情，一旦壓力減輕，身體也會受到良好影響。但是，喝太多酒的話，因利尿效果會使鈣質容易流失，增加肝臟的負荷，進而妨礙鈣質的吸收。再者也有研究指出，酒喝太多會中斷製造骨骼之造骨細胞的運作。

也曾有調查結果顯示，像咖啡等含許多咖啡因的飲料，若一天喝超過3杯，身體的骨質密度會降低。

所以，不管是咖啡或酒類，適量地喝可舒緩壓力，有利身體健康呢！

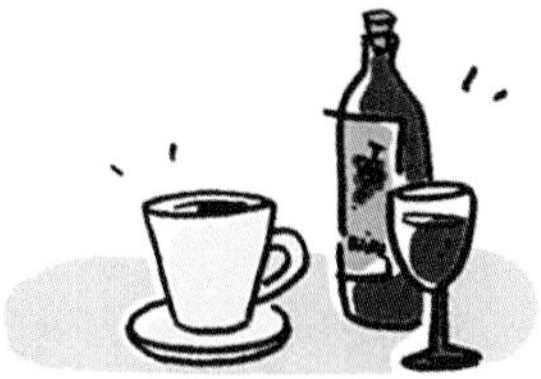

這些營養素是好是壞呢？

●蛋白質

蛋白質可促進鈣質的吸收，但攝取過量的話，反會讓鈣質流失於尿液中。話雖如此，以國人（尤其是高齡者）來看，不擔心過度攝取，反而要注意攝取不足，可說是一種很好的營養素。

過多的蛋白質

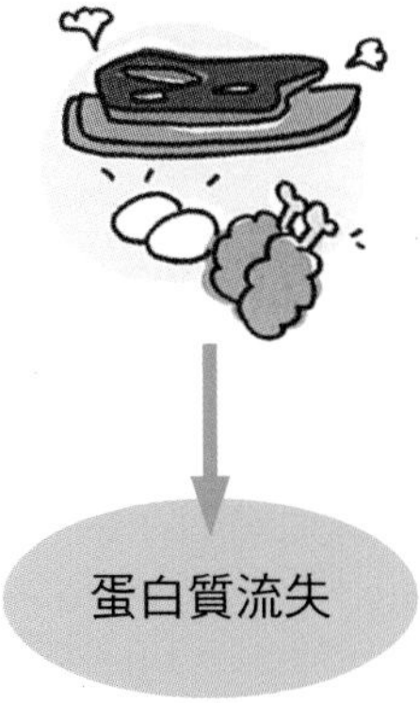

高齡者攝取量要足夠

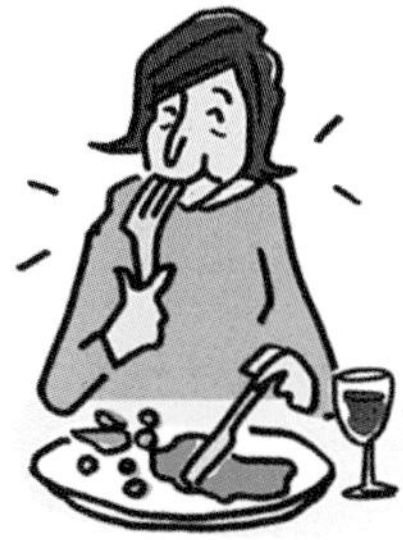

不光吃魚
也要吃肉

●膳食纖維

膳食纖維可助人體排出多餘的中性脂肪和膽固醇。但它也有把鈣質等礦物質和膽固醇一併排出，妨礙鈣質吸收的缺點。話雖如此，與其刻意減少膳食纖維的攝取量，倒不如充分吸收鈣質，所以，它還是算很好的營養素。

鈣質等也會和
多餘的成分
一起流失

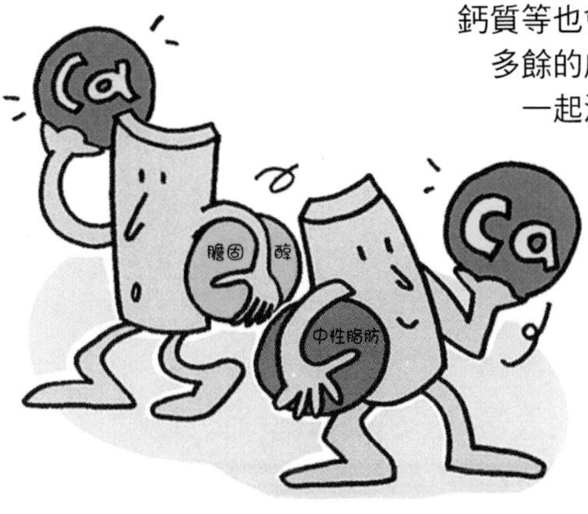

健康的生活需要適度的運動。運動不足也會影響骨骼的發展。

運動量不足是骨骼脆弱的一大因素

缺乏運動的生活的確會讓骨骼變脆弱！

曾聽人說，太空人從外太空回到地球時，骨質量都會減少；這是因他長期處於沒有重力之外太空的緣故。而長期臥床的人也是一樣，當骨骼處於沒有負荷的狀態下，骨骼裡的鈣質就會一一被釋出。

再者，骨骼會配合當事者的活動量或體重，確保一定的型態或強度。所以，越不做一些活動筋骨的運動，骨骼就會變得越脆弱。而運動不足正是引發骨質疏鬆症的一大因素呢！

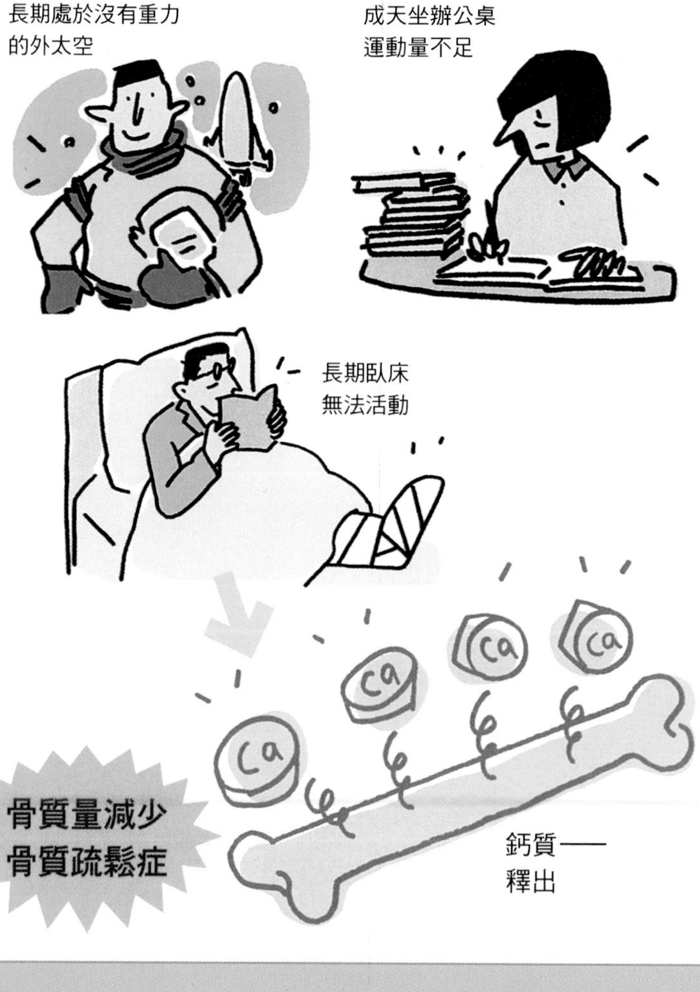
長期處於沒有重力的外太空
成天坐辦公桌運動量不足
長期臥床無法活動
Ca
Ca
Ca
Ca
鈣質釋出
骨質量減少
骨質疏鬆症

運動後何以骨質量會增加？

研究人員已經證實運動可以增加骨質量，但有關其機制目前還不是非常明確。只知道骨骼一受負荷，會產生微弱電流（晶體電流），讓這部分的鈣質沉澱於骨骼上，進而促成骨骼的形成。運動時，骨髓液會搖晃流動，針對細胞拉扯按壓，產生一定的彈性，也藉此促進骨骼的形成。

運動可以讓骨骼受負荷

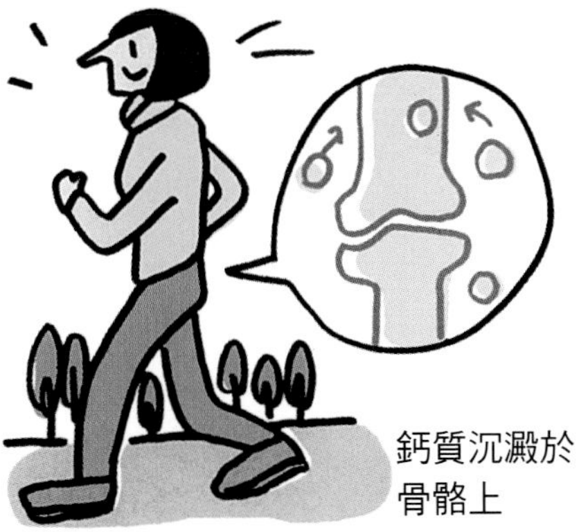
鈣質沉澱於骨骼上

鍛鍊骨骼與肌肉預防骨折

運動的好處不是只有增加骨質量，也能同時鍛鍊骨骼和肌肉，加強保護骨骼的力量。

再者，運動除了強化肌力以外，還能防止平衡感或反射能力變差，有助身體面對摔倒等意外時迅速做出反應。所以，運動也有預防摔倒，或因摔倒引起骨折的功效。

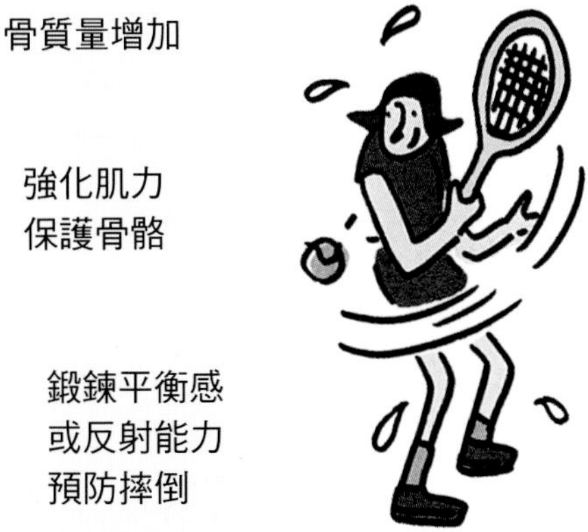
骨質量增加
強化肌力
保護骨骼
鍛鍊平衡感
或反射能力
預防摔倒

持續進行合乎年齡或體力的運動

在青春期等成長期多多運動，可以非常有效地增加骨質量，預防骨質疏鬆。

當然，過了成長期的運動習慣還是很重要。雖然有些人年紀越大就越不愛動，但日常生活裡應儘可能找機會運動，以維持一定的骨質量（具體的運動方式可參考146～155頁）。

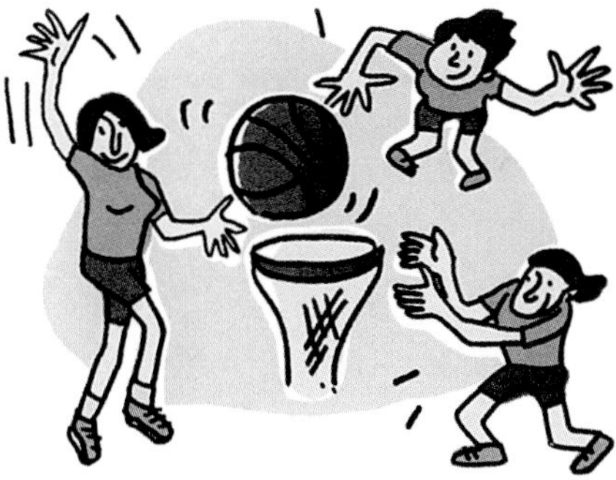

籃球或排球都是讓骨骼受相當大負荷的運動

如何利用琳瑯滿目的健康食品？

不要人云亦云，慎選適合自己的健康食品。

何謂健康食品？功效如何？

所謂的健康食品就是，用以補充飲食所不足之維他命或礦物質等營養素的輔助食品，也稱為「健康輔助食品」。一般常見的健康食品為顆粒或膠囊狀，但若廣義解釋，有些飲料或點心等加工過容易入口的食品，也被視為健康食品。

目前國內的法律只針對，指定的維他命、礦物質含於一定基準的「營養機能性食品」，以及經實驗證明確認療效的「特定保健用食品」這兩種，認可其功效與效能。但在這以外的健康食品，並非完全沒有功效。像財團法人日本健康及營養食品協會，在厚生省的指導下，設立獨自的基準，其合格食品獲得「JHFA標記」的認可。這也可以當作選購健康食品時的參考。

●健康輔助食品的分類

＊藥品（以治療疾病為目的）

＊保健機能食品
- 營養機能性食品
- 特定保健用食品

＊一般食品
（包含所謂的健康食品）

使用健康食品的重點

●配合自己的健康狀態使用
選擇合乎飲食型態或健康狀態的商品。

●長時間服用才有效果
健康食品的功效並非一蹴可幾。

●健康食品不是吃越多越好
吃過多健康食品反而營養過多，請依指示量食用。

●需服用藥物時要告知醫生
若未告知醫生就把健康食品和藥物一起服用，可能會影響藥效，或造成營養過多。

營養機能性食品

食品中之維他命、礦物質含量合乎厚生省所制定的基準，稱爲營養機能性食品。而成爲營養機能性食品之基準的維他命和礦物質，與骨質疏鬆症極有關聯的有以下3種。

●**鈣質（基準量為 250～600mg）**
【營養機能性】鈣質是牙齒與骨骼形成時必要的營養素。

●**鎂（基準量為 80～300mg）**
【營養機能性】鎂也是牙齒與骨骼形成時必要的營養素。

●**維他命D（基準量為 0.9～50μg）**
【營養機能性】維他命D可促進腸道吸收鈣質，爲幫助骨骼形成的營養素。

特定保健用食品

連同食品一起申請許可，經科學證明有其功效。想預防骨質疏鬆症的話，可選擇如下所標示的食品。

●**促進鈣質吸收的食品**
【保健機能成分】
CPP（酪蛋白磷酸）
CCM（檸檬酸、蘋果酸鈣）
果寡糖

●**適合保健骨骼的食品**
【保健機能成分】
MBP（milk basic protein）
維他命K

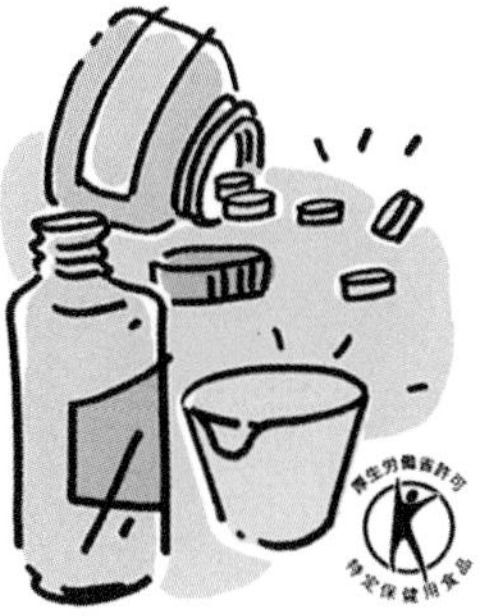

▲特定保健用食品的標誌

由管理營養師進行「營養諮詢」

自己缺少哪些營養素？食物應該怎麼吃比較健康？要補充哪些健康食品？……在這各類食品或商品充斥市面的今天，有時實在很難選出最適合自己的東西。

在飲食方面，若有不懂或任何疑問，最好請教相關的醫生或營養師；他們可針對您平日的飲食情況，提供良好的「營養診斷」，幫您了解哪方面的營養成分不足。

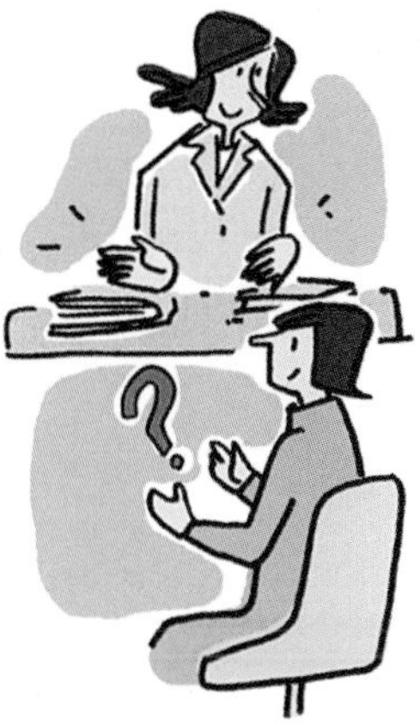

就鈣質攝取量來看，為何國人很少發生骨折？

重新檢視國人昔日的生活型態！

自古以來的生活型態造就強韌的骨骼

現在許多國人的客廳都採用西式設計，捨棄榻榻米改用桌子和椅子。如果從強化骨骼這點來看，自古以來的日式生活型態真有其優點。

若把鈣質攝取量充足的歐美人士與鈣質攝取量顯得不足的國人相比，會發現髖關節骨折的風險反而是國人比較低。其中的奧妙可能就在於可強化骨骼的日式生活型態吧！

如果現在家裡採用西式設計，最好可以有意識地增加站立或坐下等在家活動的機會！

不過，若是骨質量嚴重減少的骨質疏鬆症患者，或體力或肌力都大幅滑落的高齡者，如過度造成骨骼的負荷，恐怕會增加骨折的機會。所以，最重要的是，正確掌握自己的骨骼狀態或體能狀況。

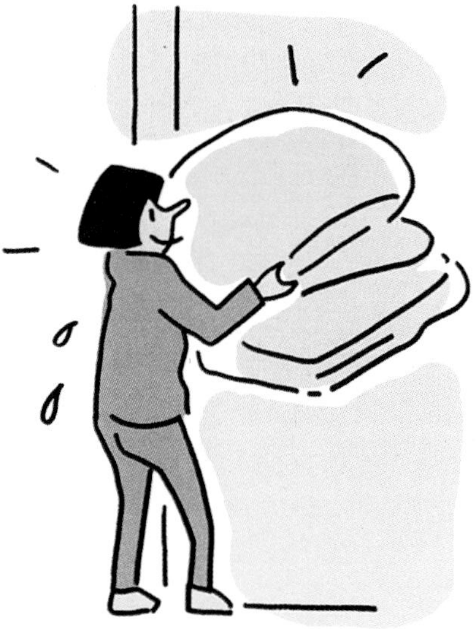

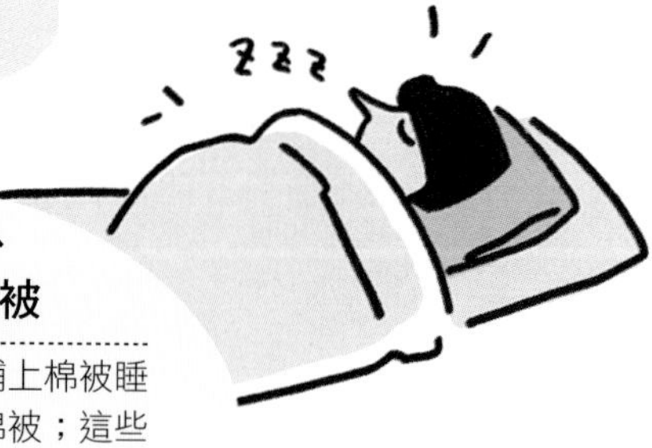

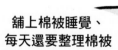

舖上棉被睡覺、每天還要整理棉被

以前的國人習慣在榻榻米舖上棉被睡覺，早上起床後還要收拾棉被；這些動作都是讓骨骼產生適度負荷的運動。而且，從棉被起身比從床鋪爬起來更具運動效果。

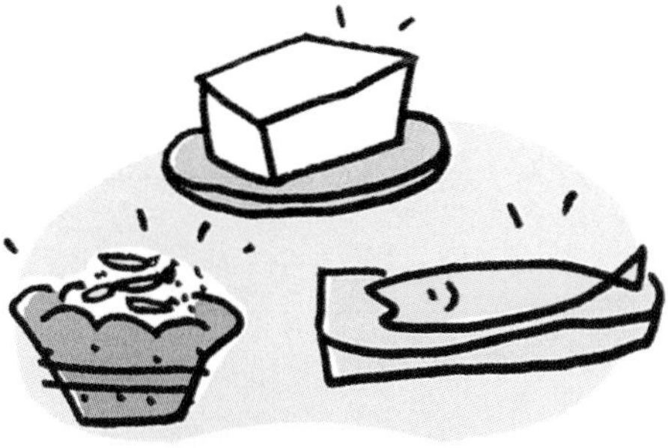

鈣質或維他命 D
含量豐富的日式料理

日式料理常出現豆腐或小魚乾等富含鈣質的菜餚；再者，常吃烤魚或生魚片也能補充許多維他命 D。

在榻榻米上
或坐或站

坐在榻榻米之後，想站起來時可刻意增加一些運動量。如此一天重複做數次，有強化骨骼的效果。

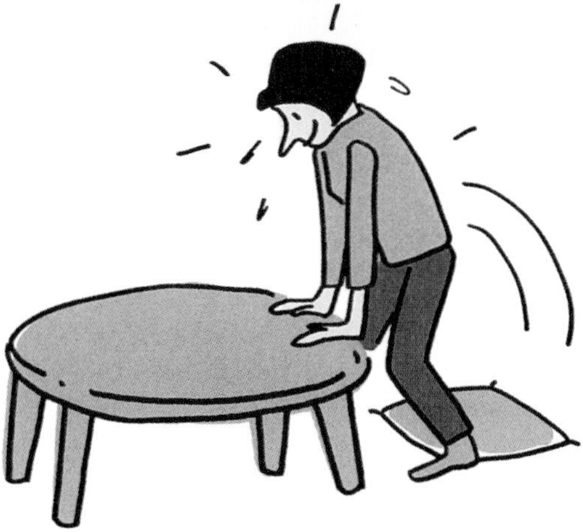

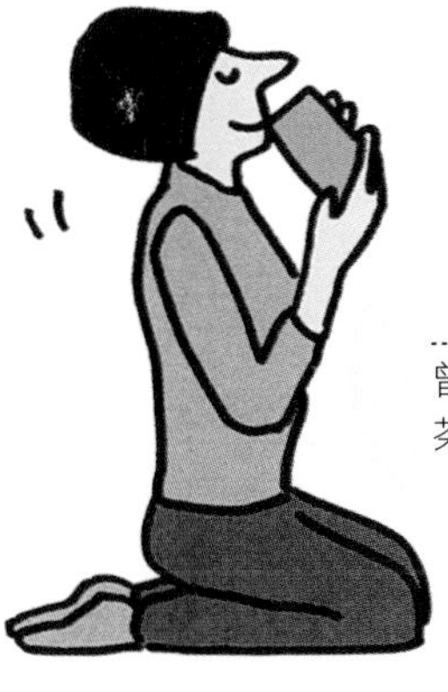

多喝綠茶
有益骨骼發育

曾有數據顯示，一天喝超過 3 杯綠茶的人，發生骨折的風險比較低。

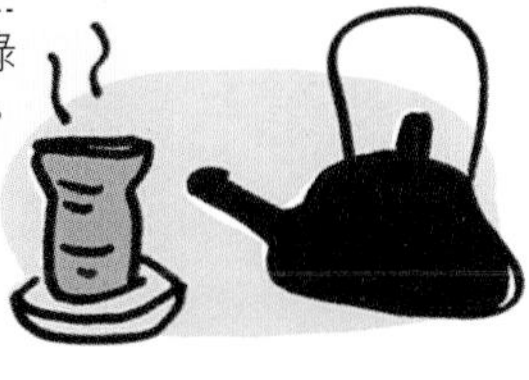

用抹布擦地板
鍛鍊腰腿

用抹布代替拖把擦地板，可以充分鍛鍊腰腿的肌力；如果是舖榻榻米的房間，可用擰乾的抹布一一擦拭。

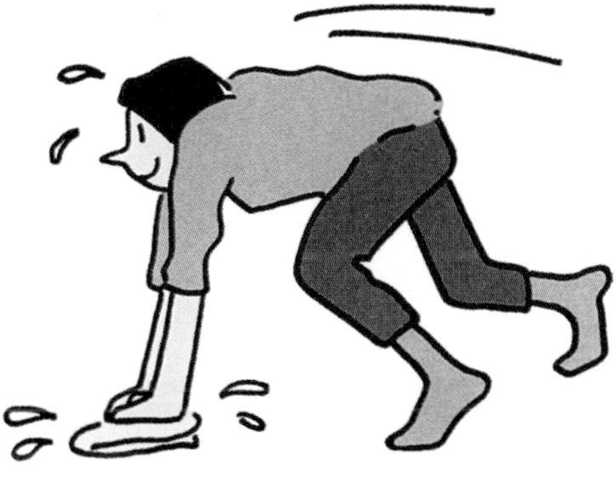

已變脆弱的骨骼，也需要藥物的協助。

治療骨質疏鬆症的方法有哪些？

飲食、運動加藥物為治療骨質疏鬆症的3大重心

從飲食或運動改善生活型態，不僅是預防骨質疏鬆症的方法，也是重要的「治療方法」。不過，光靠藥物並不能改善健康狀態。

例如，別以爲已經用藥物補充鈣質或維他命，就可以不留意飲食；唯有營養均衡的飲食習慣，才能更加提高藥物療法的功效。

所以，不管缺少飲食、運動或藥物這3大治療重心的哪一個，都無法獲得充分的治療。患者可請醫生指導，接受正確有效的治療。

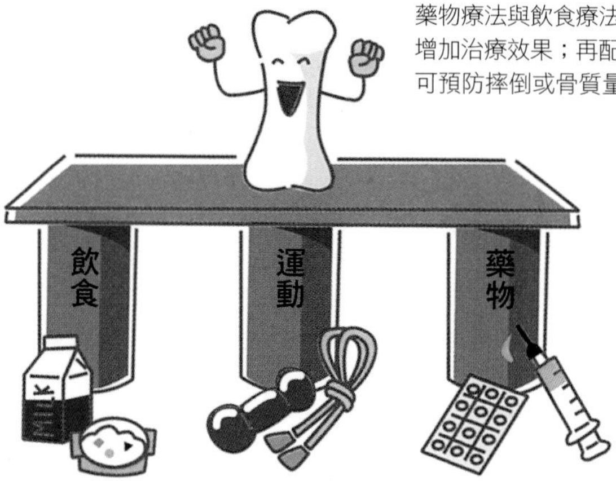

藥物療法與飲食療法併用，可增加治療效果；再配合運動，可預防摔倒或骨質量降低。

按摩或脊椎固定器也是治療方法之一

骨質疏鬆症引發的慢性疼痛，可用按摩或溫熱療法加以治療。如果是因生病或上了年紀容易摔倒的人，或者在骨質量急速減少的時期，建議戴上護臀器，預防摔倒時發生骨折。

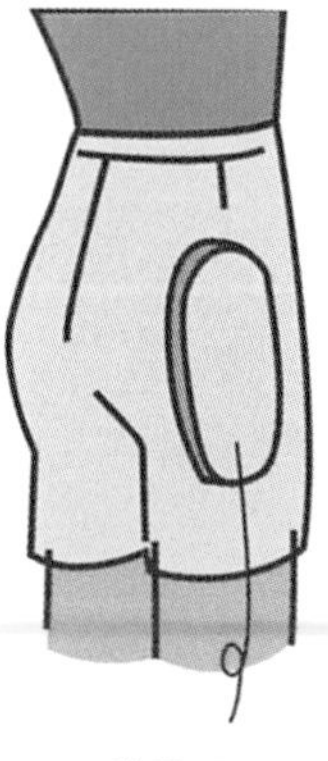

護臀器

發生骨折時要依部位作不同處置

骨質疏鬆症持續惡化時，到最後可能一丁點撞擊就會讓人骨折；這時，儘早治療最重要。治療方法有去除痛感的藥物療法，以及利用石膏繃帶或脊椎固定器的物理療法。而選擇物理療法時，要依照骨折的部位搭配最合適的方法。

懷疑是骨折時……

・出現劇烈的痛感或腫脹時可能是骨折了。
・骨折後固定受傷部位再送醫。
・若是大腿骨折以致無法走路，可打電話通知救護車或請旁人幫忙。
・脊椎變形不具痛感但會持續惡化，一發現身高變矮了就要到醫院檢查。

髖關節的骨折

可用手術治療。手術時可能會用器具固定受傷的骨骼，或換成人工骨。包括復健時間在內，需花1～2 個月的時間。

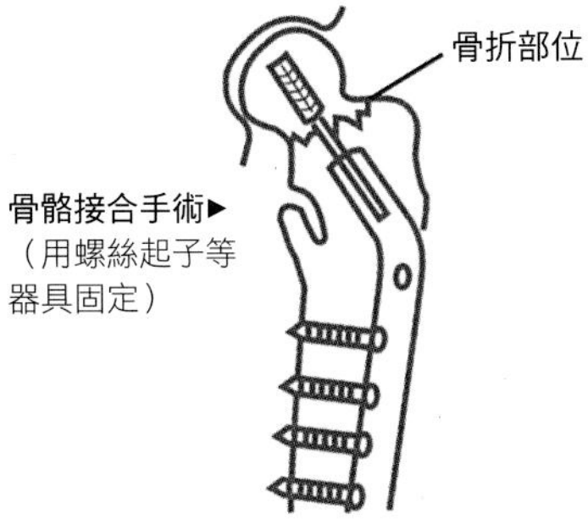
骨折部位
骨骼接合手術►
（用螺絲起子等器具固定）

脊椎的壓迫性骨折

讓患者服用鎮痛劑或注射藥物可舒緩疼痛感，減輕骨折部位的負擔，並戴上脊椎固定器預防疼痛。在疼痛感激烈的前 1～2 週盡量多休息，之後稍微活動身體進行復健。

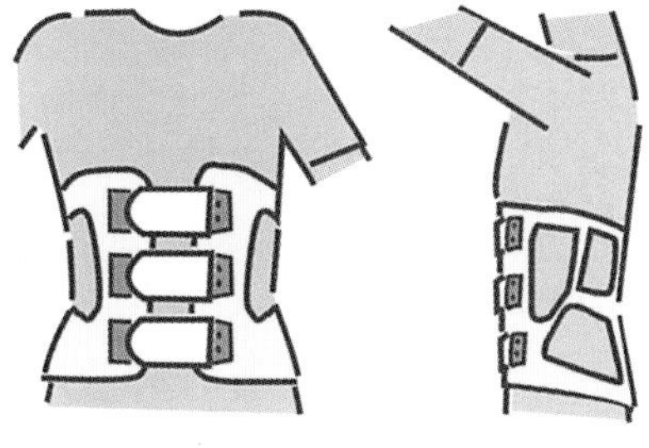

手臂骨折

這是摔倒或扭傷時引起的骨折，一般都以三角巾吊起手臂，固定手肘。也可以來回醫院治療。

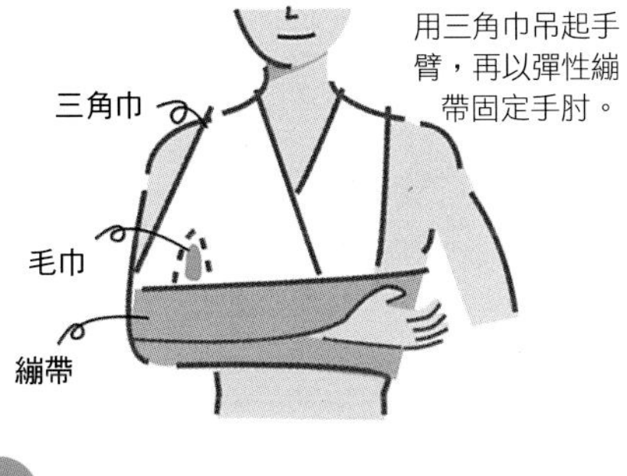
用三角巾吊起手臂，再以彈性繃帶固定手肘。
三角巾
毛巾
繃帶

手腕骨折

這是摔倒撞擊手腕時，容易引起的骨折。等變形的患部矯正後，再以石膏繃帶固定。若是來回醫院治療，約需 1 個月才能解開繃帶。

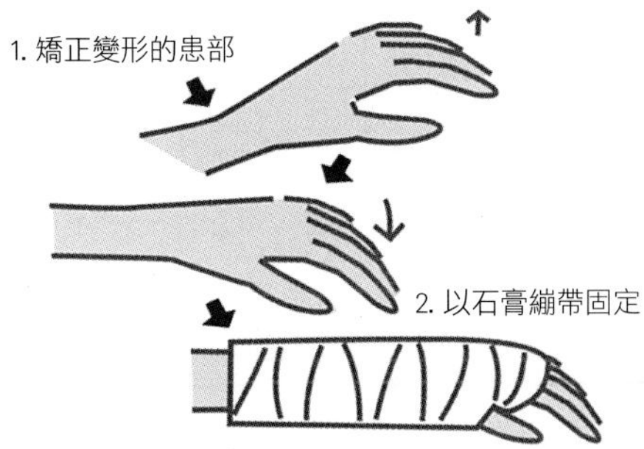
1. 矯正變形的患部
2. 以石膏繃帶固定

可增加骨質量，降低骨折風險的藥物！

治療骨質疏鬆症的藥物

不同藥物有不同功效。要依症狀選用

若是光靠飲食或運動改善生活習慣，而無法有效抑制骨質量降低，或骨折風險很高時，應該考慮以藥物治療。

這時使用的藥物，可分爲抑制骨質遭到破壞與促進骨骼形成、調整骨質代謝2大類。目前大約有7種藥物具有上述的功能（有關雌激素可參考36頁的說明），而每種作用各有其特徵。

再者，就算使用相同藥物，每個人的效果也不盡相同。最好依照病症或體質，選用適合的藥物。

基本上服用1種。持續服用一段時間

藥物種類繁多，基本上先服用1種，再評估它的效果，然後依情況與其他藥物一起服用。因爲有些藥物並非一服見效，必須持續服用一段時間，再觀察成效。

再者，有的藥物會產生副作用，一定要遵照醫生的指示服用，若有異常狀況，馬上就醫。

●調整骨質代謝

鈣片

維他命 D_3 製劑

●抑制骨質遭到破壞

比斯合斯合奈特

鹽酸拉洛西基酚（→39 頁）

降鈣素

紫花苜蓿異黃酮

雌激素（→36 頁）

●促進骨骼形成

維他命 K

服用藥物的重點

- 先服用一種藥物。
- 依照醫生指示繼續服用。
- 服藥以後若有異常馬上就醫。
- 想服用其他藥物或健康食品時，先請教醫生。

●維他命 D_3 製劑●

維他命 D 可於肝臟或腎臟活性化，很快就被吸收利用；但高齡者腎臟功能不佳時，可補充已經活性化的維他命 D 製劑（維他命 D_3 製劑）。維他命 D 不僅可促進腸道吸收鈣質，還能幫助造骨細胞使鈣質沉澱於骨骼上（骨骼的鈣化），抑制骨質量減少。

若將維他命 D 和鎂一併服用，可能引發高鎂血症，要特別小心。

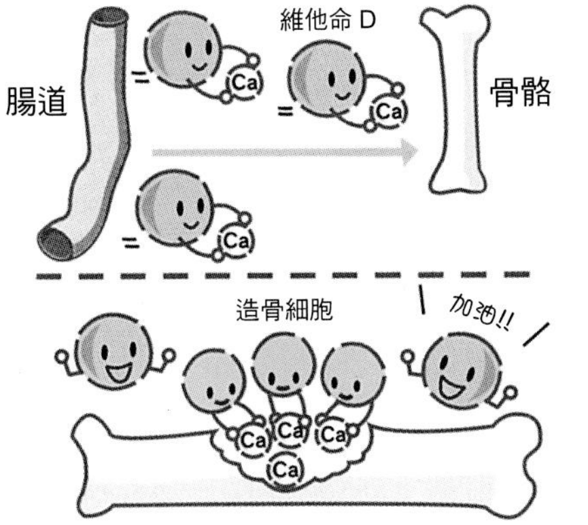

●效果
促進鈣質吸收、抑制骨質量減少、預防骨折等。

●副作用
腎臟障礙、高鈣血症（hypercal-cemia）、血壓上升、失眠、食慾不振。

●鈣片●

鈣質爲增加骨質量不可欠缺的營養素。基本上最好從飲食裡攝取，若有困難再服用鈣片。一般的藥局都會販售鈣片當作健康食品，其製作原料有鷄蛋、貝類的殼、魚或牛的骨骼等，進入體內的吸收效果良好。

雖說鈣片的安全性很高，但連同從食物攝取的份量，一天若超過 2500mg，就可能產生副作用，要特別小心。

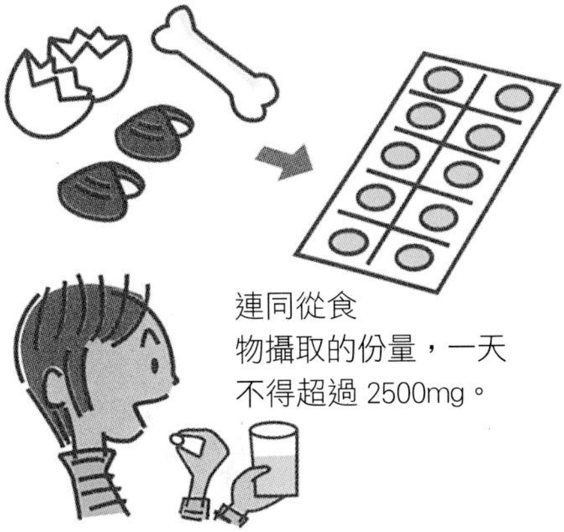

●效果
可強化骨骼。

●副作用
胃腸障礙、腹瀉、便秘。

●比斯合斯合奈特●

在國內尚屬新藥，但報告顯示功效良好。因可抑制破骨細胞的作用，減少骨骼遭受破壞，一服用鈣質量就會增加。進入更年期骨質密度急速下降的婦女，若不能服用女性荷爾蒙時，可利用此藥物。

此藥如於飯後服用，一經與鈣質結合就會失效，一定要空腹服用。此外，嚴重腎功能障礙、軟骨症者或孕婦都不可服用。

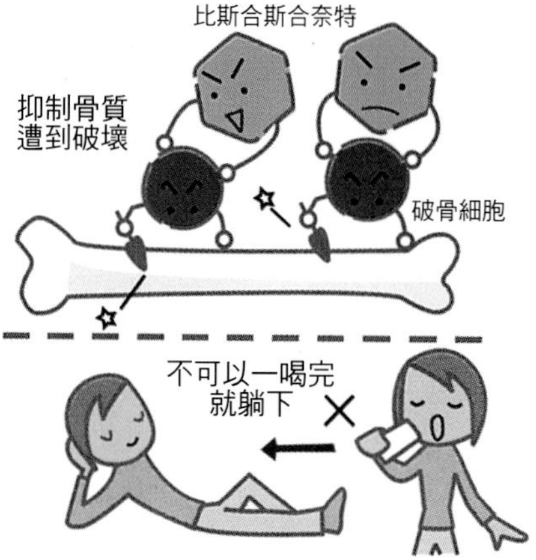

●效果
抑制骨質遭到破壞、預防骨折等。

●副作用
胃腸障礙、胸口灼熱等（一喝完就躺下容易出現副作用）。

●維他命 K●

維他命 K 可促進造骨細胞將鈣質沉澱於骨骼上，不僅能活化骨骼的生成，還能抑制骨質遭到破骨細胞的破壞。

像納豆或韭菜也都含有維他命 K，但我們可將效果特強的維他命 K_2 製成藥物，很適合骨質代謝機能不佳者服用。因維他命 K 屬於脂溶性，建議在膽汁分泌較多的飯後服用。

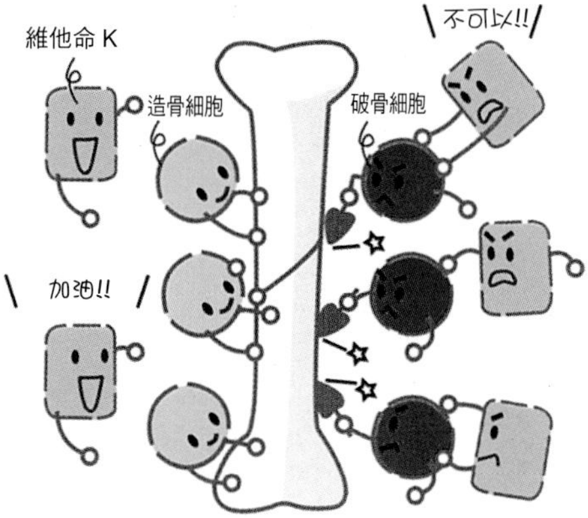

●效果
促進骨骼生成、抑制骨質遭到破壞、預防骨折等。

●副作用
胃腸障礙、便秘、頭痛、肝腎障礙等（不宜與預防血栓的藥物一起服用）。

●紫花苜蓿異黃酮●

這是紫花苜蓿這種牧草內含的成分，功用類似女性荷爾蒙，可抑制破骨細胞的作用。不過，並沒有數據顯示它有預防骨折的效果。

一般來說，大多是無法去醫院做肌肉注射、因罹患子宮癌或乳癌無法使用女性荷爾蒙的人，或因某種因素不能利用其他處方的人才使用。不過，消化性潰瘍患者不能使用。

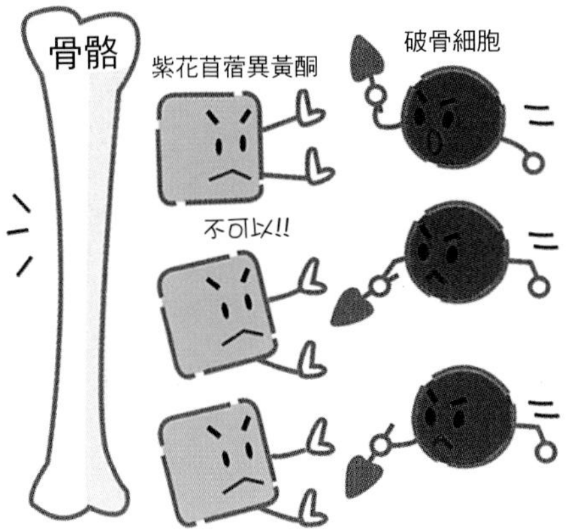

●效果
抑制破骨細胞的作用。

●副作用
胃腸障礙等（消化性潰瘍患者不能使用）。

●降鈣素（calcitonin）●

降鈣素是一種由喉嚨附近的甲狀腺所分泌，與鈣質代謝有關的荷爾蒙。它不僅可抑制破骨細胞的作用，還具鎮痛效果，適合用以舒緩腰痛或背痛。

它也是以來自鮭魚或鰻魚萃取成分爲主的合成產物，一般都是來回醫院做肌肉注射。不過少數人會有休克症狀，故對降鈣素過敏或有支氣管氣喘的人要小心。

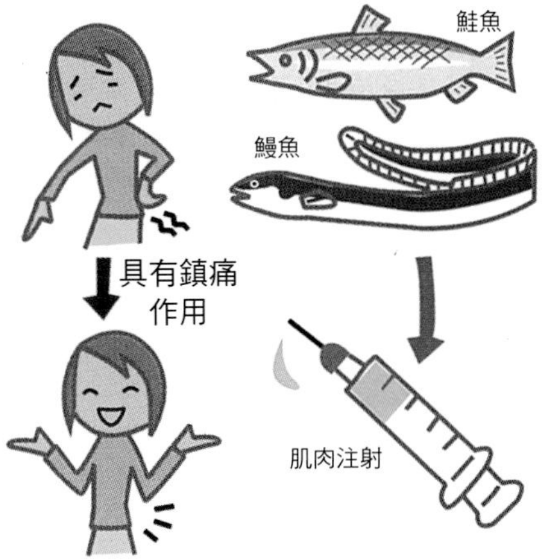

●效果
抑制骨質遭到破壞、鎮痛作用等。

●副作用
顏面潮紅、臉部燥熱、心悸等。

與身體各種機能有關的荷爾蒙，也跟骨骼的生成或破壞有關係。

荷爾蒙與骨質的代謝也有關係

各種荷爾蒙會調整破骨細胞的作用

前面已經說過，當製造骨骼的造骨細胞之作用，如長期趕不上破壞骨骼之破骨細胞的作用時，就會出現骨質疏鬆症。而破壞造骨細胞和破骨細胞之平衡的原因之一，就是荷爾蒙的作用。

像副甲狀腺荷爾蒙爲了調整血液中的鈣質濃度，會對破骨細胞下達破壞骨骼的指令。而在另一方面，降鈣素可抑制破骨細胞的作用。

再者，女性荷爾蒙能抑制副甲狀腺荷爾蒙的作用，還可以控制想破壞骨骼的物質，促進降鈣素的功效，以達到減少骨骼遭破壞的結果。這些荷爾蒙像這樣子平衡地運作，乃保有健康骨骼不可欠缺的步驟。

副甲狀腺荷爾蒙

- 可增加血液中的鈣質濃度
- 對破骨細胞下達破壞骨骼的指令
- 促進腸道吸收鈣質
- 提高腎臟之鈣質的再吸收率

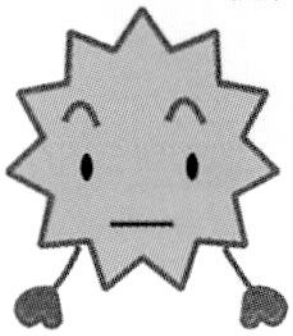

降鈣素

- 可降低血液中的鈣質濃度
- 抑制破骨細胞的作用
- 增加鈣質於尿液的排出量
- 減少腸道之鈣質的吸收量

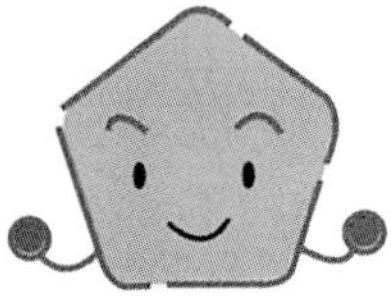

女性荷爾蒙（雌激素）

- 抑制甲狀腺荷爾蒙的作用
- 促進降鈣素的作用
- 維持骨質代謝的整體平衡
- 增進腎臟之維他命 D 的活性化

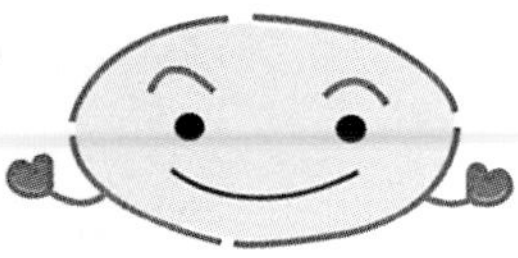

女性荷爾蒙可抑制破骨細胞的作用

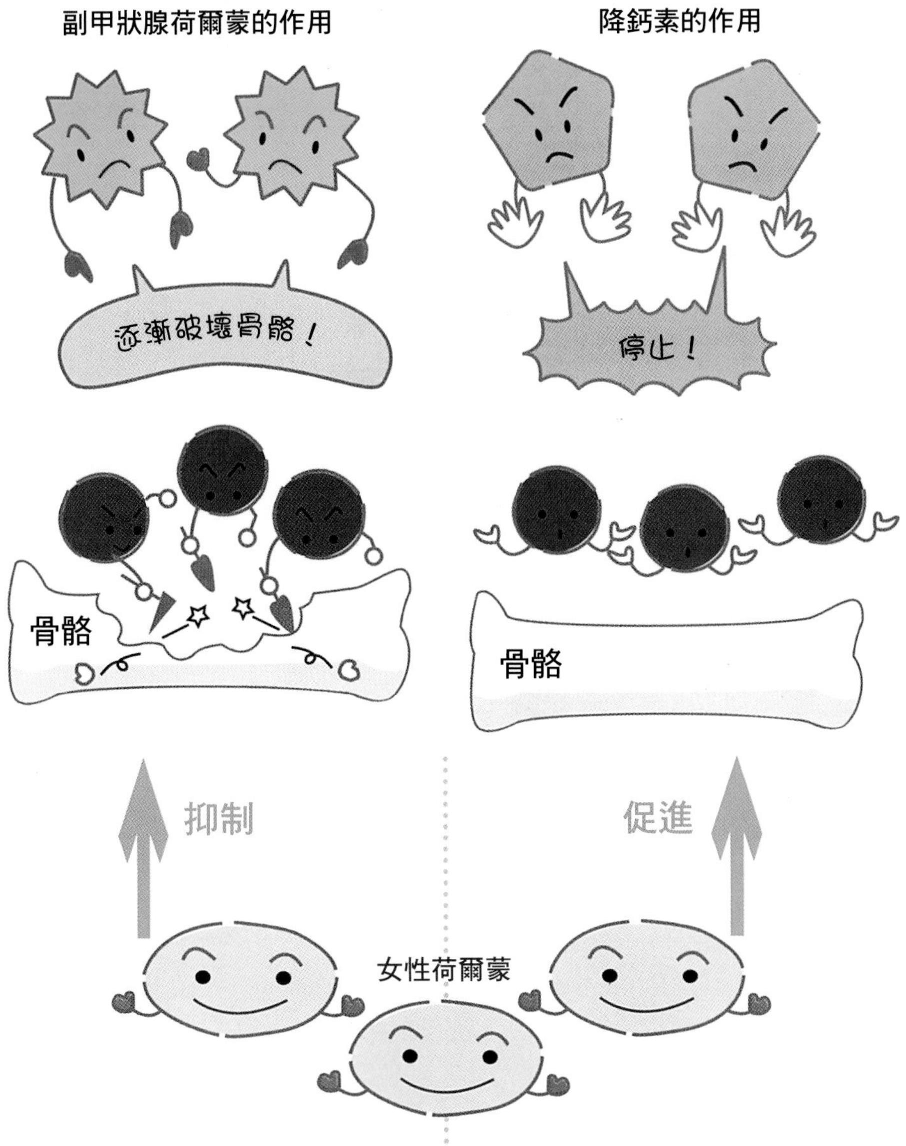

對破骨細胞下達「破壞骨骼」的指令受到抑制

＝抑制骨骼遭到破壞

對破骨細胞下達「停止活動」的指令

＝抑制骨骼遭到破壞

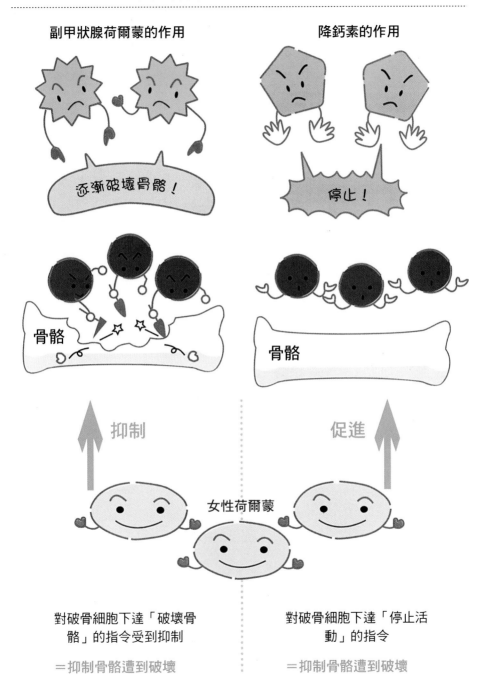

骨質疏鬆症與女性荷爾蒙有密不可分的關係。

何謂女性荷爾蒙補充療法？

抑制停經後的骨質量減少，改善更年期的各種症狀

女性荷爾蒙和骨骼的健康有密不可分的關係。所以，隨著停經期的到來，女性荷爾蒙的分泌量減少，讓骨質量也急速減少。因此，女性荷爾蒙補充療法對這時期的女性很有幫助，可將不足的女性荷爾蒙當作藥物加以補充。

有關女性荷爾蒙補充療法，雖對骨質疏鬆症非常有效，但也有會增加罹患乳癌或子宮癌等癌症之風險的疑慮。不過，只要詳細諮詢醫生的意見，應可避免某種程度的風險，還能抑制骨質量減少，減輕更年期各種不適症狀。

●效果●

· 抑制骨質量減少
· 預防骨折

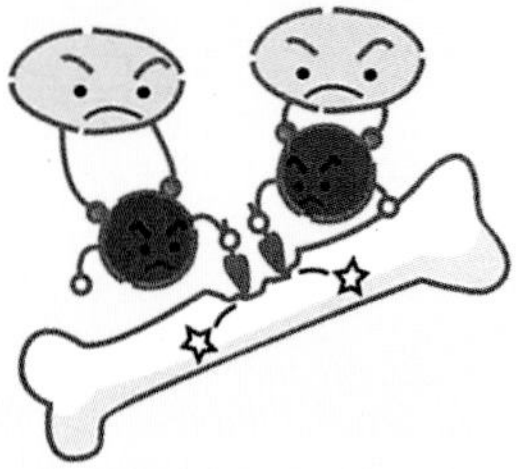

· 改善不適症狀（如臉部燥熱、肩膀酸痛、頭痛、失眠、抑鬱症狀等）
· 降低膽固醇
· 不容易長皺紋
· 改善尿失禁
· 改善性交疼痛

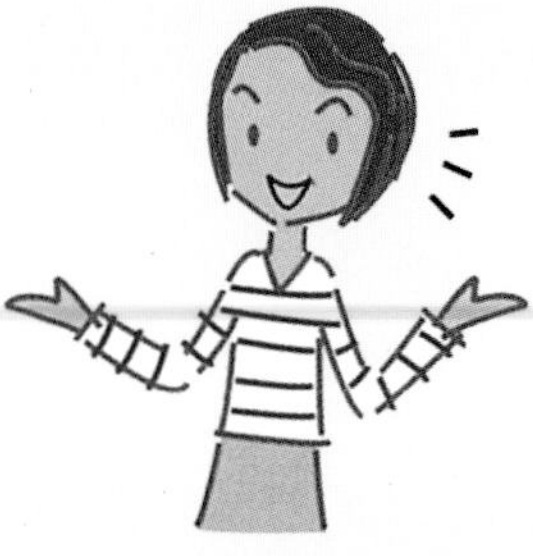

●副作用●

· 性器官出血
· 乳房疼痛、腫脹
· 頭痛、偏頭痛
· 噁心、嘔吐、食慾不振
· 浮腫
· 肝功能異常
· 白帶增加
· 嗜睡、倦怠
· 增加乳癌、子宮癌的風險
· 增加靜脈血栓症的機率

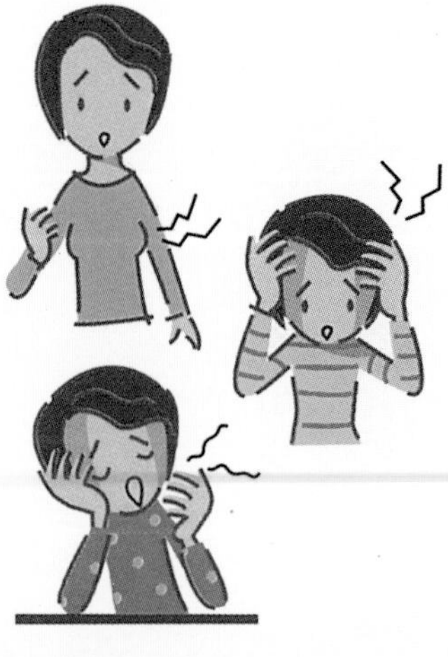

女性荷爾蒙補充療法的藥物

【雌激素製劑】

●17β—雌二醇

這是可貼於皮膚上的藥劑，適合胃或肝功能不佳的人使用。現在的產品已改良成不容易起藥疹，但還是不適合肌膚敏感的人使用。屬於效力強的藥劑。

●結合型雌激素

從懷孕的母馬之尿液萃取出天然成分製成的內服藥劑。效力只有17β—雌二醇的十分之一。

●雌三醇

被視爲老人性骨質疏鬆症的治療藥劑。效力雖然只有17β—雌二醇的一百分之一，但是副作用小，很多人都適用。

【黃體荷爾蒙製劑（孕激素製劑）】

用以防堵雌激素製劑造成的子宮內膜增生作用。

【使用方法】

●週期使用法

於一定期間服用，再休息一段時間。因爲服用後性器官出血會跟生理週期大致相同，容易掌握時間表；但也有服藥方法繁雜的缺點。

●同時連續使用法

同時且連續服用雌激素製劑和黃體荷爾蒙製劑。服用方法很簡單，但開始服藥的半年內，有不可預測之性器官出血的現象。

■雌激素製劑的使用方法

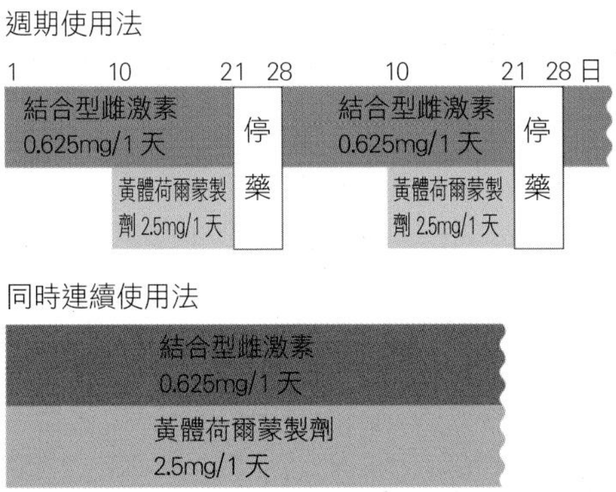

取代女性荷爾蒙補充療法的劃時代性新藥

自二○○四年五月起，國內准許使用的鹽酸拉洛西基酚（商品名稱：愛比斯達）這種藥物，因爲不會對子宮或乳腺產生作用，只會對骨骼發生作用，故不會增加罹患癌症的風險，還能抑制停經後骨質量減少的現象。此外，它也不會產生女性荷爾蒙療法常見的不適副作用——性器官出血。針對乳癌方面，它更有預防的功效。所以，它被賦予莫大的期待，成爲停經後骨質疏鬆症的治療藥物。

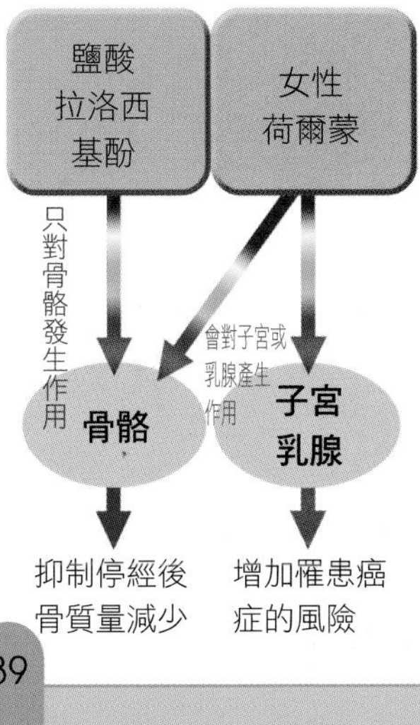

除了生活習慣和遺傳以外，其他疾病也會讓骨質量減少。

造成骨質疏鬆症的疾病

容易引發骨質疏鬆症的患者，應儘早謀求改善之道

一般所知的骨質疏鬆症，乃因年齡增長、停經或各種生活習慣等而引發的疾病，稱之爲「原發性骨質疏鬆症」。但事實上，某一些疾病也可能引發骨質疏鬆症，稱之爲「續發性骨質疏鬆症」。

如下所示就是可能引發骨質疏鬆症的疾病；罹患這類疾病的患者，可說是比較容易出現骨質疏鬆症，最好在治療疾病的同時，就儘早擬定對策。除了注意自己的生活習慣以外，可以找醫生諮商，以預防骨質疏鬆症的發生。

◆甲狀腺機能亢進

以巴塞杜氏病（突眼性甲狀腺腫）爲代表，好發於女性身上的疾病。患者的甲狀腺荷爾蒙分泌量異常增加，使骨骼裡的鈣質過度釋出，造成骨質量減少。但只要病治好了，骨質量就會恢復正常，所以要儘快治療。

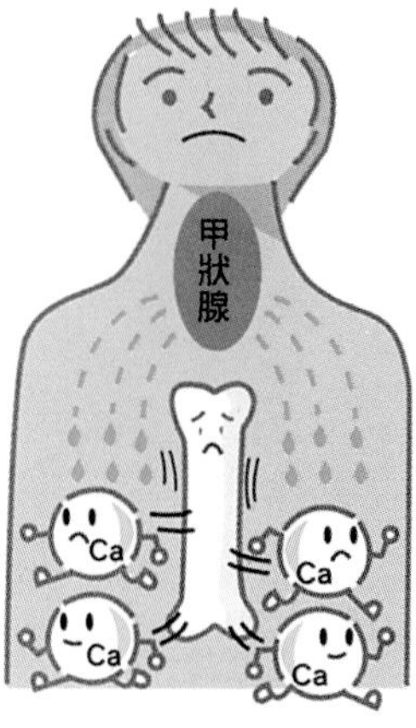

◆性腺機能低下

女性荷爾蒙具有調整骨質代謝平衡的重要功用。所以，若因腦下垂體異常、長期生理不順、神經性食慾不振、摘除卵巢等等因素，造成女性荷爾蒙分泌量減少時，會讓骨質量變少。男性若性腺機能低下也會出現類似的情況。

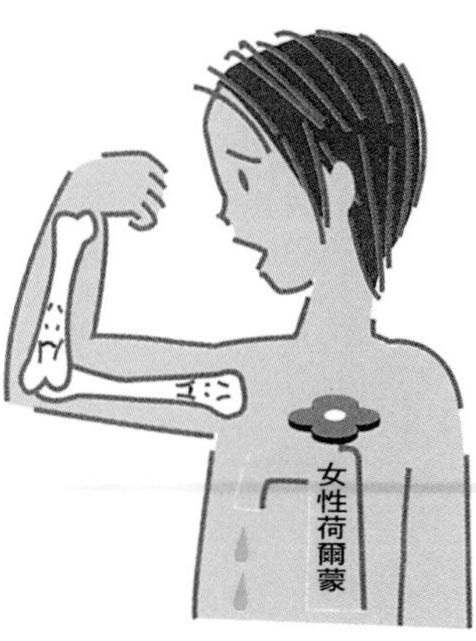

◆糖尿病

人體如無法控制血糖，長期處於高血糖狀態會讓骨骼的新陳代謝惡化，骨骼變得脆弱。所以，平常就要留意骨骼的狀態。再者，有些病症會影響人的視力或神經，也要小心摔倒引發骨折。

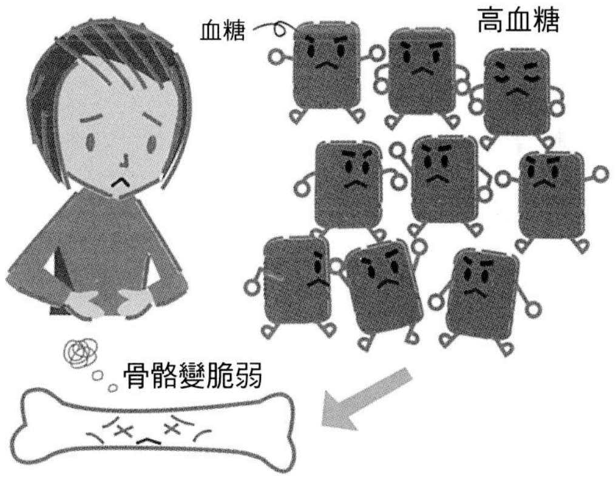

◆需服用類固醇的疾病

關節風濕痛、氣喘或膠原病等需大量服用類固醇的患者，也有出現骨質疏鬆症的風險。類固醇本身會抑制造骨細胞發揮作用，還有妨礙鈣質吸收的副作用。服用期間必須向主治醫生諮商，定期檢視自己的骨骼狀態。萬一需要長期服用類固醇的話，最好儘早使用治療骨質疏鬆症的藥物。

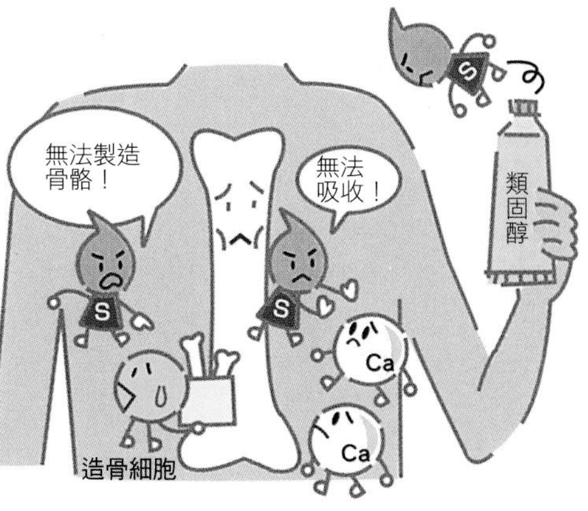

◆消化器官方面的重大疾病

像胃或腸曾經動過手術的人，鈣質的吸收能力比較差，維他命D的吸收狀況也不好，會使骨質量減少。如果是肝臟或腎臟功能不佳的人，營養的吸收狀況會變差，要特別注意均衡的飲食。

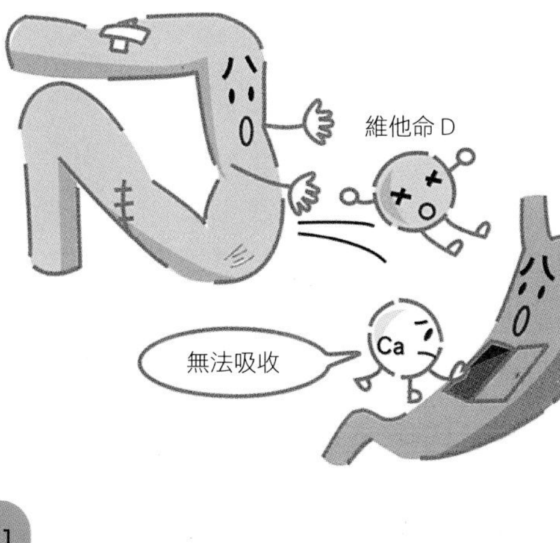

有關骨質疏鬆症的Q＆A

針對骨質疏鬆症可能引發的疑問。

20～30幾歲的年輕人也會得到骨質疏鬆症嗎？

雖然得到骨質疏鬆症的機率很低，但若長期過著不正常的生活，難保年紀輕輕就不會有骨質量減少的危機。即使是20～30幾歲的年輕人，也可以做個檢查了解自己的骨質量。

再者，女性若是過度節食，造成身體的荷爾蒙失調的話，會增加將來得到骨質疏鬆症的風險。

除了遺傳或荷爾蒙以外，生活習慣也有影響。若從小就以加工食品或外食爲主，成長期鈣質攝取不足，就很難生成最大的骨質量。結果停經期一到，得到骨質疏鬆症的風險即大幅升高。

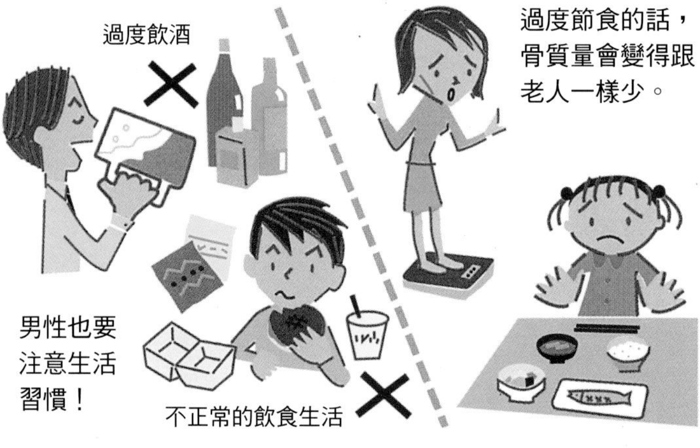
過度節食的話，骨質量會變得跟老人一樣少。
過度飲酒
男性也要注意生活習慣！
不正常的飲食生活

男性也會得到骨質疏鬆症嗎？

和女性相較之下，男性的骨質量原本就多，也不會發生停經期骨質量急速減少的情形，所以，得到骨質疏鬆症的風險遠比女性低是不爭的事實。不過，65～70歲左右的男性，最好也要開始留意骨質量。建議每天三餐攝取充分的鈣質，並從事適度的運動。

即使是年輕男性，如過度飲酒或飲食生活不正常，和同一年齡層的女性相比也會有骨質量較少的例子。若長期都是這種生活態度，就很難生成最大的骨質量，等到老了，得到骨質疏鬆症的風險也會提高。

曾經發生骨折的人比較容易出現骨質疏鬆症嗎？

根據免疫學的調查結果證實，曾經發生骨折的人，出現骨質疏鬆症的風險的確比較高，但是骨折並非直接導致骨質疏鬆症的原因。曾經發生骨折的人，骨骼大多比較脆弱，所以才會衍生「有骨折經驗者容易得到骨質疏鬆症」的數據。

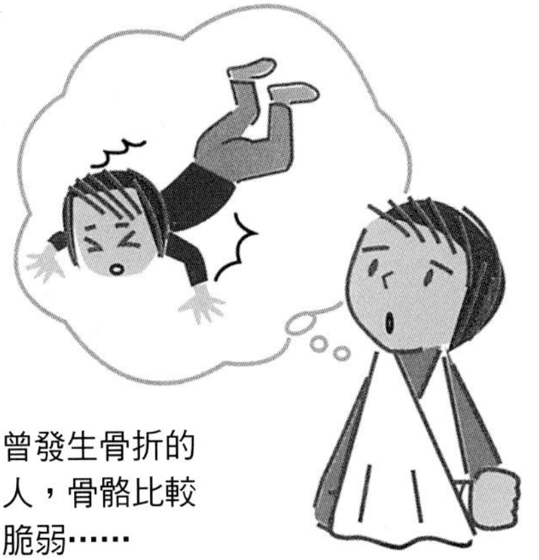
曾發生骨折的人，骨骼比較脆弱……

如果你也曾經發生骨折，請回想原因爲何？若只因受到不太重的負荷，很容易就骨折的話，就要懷疑自己的骨骼是否比較脆弱（最大骨質量較低）？不管你現在是幾歲，或許去做個骨質密度檢測比較安心。

腰或背部有疼痛感，是骨質疏鬆症的前兆嗎？

這是有骨質疏鬆症的可能，但不能光靠這點症狀下判斷。因爲引起腰背疼痛的因素有很多，除了肌肉、骨骼方面的疾病以外，變形性腰椎症、椎間板疝氣、脊椎滑脫等等也都是。此外，消化器官、循環器官方面的疾病、婦科疾病或惡性腫瘤轉移等等，也都會引起腰背疼痛，應該讓醫生找出眞正的病因。

如果是骨質疏鬆症引起的腰痛，胸椎或腰椎應該會出現壓迫性骨折。但因大部分的人都不會注意到壓迫性骨折，萬一有機會提重物或屁股跌坐在地時，就會發生骨折。骨質疏鬆症所引發之腰痛的特徵是，開始活動身體時就有痛感，可向前傾斜身子，但無法往後彎腰。

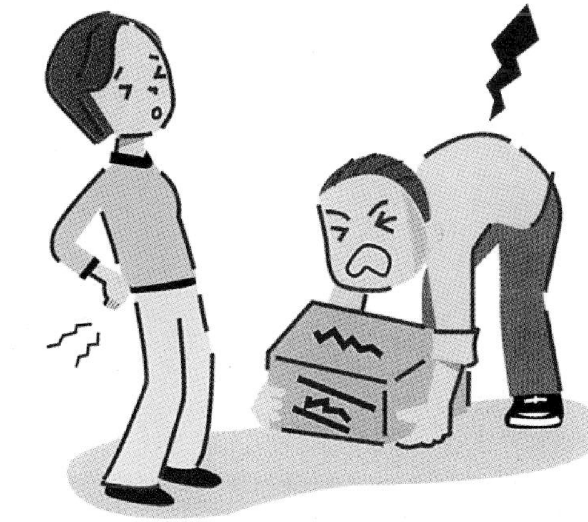

預防骨質疏鬆症，每個年齡層都有應該注意的重點。

配合自己的年齡照顧骨骼

骨質量隨年齡增加而減少。有必要延緩減少的現象

人體的骨質量於十幾歲的青春期急速上升達到高峰。接著女性於停經期骨質量銳減，在高齡期逐漸下降——這是女性都會經歷的生理性變動。但是，實際上的骨質量，減少的程度卻是因人而異。最重要的是，要如何預防骨質量的減少。

再者，在製造骨骼的時期、骨質量減少的時期等等，不同的年齡層照顧骨骼的方法也不一樣。能配合年齡的照顧方式，才是預防骨質量減少的不二法門。

■隨著年齡增長骨質量的變化與防治對策

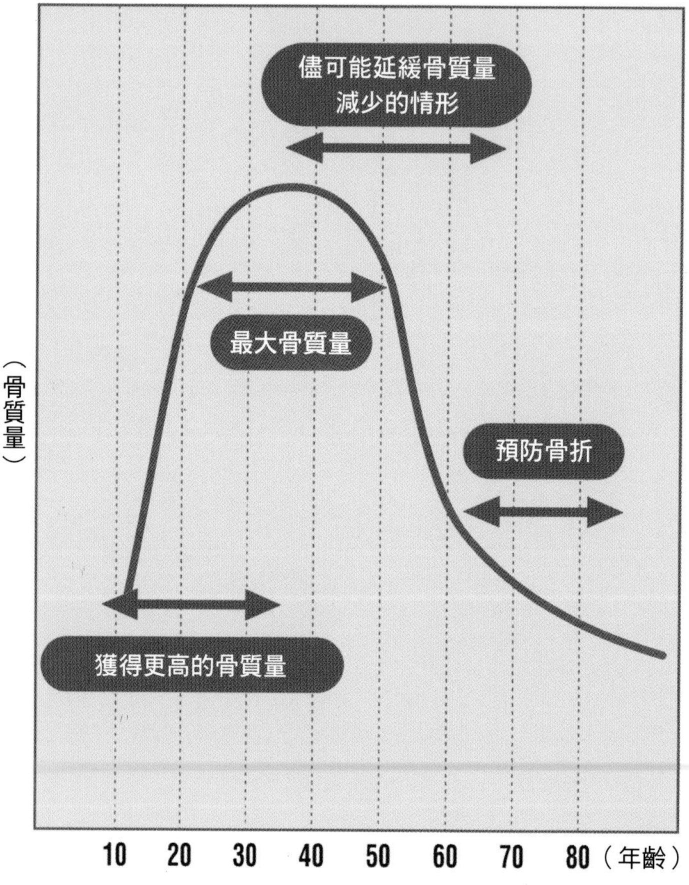

●成長期～青春期●多吃、多動、多睡以儲存骨本

這個時期乃人的一生中最能夠製造骨骼的階段，請好好把握增加骨質量。

而多吃、多動、多睡乃達成此目的的必要條件。所以，要均衡攝取以鈣質爲中心的飲食，才能製造強健的骨骼。

再者，這時期持續做運動的話，等到長大成人，還是可以維持高骨質量。所以，應保持良好的運動習慣。

接下來是睡眠。因睡覺時可分泌促進骨骼生長的成長荷爾蒙，所以要有充足的睡眠。

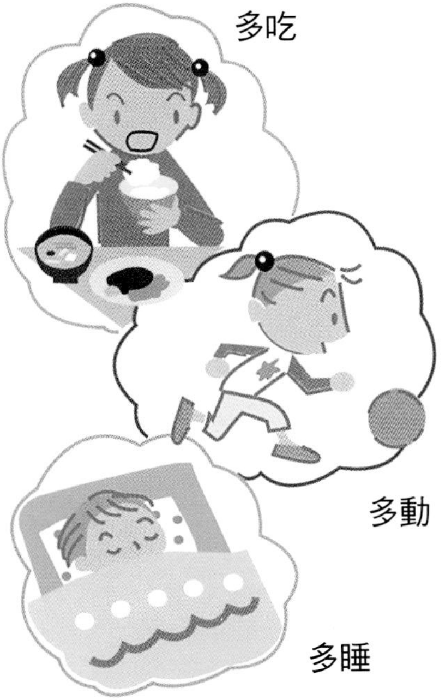

●青春期以後●千萬不要過度節食！

近來受到報章雜誌大肆宣傳的影響，許多年輕女孩都認爲瘦就是美，而有過度節食的傾向。但是過度節食會造成營養失調，進而對骨骼產生不良影響。在鈣質攝取不足的同時，也有女性荷爾蒙分泌量下降的現象。甚至也有年輕的女性，在應該要維持高骨質量的這個時期，骨質量卻已經開始減少了。如此一來，一到更年期骨質量急速銳減後，將帶來更大的風險。

所以，平時就要養成均衡的飲食和適度的運動習慣，以備停經期之需。

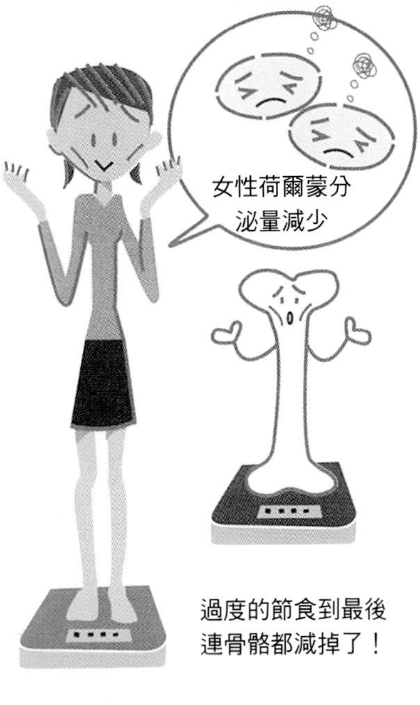
女性荷爾蒙分泌量減少
過度的節食到最後連骨骼都減掉了！

●懷孕和生產期●寶寶也需要足夠的鈣質

婦女於懷孕期間或生產之後，都需要提供大量的鈣質給小寶寶。這時鈣質的代謝過程會比較活絡，才能提高鈣質的吸收率。

但是，這是在充分攝取鈣質的前提下。如果鈣質攝取量不足，骨骼勢必溶出鈣質補充所需，如此一來會使骨質量降低。最遭的情況是，產婦出現產後骨質疏鬆症，沒有任何外力介入也可能發生骨折。

尤其在授乳期間，母乳可提供許多鈣質；所以，產婦一定要注意飲食，以攝取足夠的鈣質。

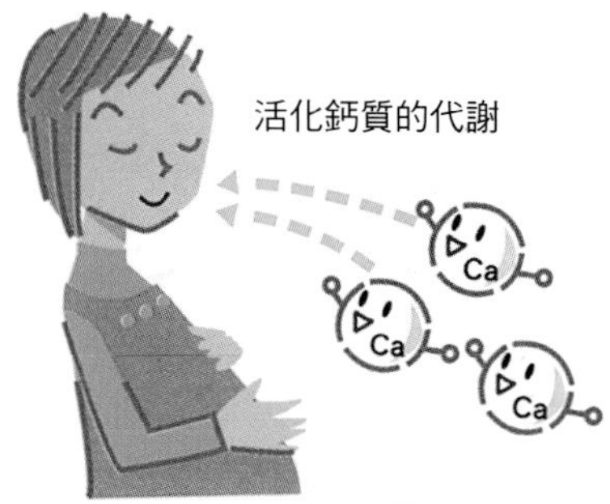

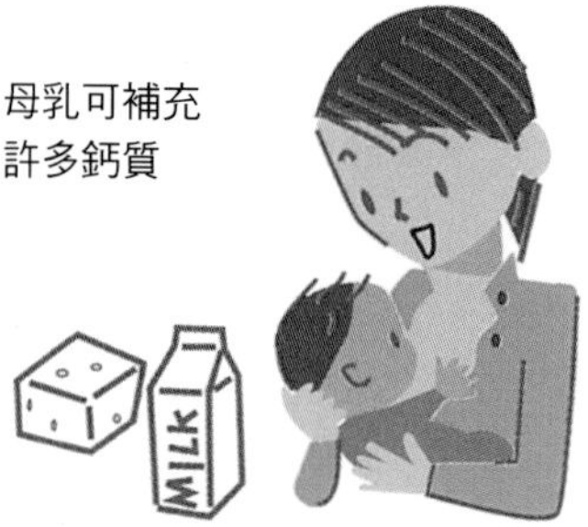
母乳可補充
許多鈣質
MILK

有意識地增加鈣質的攝取量

●更年期●正視骨質量減少的時期

在迎向停經期的這個階段，所有的女性都會面臨骨質量急速下降的事實。所以，在更年期如何抑制骨質量減少成爲最大的課題。

因爲骨質疏鬆症於形成期間沒有明顯症狀，故到了更年期一定要做一次健康檢查。約1～2年後再次測定骨質量，以確認自己骨骼的健康情形。萬一發現骨質量明顯減少了，要重新檢視自己的生活習慣，積極去除影響骨質量的危險因子。

所以，不要拿「已經上了年紀」當作藉口，還是要適度地運動，也要充分攝取鈣質；這些生活上的小細節，對骨質量的維持有莫大的幫助呢！

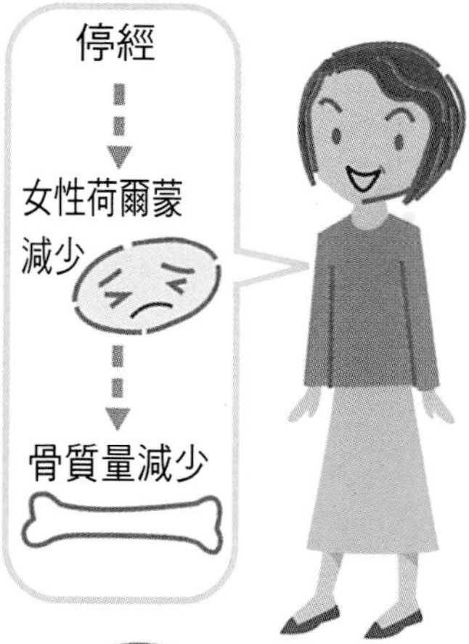
停經
女性荷爾蒙
減少
骨質量減少

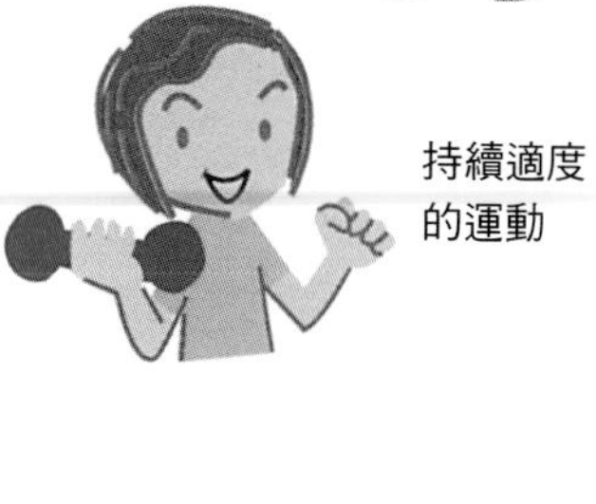
持續適度
的運動

●老年期●預防摔倒為最重要課題

老年期爲骨質量明顯減少，骨折機率最高的時期。而此時期發生的骨折，可能造成長期臥床或引發老人痴呆，一定要特別小心以防骨折。

所以，老年人也應該持續適度做運動。因爲運動可以抑制骨質量減少，有舒緩肌肉減少的作用，並能鍛鍊平衡感，有預防骨折的效果。

再者，老年人的飲食容易有營養不足的情形，當然鈣質是一定要的，也要攝取足夠的蛋白質和能量。

除此之外，要定期做健康檢查；如被斷定有骨質疏鬆的現象，可接受藥物治療。

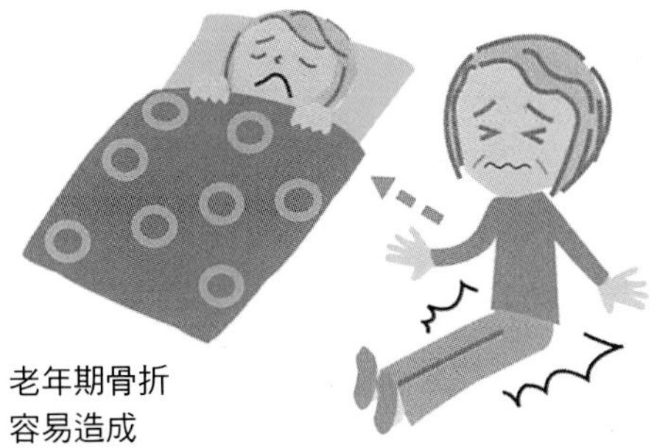

老年期骨折
容易造成
長期臥床的後果

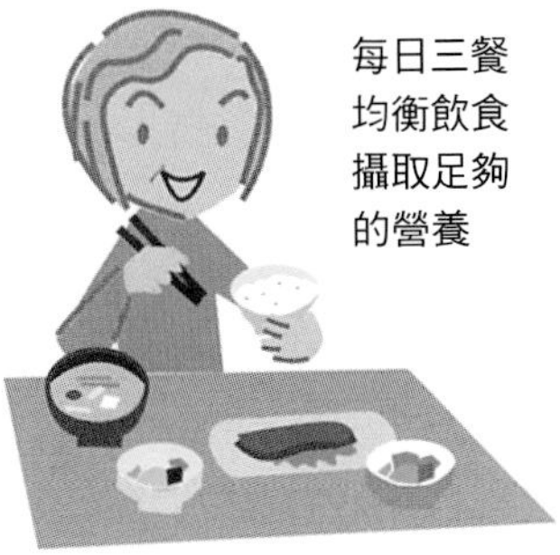

每日三餐
均衡飲食
攝取足夠
的營養

從祖孫3代著手預防骨質疏鬆症！

從不同年齡層有不一樣的骨骼照顧重點就能了解，骨質疏鬆症並不只是更年期女性的問題。這是骨折風險增加之老年期的祖母、更年期的媽媽，以至青春期到青年期的女兒等祖孫3代，都必須正視的問題。

而骨質疏鬆症和飲食或運動習慣等生活作息大有關係。祖孫3代一同攜手改善生活習慣，可以非常有效地預防骨質疏鬆症。尤其是從年輕時就了解骨質疏鬆症，也是著手預防骨質疏鬆症的重要策略。

再者，改善攝取過多鹽分、運動不足或吸煙等不良生活習慣，還可以預防其他疾病。爲了維護身體的健康，不妨全家同心協力積極預防骨質疏鬆症。

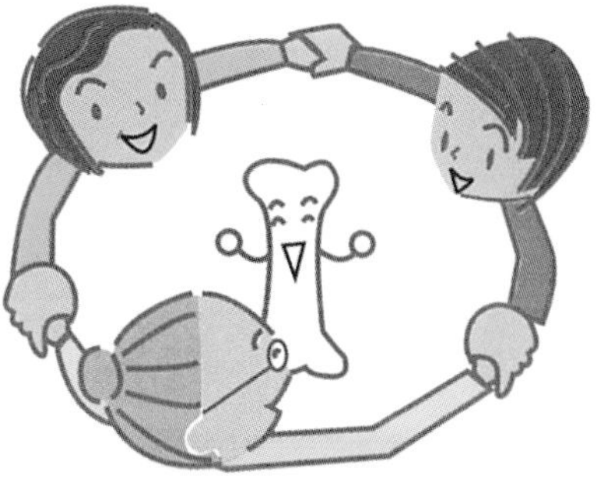

column

吸煙不僅會影響肺部，真的是「百害而無一利」！

吸煙會危及骨骼的健康

吸煙會妨礙鈣質的吸收，減少女性荷爾蒙分泌量

過度吸煙不但會阻礙腸胃功能，讓鈣質吸收率變差，還會造成身體的荷爾蒙失調，影響對骨質代謝具有重要功能之女性荷爾蒙的分泌量，使停經期提早報到，最大骨質量降低。

也因爲如此，據說老煙槍的骨質量都比較低，也較容易骨折。事實上也有報告顯示，吸煙者發生脊椎壓迫性骨折的風險較高。再者，吸煙者一般的體型都比較瘦削，女性吸煙者還有停經期早、雌激素濃度降低、停經後骨質量迅速減少等特徵。亦即，吸煙會增加引起骨質疏鬆症的危險因子。

近年來，年輕女性的吸煙率有逐漸上升的趨勢；但年輕女性吸煙不但會危及骨骼的健康，將來得到骨質疏鬆症的風險也會比較高。

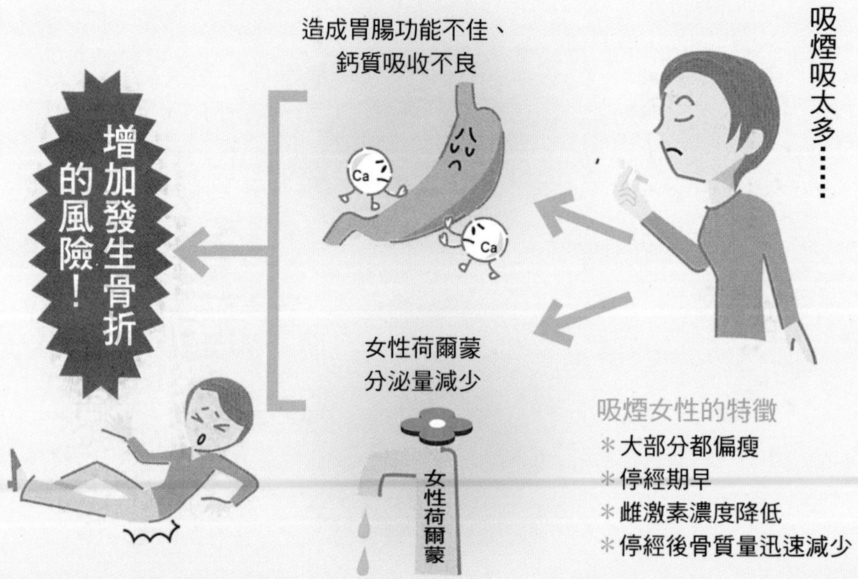

吸煙吸太多……
造成胃腸功能不佳、鈣質吸收不良
Ca
Ca
女性荷爾蒙分泌量減少
女性荷爾蒙
增加發生骨折的風險！
吸煙女性的特徵
＊大部分都偏瘦
＊停經期早
＊雌激素濃度降低
＊停經後骨質量迅速減少

第2章

可強化骨骼的營養素

若想製造骨骼、強化骨骼，需要的營養成分不只是鈣質；在此要介紹各種提高鈣質吸收率、與骨骼生成有關的營養素。若能將它們與鈣質一起攝取，應可塑造出強健的骨骼。

鈣質

鈣質的功能

製造新的骨骼或牙齒細胞 也對神經或荷爾蒙發揮作用

份量佔人體體重約2%（若是50kg的人，鈣質約爲1kg）的鈣質，其中有99%存於骨骼或牙齒，剩下的1%出現在腦部、血液、肌肉或臟器等。

鈣質除了是骨骼或牙齒的必要成分外，也有幫助肌肉收縮、促進血液凝固、穩定情緒等等功能，可說是維持生命不可或缺的礦物質之一。鈣質常會將一定的份量補充於血液中，不足的部分會由骨骼溶出，而且也會流失於每天的汗水或尿液中被排放出來；所以，如長期鈣質攝取量不足，骨骼就會變得疏鬆脆弱。

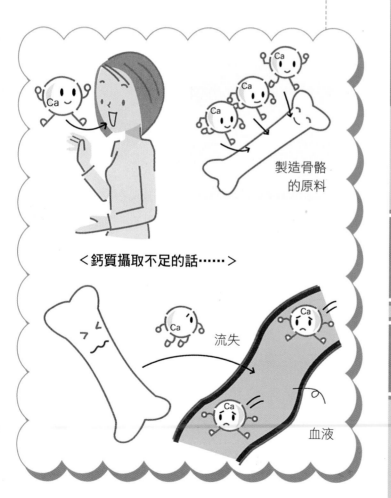

＜鈣質攝取不足的話……＞

1日的需要量

600mg

（成年男女）

＊懷孕婦女不在此列

可容許的最高攝取量

2500mg

（18～69歲）

鈣質的攝取要訣

促進鈣質吸收，從各種食品和維他命D一起均衡攝取

據說若想增加骨質的密度，一天需要從乳製品、大豆製品、小魚乾和海藻以及蔬菜這4大食品群中，攝取2種共800mg的鈣質（詳細的食譜或菜單可參考第3章）。

能運用在各種料理中，也很容易被吸收的乳製品，也能促進其他食品中之鈣質的吸收。再者，蔬菜中的鈣質含量也非常豐富，應多多食用，讓蔬菜攝取量往往不足的飲食習慣得到均衡的效果。

其他像利用小魚乾和海藻、芝麻等製成香鬆食品，或做成家常菜，也是攝取鈣質的好辦法。此外，烹調魚類時加些醋，可軟化魚骨頭便於入口，同時提高鈣質的吸收率（食用要訣可參考第4章）。

鈣質含量豐富的食品（相當於1餐的份量）

鹿尾菜（一種海藻）

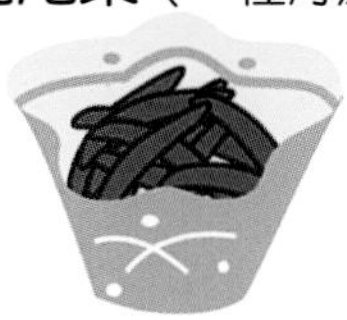

8g：112mg

若鷺魚（一種淡水魚）

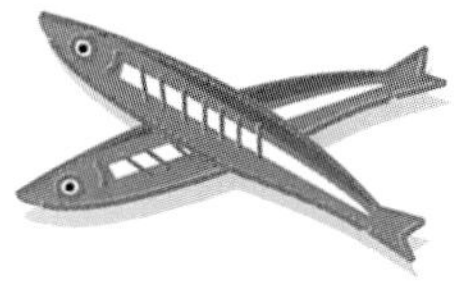

4條(100g)：450mg

乾蝦米

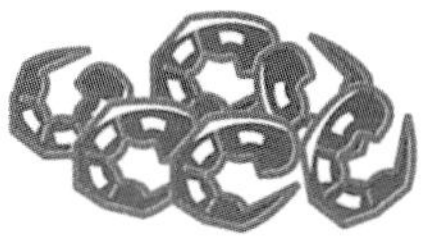

1大匙：568mg

牛奶

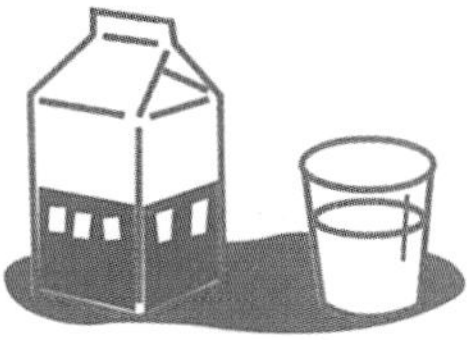

1杯：231mg

加工乳酪

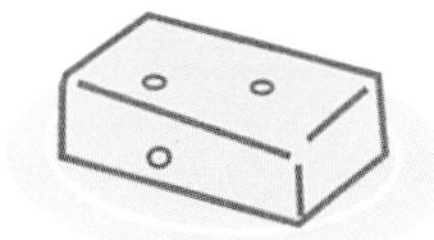

1cm厚(20g)：126mg

小魚乾

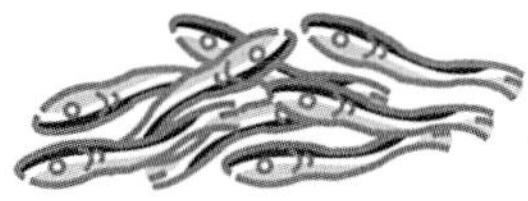

5條(2.5g)：63mg

油菜

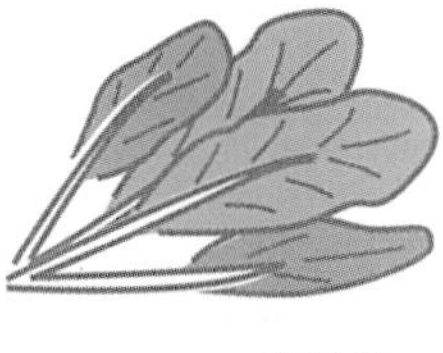

1/4把(75g)：128mg

豆腐

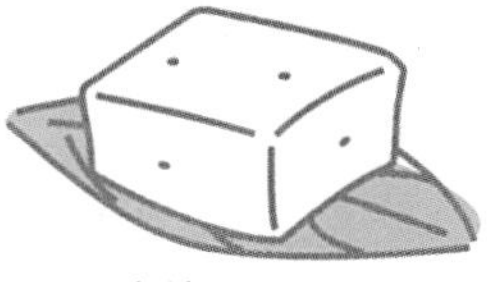

半塊(150g)：
嫩豆腐65mg、硬豆腐180mg

水菜

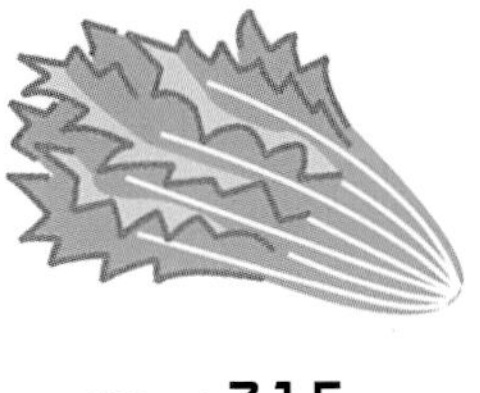

150g：315mg

維他命*D*

維他命D的功能

促進腸道吸收鈣質
輔助造骨細胞的作用

維他命D一進入人體，會變成活性型維他命D荷爾蒙，發揮它的各種功用。

第一種功用就是促進腸道之鈣質的吸收，並把進入血液的鈣質送到骨骼裡。所以，不管攝取了多少鈣質，如果沒有足夠的維他命D，鈣質就無法充分被吸收，當然也到不了骨骼裡面。

第二種功用爲促進製造骨骼之造骨細胞的作用。由此可知，維他命D乃形成健康骨骼不可缺的營養素。

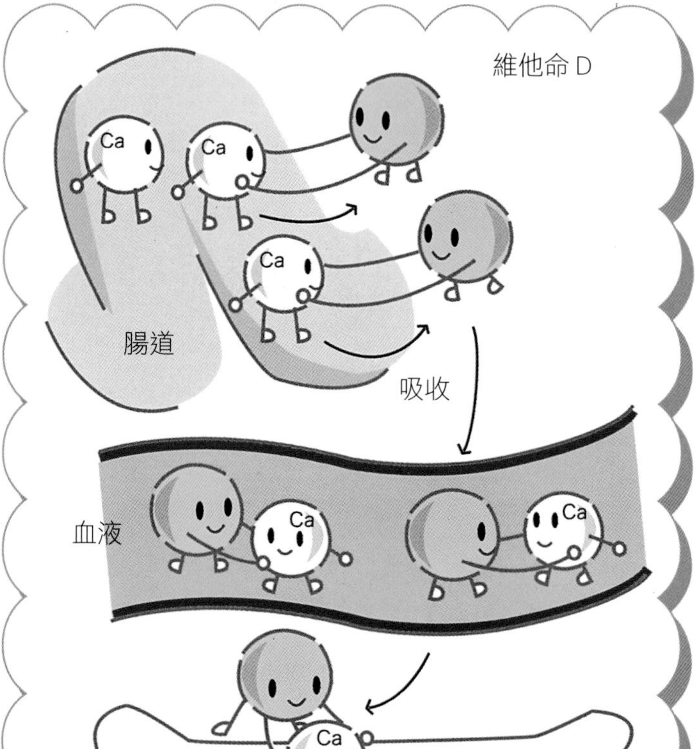

1日的需要量

2.5 μg

（6 歲以上的男女）

可容許的最高攝取量

50 μg

（1 歲以上的男女）

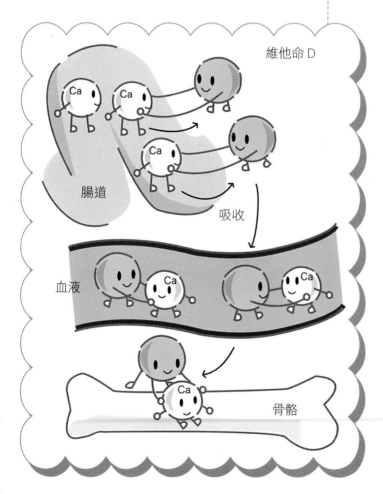

維他命 D 含量豐富的食品（相當於 1 餐的份量）

鮭魚

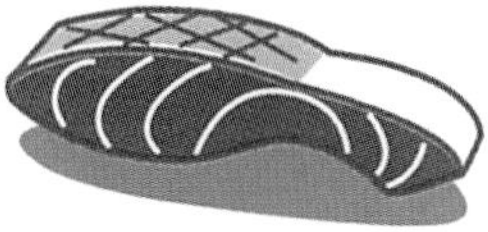

1片(100g)：32μg

青花魚

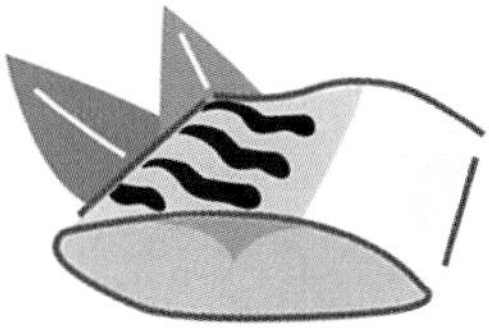

1片(100g)：11μg

烤鰻魚

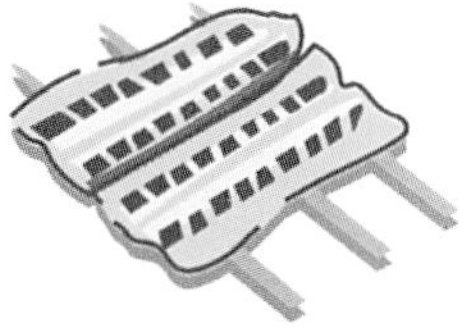

1串(100g)：19μg

木耳（乾貨）

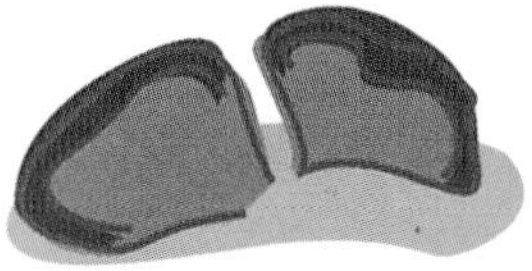

5g：22μg

沙丁魚（整條）

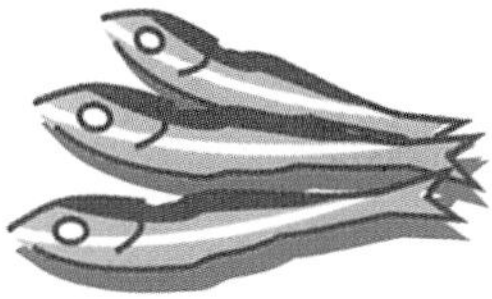

2條(60g)：30μg

旗魚

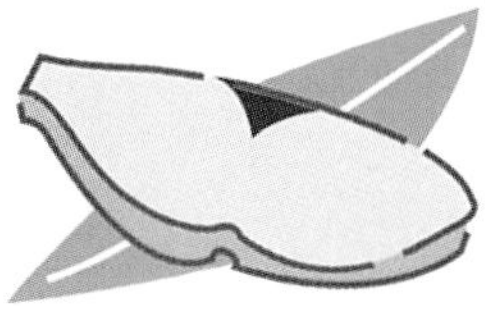

1片(100g)：38μg

乾香菇

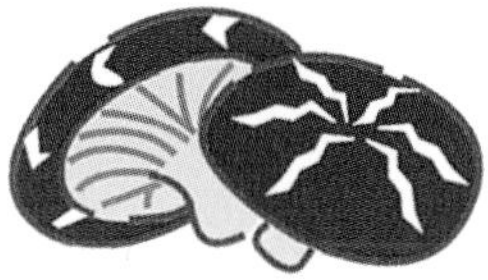

2朵(10g)：1.7μg

小沙丁魚（半乾燥）

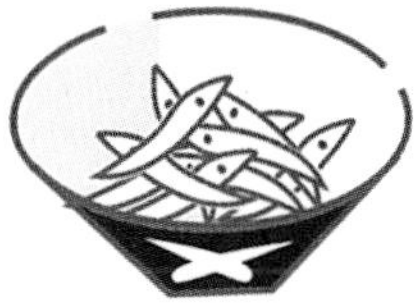

2大匙(10g)：6.1μg

白木耳

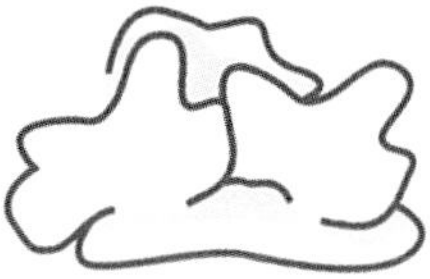

5g：49μg

鰈魚

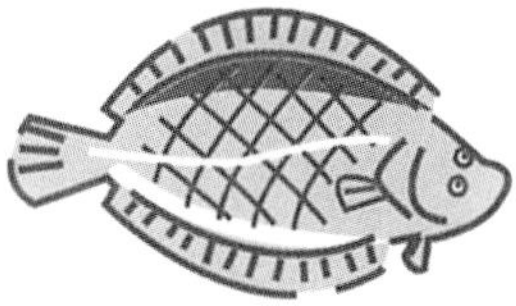

1片(100g)：13μg

秋刀魚

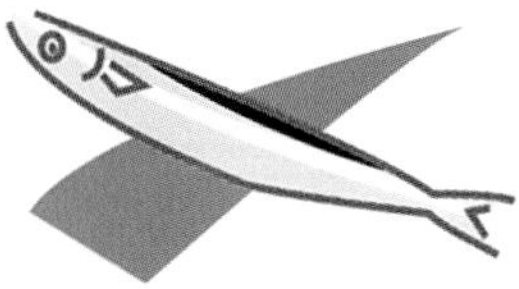

中型1條(150g)：29μg

鴻禧菇

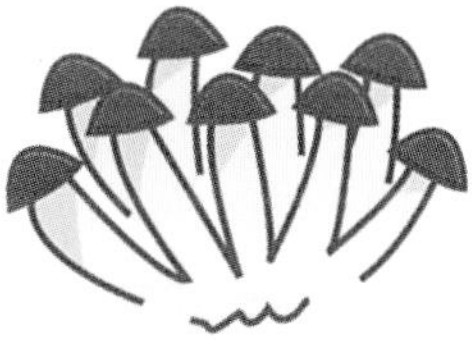

半包(50g)：2μg

維他命D的攝取要訣

每天的主菜除了肉類也要吃魚

魚類含有豐富的維他命D，所以，家裡的主菜不要光是肉類，也要多多利用生魚片、煎烤魚或者是煮魚湯。而琳瑯滿目的魚中，尤以沙丁魚、鮪魚、青花魚、秋刀魚等青背魚，而且是背部呈黑色的魚肉含有最多的維他命D。

經由各種烹調方式，連骨頭都可以整個吃下去的沙丁魚等魚類，眞的是同時攝取鈣質與維他命D的理想食材。例如，加點醋讓骨頭煮到熟軟，或把沙丁魚沾粉乾炸，都是料理的妙方喔！

當然若每天持續攝取250～1250μg的維他命D，會引發高鈣血症等過度攝取症狀；但如單純從食物攝取維他命D的話，應該不會有這種疑慮。

菇類曝曬陽光可增加維他命D含量

身體曝曬紫外線也能在體內製成維他命D。所以，平常只要均衡飲食，加上適度的日曬，應該可以滿足一天所需的維他命D量。

而食物中的菇類含有許多人體製成維他命D的基本元素——原維他命D（麥角脂醇），故在烹調以前，若將菇類置於陽光下2～3小時，或許有助於原維他命D轉換爲維他命D呢！

此外，利用油質也能提高維他命D的吸收率。例如，調理不含油質的菇類可以加點食用油，因爲維他命D耐熱又不易氧化，烹調時不至於損失過多。

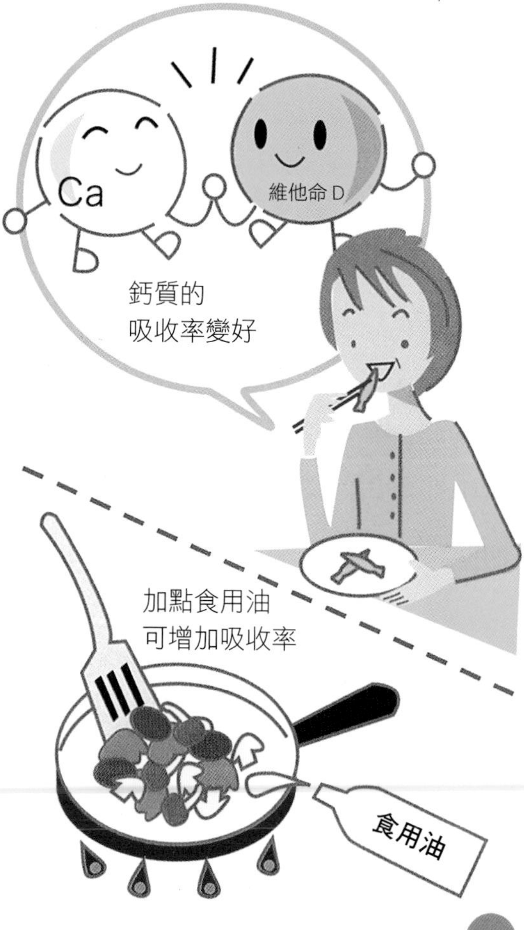
Ca
維他命D
鈣質的
吸收率變好
加點食用油
可增加吸收率
食用油

油炸沙丁魚紫蘇捲

利用紫蘇葉的香味沖淡魚腥味。

材料（4 人份）
沙丁魚（整條）…8 條（240g）
酒…2 又 1/2 小匙　太白粉…4 小匙
紫蘇葉…14 片　炸油…適量
檸檬…1/2 個
囊荷（夏威夷野薑花）…4 朵
蘿蔔嬰…1 包（120g）
胡蘿蔔…1/2 根（80g）

作法

1　沙丁魚加酒醃浸 10 分鐘左右。

2　把太白粉撒在 **1** 的沙丁魚上，捲上紫蘇葉，以中溫油炸。

3　囊荷和胡蘿蔔切成細絲，與蘿蔔嬰拌勻。

4　把魚和蔬菜裝入盤中，再用檸檬瓣裝飾。

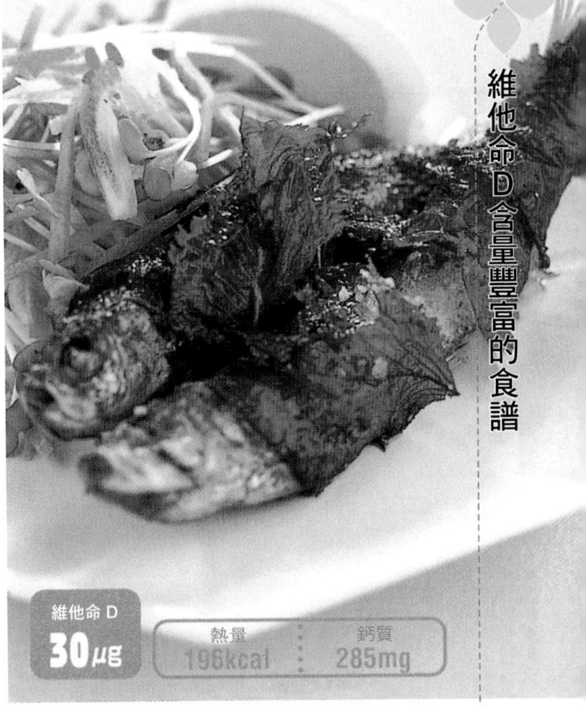

維他命 D 30μg

熱量 196kcal　鈣質 285mg

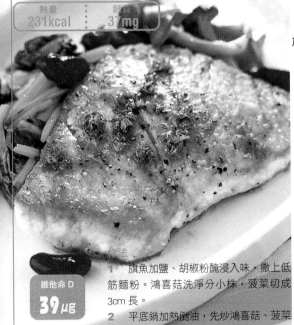

蘑菇醬燒旗魚片

旗魚含豐富的維他命 D，且易於調理。

熱量 231kcal　鈣質 37mg

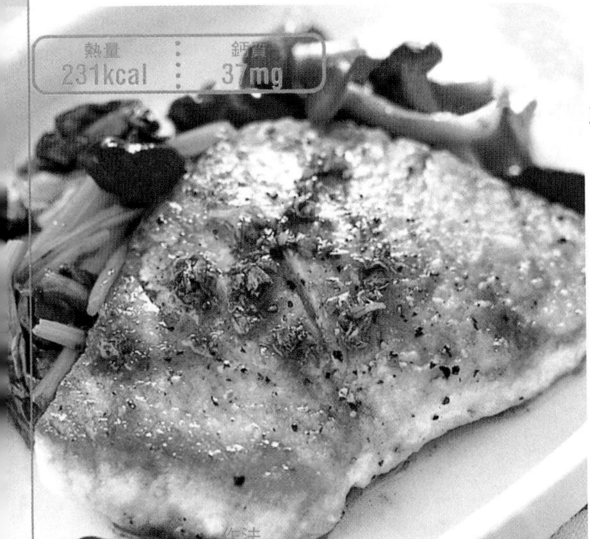

材料（4 人份）
旗魚片…4 片（400g）
鹽…1/4 大匙　胡椒粉…少許
低筋麵粉…3 大匙　奶油…2 大匙
鴻禧菇…1 包（100g）
菠菜…半把（120g）
大紅豆（水煮）…16 顆
油…1 大匙　檸檬汁…2 又 1/2 大匙
荷蘭芹…少許

作法

1　旗魚加鹽、胡椒粉醃浸入味，撒上低筋麵粉。鴻喜菇洗淨分小株，菠菜切成 3cm 長。

2　平底鍋加熱倒油，先炒鴻喜菇、菠菜和大紅豆，裝入盤中。

3　將一半的奶油倒進平底鍋，用中火煎旗魚，也裝入盤中。

4　把剩下的奶油再倒入鍋中，調小火熬煮胡椒粉、檸檬汁和荷蘭芹，做成醬汁，淋在 **3** 的魚上。

維他命 D 39μg

異黃酮

這是功能類似女性荷爾蒙的營養素，需要的量並沒有一定，但是停經後的婦女應該多加攝取以免不足。

異黃酮的功能

功能類似雌激素
可抑制骨骼中的鈣質流失

異黃酮（Isoflavones）是一種功能類似女性荷爾蒙中的雌激素，而深受矚目的營養素。雌激素本身有抑制鈣質從骨骼中流失的作用，但因停經後的婦女雌激素分泌量銳減，使骨骼中的鈣質流失，而變得疏鬆脆弱。異黃酮正好可以彌補雌激素的作用。所以，停經後婦女爲預防骨質量減少，也要如同補充鈣質一樣，多從食物裡攝取異黃酮。

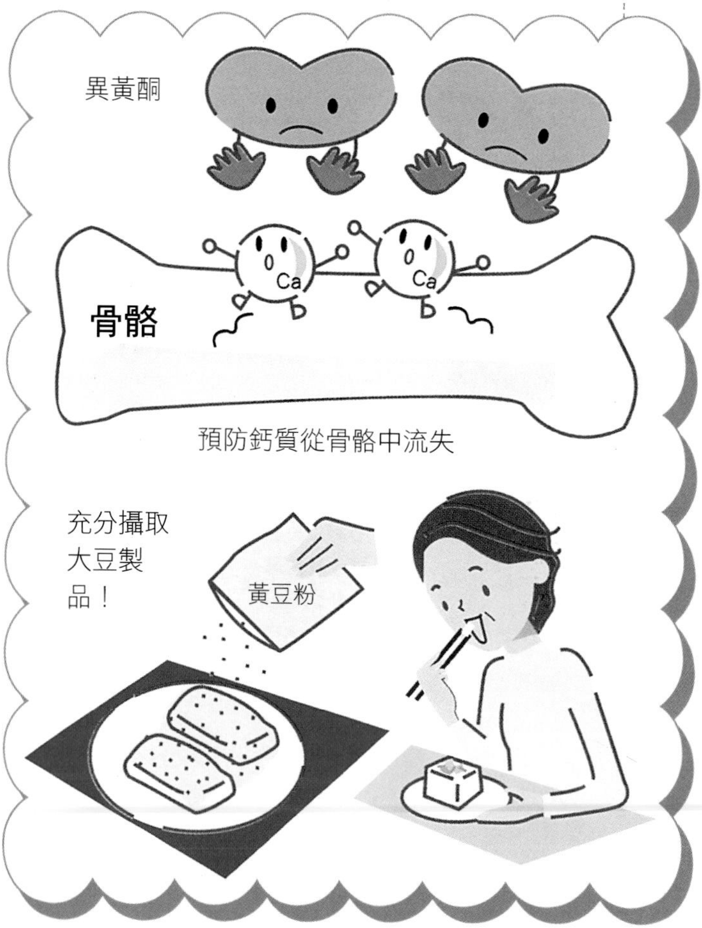

異黃酮的攝取要訣

大豆裡的含量相當豐富
要多吃各式各樣的大豆製品

異黃酮是大豆裡面常見的營養素。而中國自古就很喜歡利用豆類製成各種食品，如豆腐、豆漿、豆奶、油豆腐、臭豆腐……，這些食品都好吃又便宜。

其中還有以整顆黃豆做成的黃豆粉，和其他豆類製品比起來，異黃酮的含量尤其豐富。如果無法一次吃很多的話，可淋在點心上或加進牛奶中變化口味，促進食慾。

有些水煮過或真空包裝等等只要加熱處理即可食用的大豆製品，就算沒有長時間浸泡豆子、煮過或熬煮也很美味。尤其真空包裝製品採瞬間加熱處理，不必擔心異黃酮流失，值得多加利用。

異黃酮含量豐富的食品（相當於 1 餐的份量）

黃豆粉

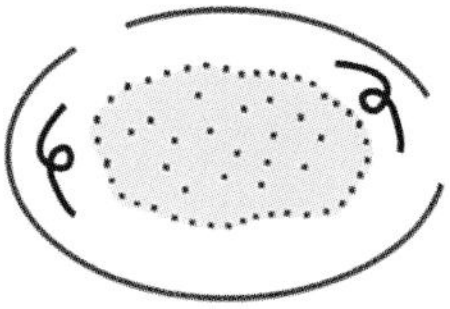

1大匙：15.5mg

納豆

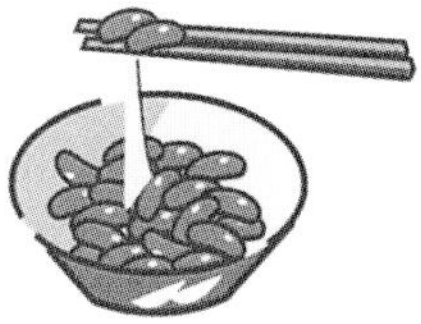

1包(40g)：50.9mg

油豆腐

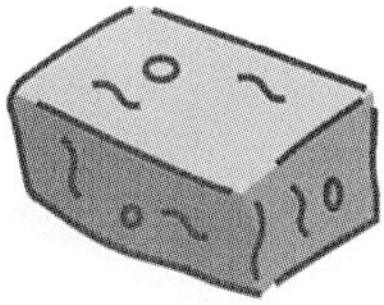

半塊(100g)：60.3mg

油豆包

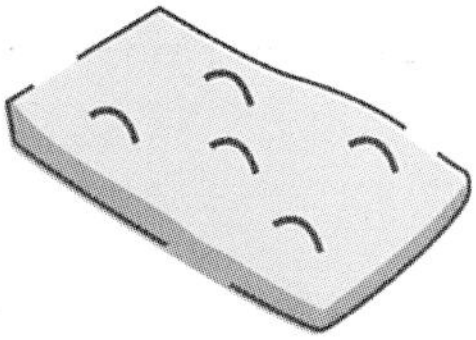

1片(25g)：18.4mg

油豆腐（加入蔬菜）

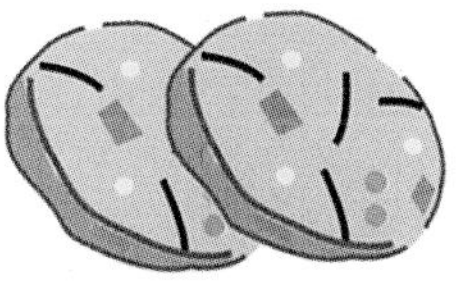

中型1個(80g)：59.8mg

黑豆（加佐料煮的豆子）

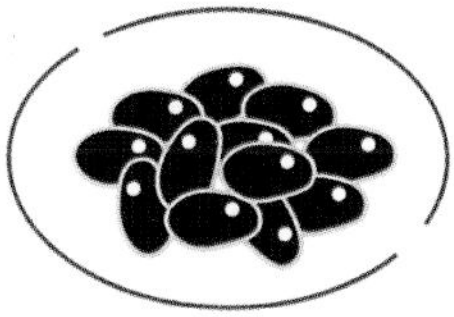

40g：23.4mg

大豆（水煮的）

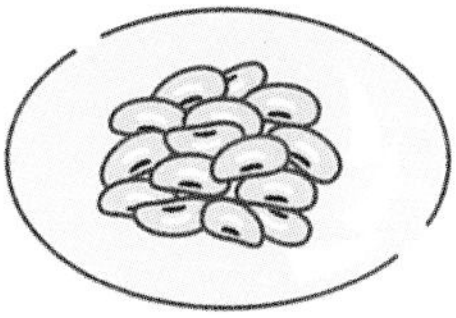

40g：30.1mg

豆腐

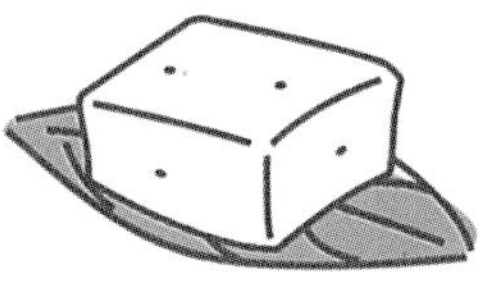

半塊(150g)：嫩豆腐67.2mg、硬豆腐74.3mg

豆漿

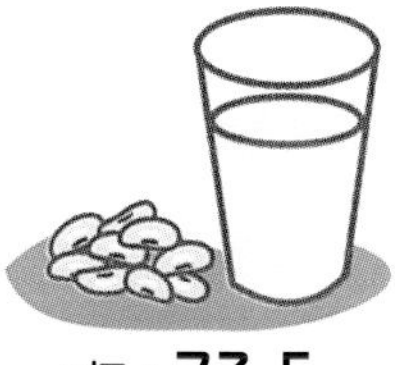

1杯：73.5mg

維他命K

維他命K的功能

活絡骨膠原的功能
抑制鈣質流失

當身體受傷出血或因發炎症狀引發內出血時，維他命K正是可以促進血液凝固的營養素。此外，它也是能抑制骨質量減少的重要維他命。

維他命K可讓骨原蛋白（osteocal-cin）這種蛋白質的作用更爲活絡，以幫助鈣質沉澱於骨骼上，並抑制鈣質流失於尿液中，以防骨骼遭到破壞。

再者，因骨質疏鬆症引起大腿骨頸部骨折的人，可以預知血液中的維他命K濃度偏低。

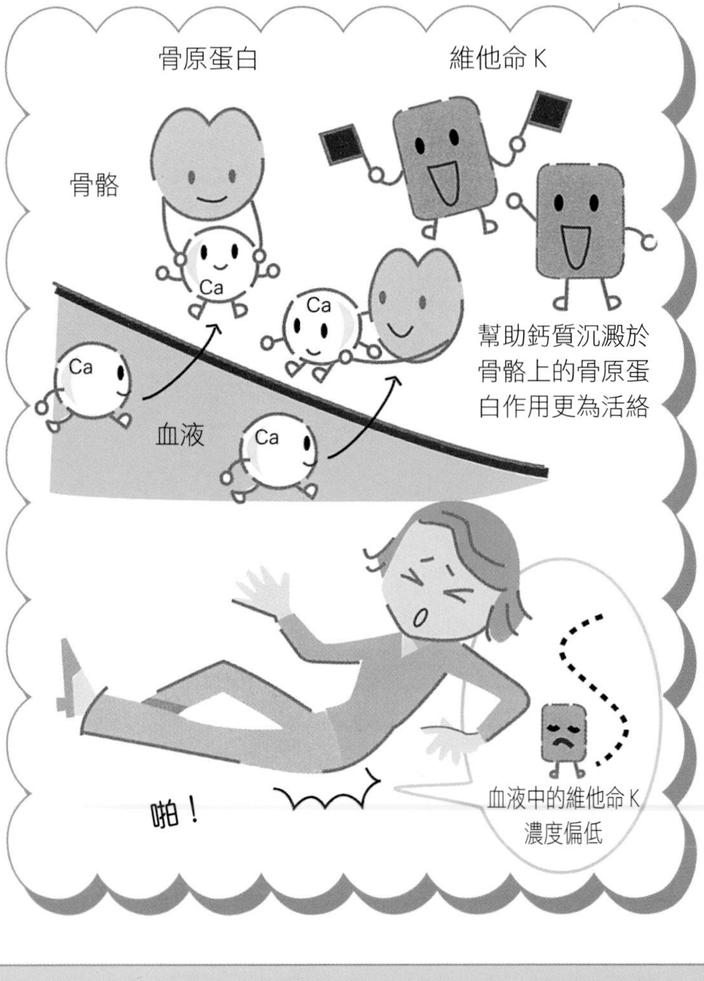

1日的需要量
50～55 μg
（成年女性）

可容許的最高攝取量
30000 μg
（成年男女）

維他命 K 含量豐富的食品（相當於 1 餐的份量）

埃及野麻嬰

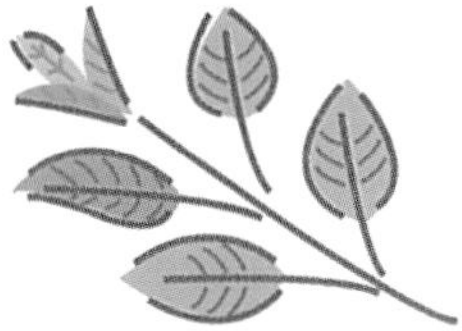

半把(50g)：320μg

油菜花

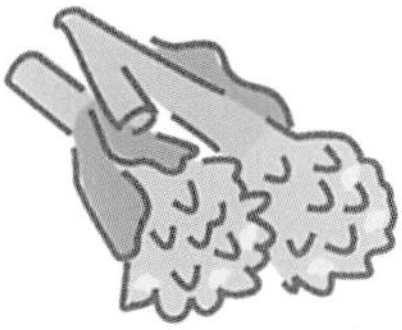

1/4把(50g)：125μg

納豆

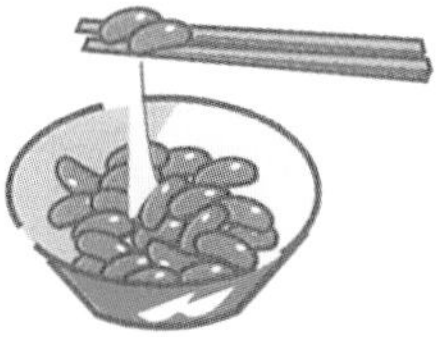

1包(40g)：348μg

油菜

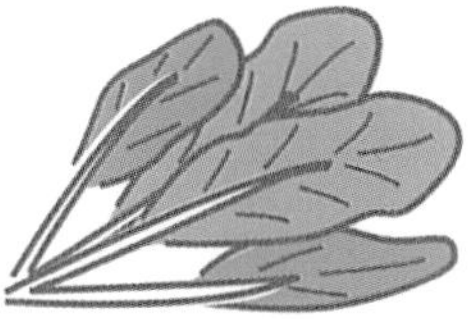

1/4把(75g)：158μg

韭菜

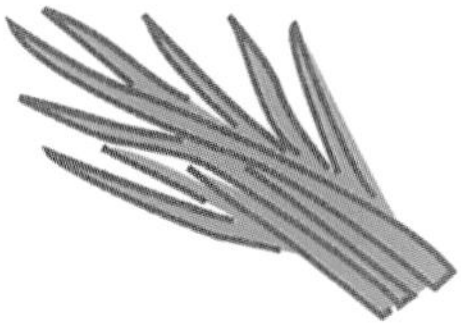

半把(50g)：90μg

茼蒿

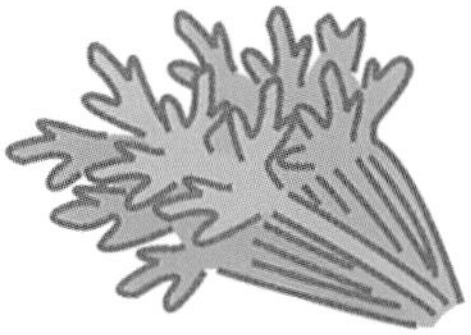

1/4把(50g)：125μg

蕪菁

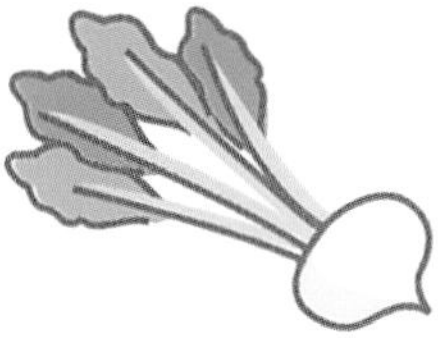

1個(100g)：340μg

鹿尾菜

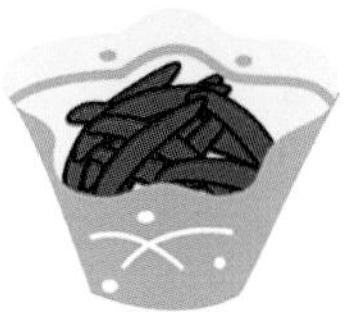

8g：26μg

青花椰菜

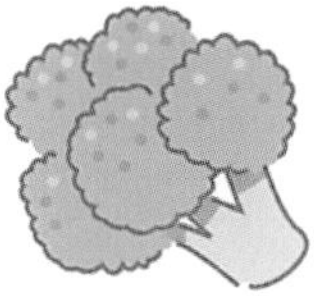

4～5小朵(80g)：128μg

菠菜

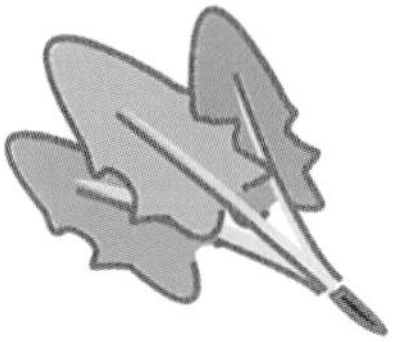

1/4把(75g)：202μg

蘿蔔

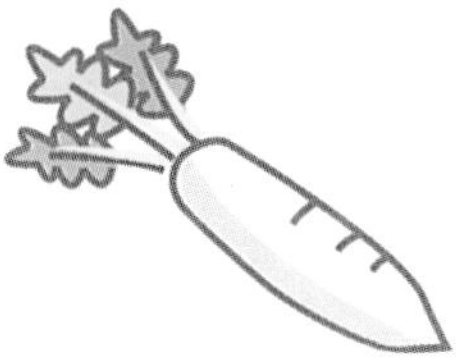

1小段(200g)：540μg

高麗菜芽

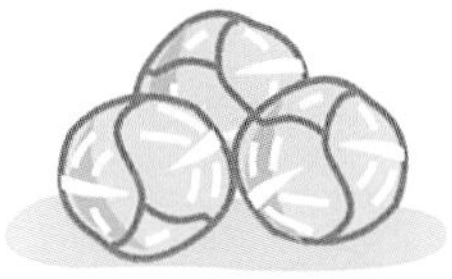

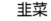

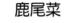

5個(40g)：60μg

維他命K的攝取要訣

各種蔬菜的含量都相當豐富 尤其是納豆含量超多

天然的維他命K包括維他命K_1和維他命K_2兩種，功能都一樣。其中維他命K_1常見於菠菜、青花椰菜、茼蒿、高麗菜等黃綠色蔬菜或海藻類、茶葉中。

而維他命K_2常見於納豆（發酵的大豆）、優酪乳（酸乳酪）、乳酪（起司）等發酵食品，或者是肉類、蛋類或牛奶中，此外，腸內細菌等微生物也可生成維他命K。

由上述列舉的食品可知，富含維他命K的乳製品、海藻類或黃綠色蔬菜等等，也跟「富含鈣質的4大食品群」（參考第3章的74~75頁）互相重合。亦即，只要從這些食品均衡地攝取足夠的鈣質，很自然也能吸收足夠的維他命K。

納豆與骨質疏鬆症 有不容忽視的密切關係

在這麼多維他命K含量豐富的食品中，以納豆最具有代表性。根據專家的研究顯示，一週吃兩次以上納豆的人，血液中維他命K的濃度爲一週吃1次者的3倍，爲幾乎不吃者的8倍。

再根據國內各地的納豆消費量，和發生大腿骨頸部骨折的頻率做比較，會發現女性多吃納豆的地區，發生骨折的情形的確比較少。

此外，維他命K還有一旦攝取即可持續其功效的特徵。例如，吃下1包納豆的隔天，血液中維他命K的濃度爲進食以前的15倍，即使7天以後，濃度還維持在2.5倍！所以，或許納豆正是預防骨質疏鬆症或骨折的關鍵食品呢！

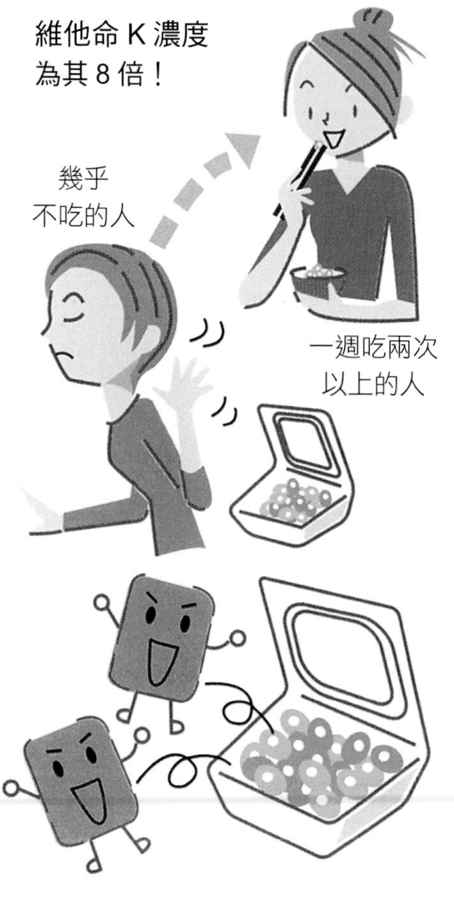
維他命K濃度
為其8倍！
幾乎
不吃的人
一週吃兩次
以上的人

維他命K含量豐富的食譜

醋拌韭菜和大豆

韭菜的維他命 K 含量豐富，大豆和蓮藕很適合醋拌。

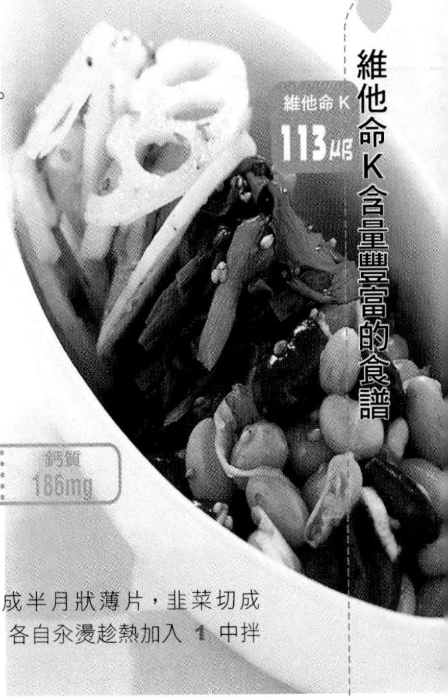

維他命 K 113μg

熱量 251kcal　鈣質 186mg

材料（4 人份）

大豆（水煮的）…2 杯（280g）
大紅豆（水煮的）…80g
韭菜…2～3 把（240g）　蓮藕…200g
A〔長蔥…10cm（20g）
蒜頭、嫩薑…各適量
醋…2 大匙　砂糖…1 大匙
芝麻香油…2 小匙　芝麻…2 大匙
醬油…2 又 1/2 大匙
辣油…1 小匙〕

作法

1　長蔥切末，蒜頭拍碎。嫩薑磨成薑汁和所有的 **A** 材料拌勻，當作醋拌汁。

2　大豆和大紅豆瀝乾，浸泡於 **1** 中入味。

3　蓮藕切成半月狀薄片，韭菜切成 3～4cm 長，各自汆燙趁熱加入 **1** 中拌勻。

納豆味噌湯

熱量 90kcal　鈣質 45mg

維他命 K 397μg

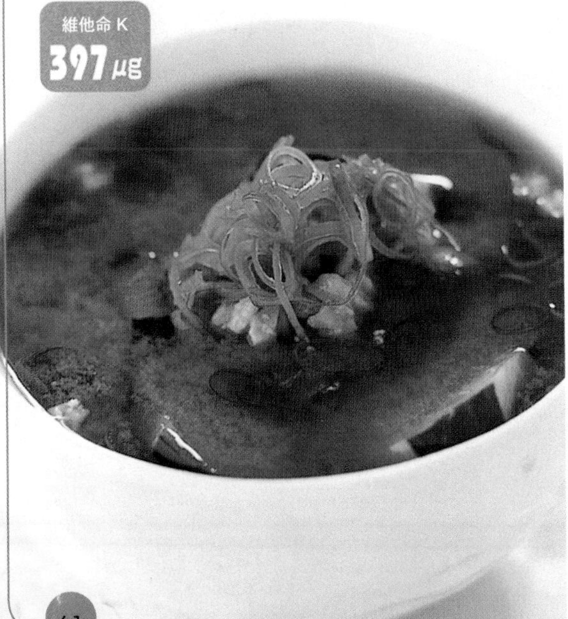

維他命 K 含量豐富的納豆味噌湯，為大豆製品的組合，相當對味。

材料（4 人份）

納豆…3 包
茄子…2 根（120g）　蔥…2～3 根
高湯…3 又 1/2 杯
味噌…2 又 1/2 大匙

作法

1　茄子切成 5～6mm 厚片，蔥切小段。

2　茄子加入高湯煮至熟軟，再倒入味噌拌勻。

3　加入納豆，煮開後倒進碗中，加上蔥絲裝飾。

維他命C、E

維他命 C

1日的需要量
100mg
（成年男女）

可容許的最高攝取量
（並沒有一定）

維他命 E

1日的需要量
8mg
（成年女性）

可容許的最高攝取量
600mg
（成年男女）

維他命C、E的功能

促進骨膠原的合成
預防老化現象或慢性病

可幫助身體的免疫系統，降低血液中之膽固醇，具有各種作用的維他命C，不僅美容功效卓著，還能促進對骨骼非常重要之骨膠原的合成。除此之外，它也可以抑制體內的氧化作用，提高免疫力，延緩老化現象或慢性病的發生。

而同樣具有抗氧化作用的維他命E，可針對體內的脂肪發揮作用，如與可補充其不足的維他命C一起攝取，更能提高功效。

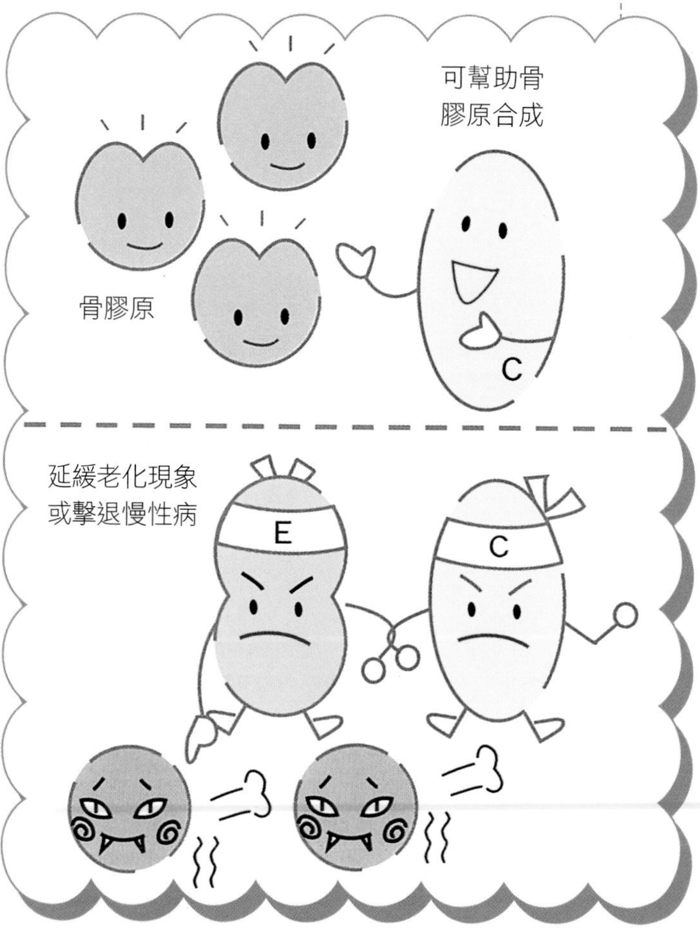

維他命 C 含量豐富的食品（相當於 1 餐的份量）

木瓜
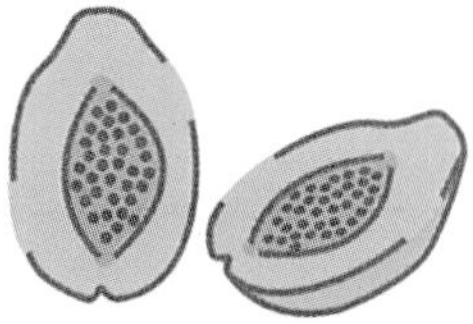
半個(100g)：50mg

青椒
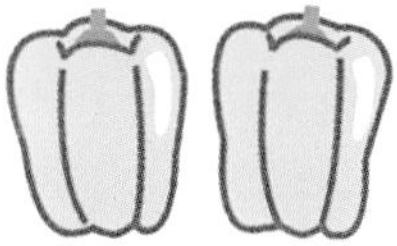
2個(70g)：53mg

柿子
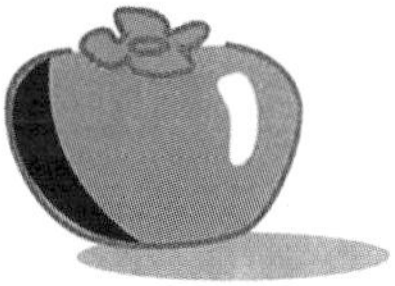
半個(80g)：56mg

奇異果
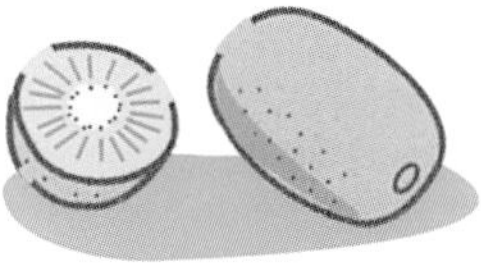
1個(100g)：69mg

青花椰菜
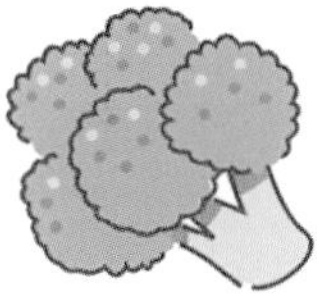
4～5小朵(80g)：96mg

草莓
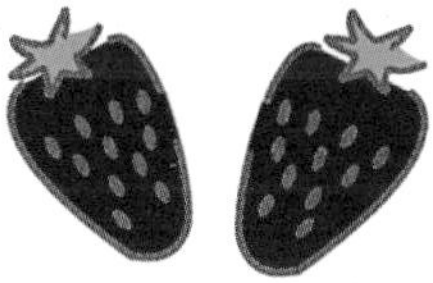
10個(150g)：93mg

維他命 E 含量豐富的食品（相當於 1 餐的份量）

杏仁
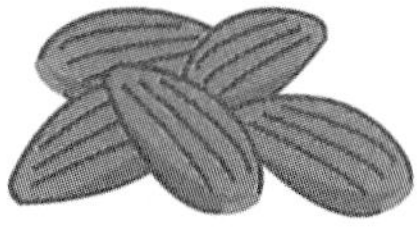
10粒(14g)：4.4mg

烤鰻魚
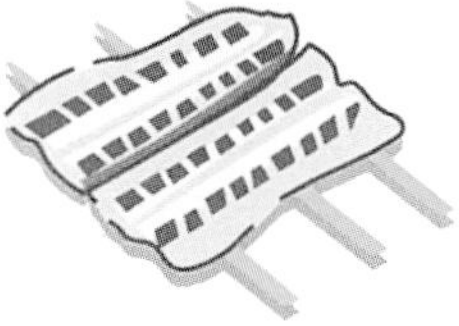
1串(100g)：4.9mg

葵花油
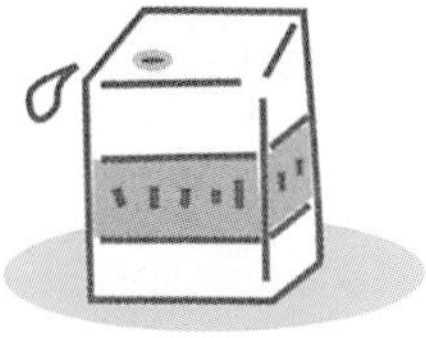
1大匙：5.1mg

酪梨
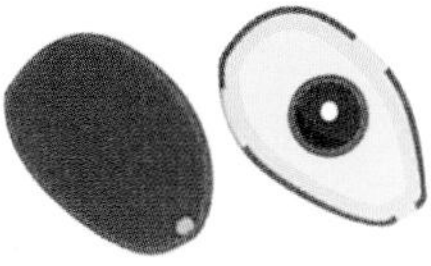
半個(100g)：3.4mg

埃及野痲嬰
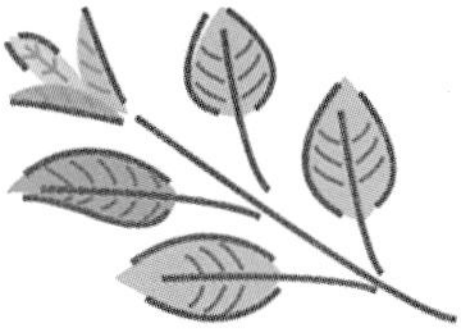
半把(50g)：3.3mg

南瓜
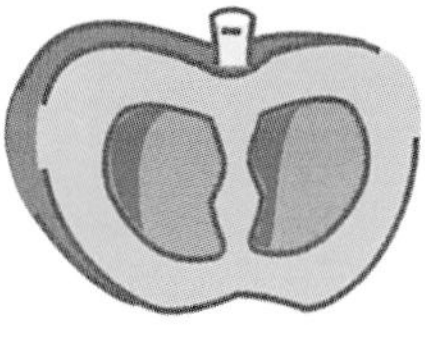
80g：4.1mg

維他命C、E的攝取要訣

維他命C不能長時間泡水或過度加熱

維他命C本身不耐光、熱或氧氣，常因烹調方式而容易流失。所以，泡水或加熱的時間都不宜過長，爲攝取維他命C的重點。

一般來說，用煎炒方式代替煮食，維他命C比較不會流失；不過，像馬鈴薯卻是怎麼煮，維他命C都不會流失的「優等生」，且1顆中型（150 g）的馬鈴薯就含有47 mg的維他命C。此外，像青椒裡的維他命C也很耐熱，不易流失。

再者，維他命C也有防止具有抗氧化作用之維他命E自身氧化的效果，所以，若大量攝取維他命E時，就能有意識充分地攝取。而一天適當的維他命C攝取量，成年男女皆爲100 mg，多餘的部分於攝取後數小時就會排出，算是不必擔心攝取過量的維他命。

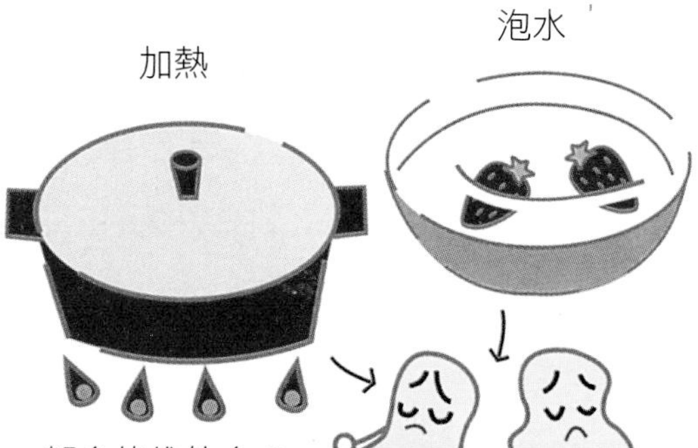

都會使維他命C流失

維他命E與適量油脂一起攝取，可增加吸收率

若提到富含維他命E的代表性食品，首先會想到花生或杏仁等堅果類食品、植物油、沙丁魚或南瓜等蔬果。但像洋芋片或泡麵等許多加工食品，也常以維他命E當作抗氧化劑。

維他命E屬於脂溶性的維他命，比維他命C耐熱，若用適當的油脂調理，可增加其吸收率。如果與可抗氧化的維他命C或A、可分解氧化油脂的維他命B_2一起攝取，更能提高抗氧化的效果。

人體攝取的維他命E會被小腸吸收，但隨著攝取量的增加，吸收率卻降低。不過，因其排出管道也很通暢，和維他命C一樣不必擔心過量攝取。

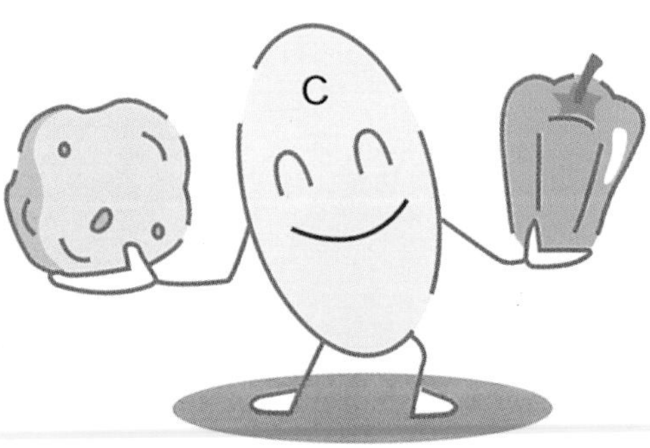

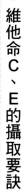

馬鈴薯和青椒的維他命C耐熱度佳，比較不會流失。

花椰菜鮭魚燴蛋

花椰菜含有豐富的維他命 C、E，加上煙燻鮭魚，色香味俱佳。

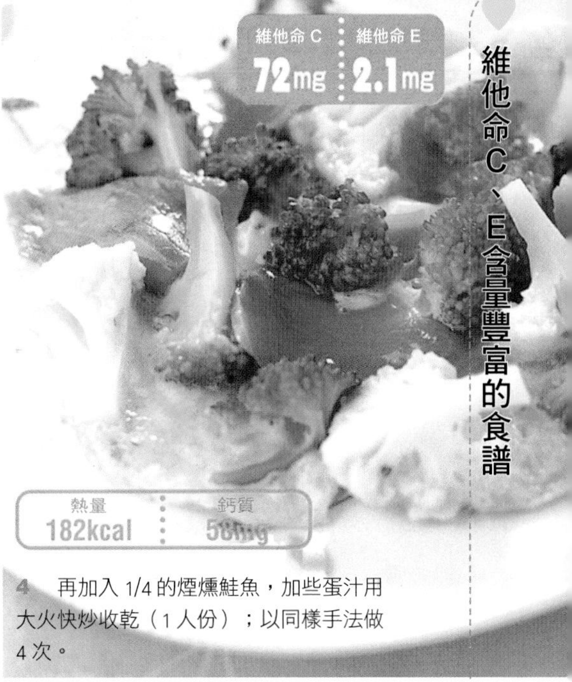

維他命 C	維他命 E
72mg	2.1mg

材料（4 人份）

蛋…4 個
青花椰菜…1/2 大棵（160g）
白花椰菜…1/2 棵（120g）
煙燻鮭魚…4 片（100g）
胡椒粉…少許
奶油…4 小匙

作法

1　把青花椰菜和白花椰菜分成小朵，汆燙備用。

2　4 片煙燻鮭魚各切成一口大小。4 個蛋打散，加入胡椒粉調味。

3　平底鍋放 1 小匙奶油加熱，用中火炒熟 1/4 的青花椰菜和白花椰菜。

4　再加入 1/4 的煙燻鮭魚，加些蛋汁用大火快炒收乾（1 人份）；以同樣手法做 4 次。

熱量	鈣質
182kcal	58mg

酪梨沙拉

維他命E含量豐富的酪梨，經過烘烤充滿柔軟的奶油口感。

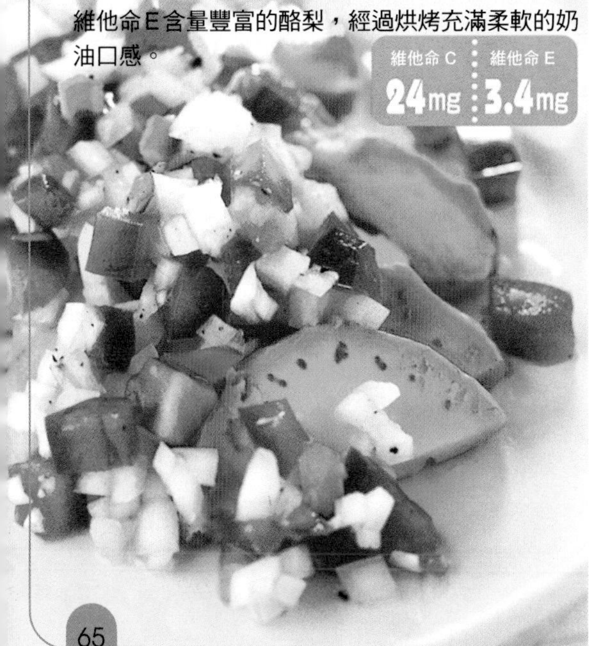

維他命 C	維他命 E
24mg	3.4mg

材料（4 人份）

酪梨…2 個
檸檬汁…2 小匙
番茄…1 個（120g）
洋蔥…1/2 大個（120g）
青椒…1/4 個（10g）
鹽、胡椒粉…各少許

作法

1　把番茄、洋蔥和青椒切成粗末，加入鹽、胡椒粉拌勻。

2　酪梨輕輕切除外皮，對切為二，去籽。再切成 5～6mm 厚，撒上檸檬汁。

3　在烤箱的烤盤上鋪層鋁箔紙，放入 **2** 的酪梨，烘烤 3～4 分鐘。

4　把烤好的酪梨裝盤，混合 **1** 的蔬菜末。

熱量	鈣質
186kcal	17mg

鎂

鎂的功能

最近受到矚目的微量營養素
也是骨骼形成的重要元素

鎂除了和鈣質或磷一樣，都是製造骨骼的成分外，還能促進多種酵素的作用，和身體的各種機能有密切關係。

再者，鎂還可以針對生成骨質的造骨細胞發揮作用，調整進入骨骼裡的鈣質量。一旦鎂的攝取量不足，好不容易攝取到的鈣質也進不了骨骼裡，對骨質的生成沒有助益。

此外，鎂也有增加骨質密度，預防骨折的效果。

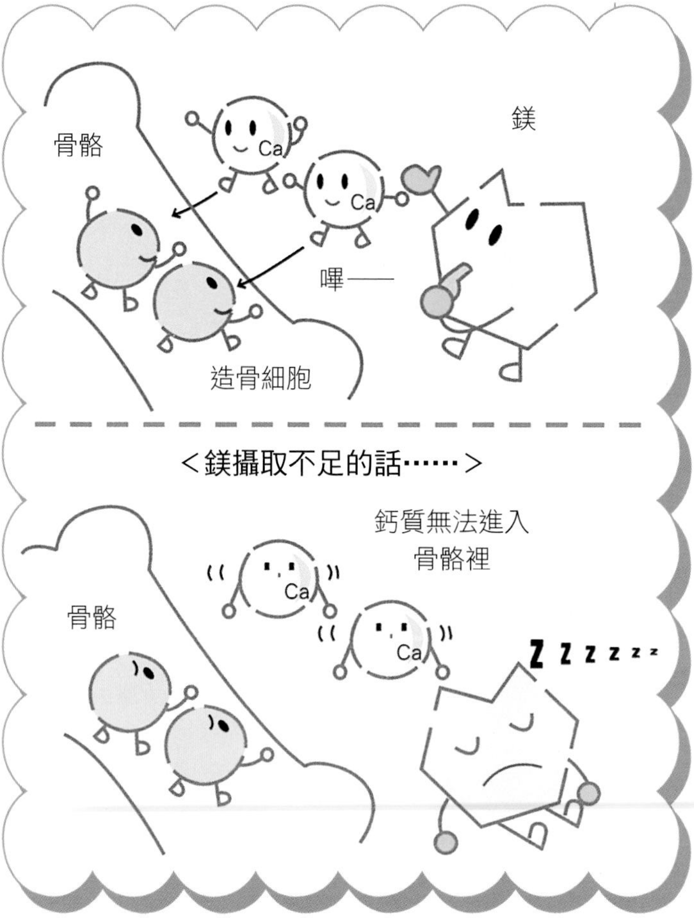

骨骼
Ca
Ca
鎂
嗶——
造骨細胞
<鎂攝取不足的話……>
鈣質無法進入骨骼裡
骨骼
Ca
Ca
Z z z z z z

1日的需要量
240～260mg
（成年女性）

可容許的最高攝取量
650～700mg
（成年男女）

鎂含量豐富的食品（相當於 1 餐的份量）

杏仁

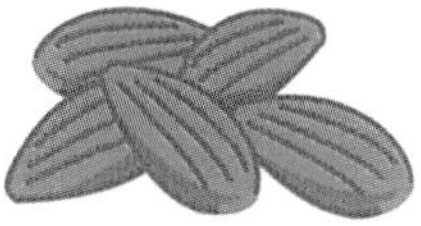

10粒(14g)：43mg

腰果

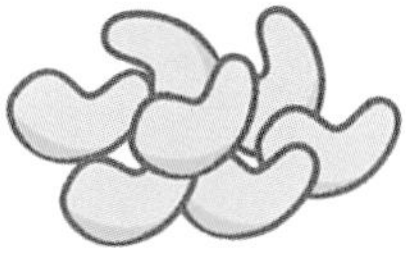

10粒(15g)：36mg

糙米

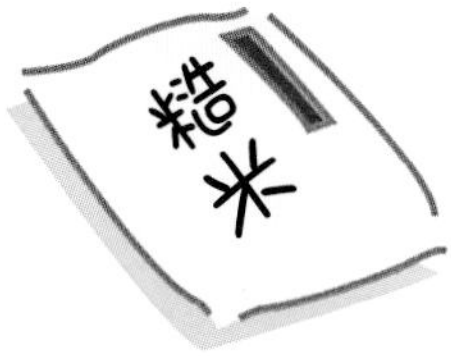

1碗(150g)：74mg

大豆（水煮的）

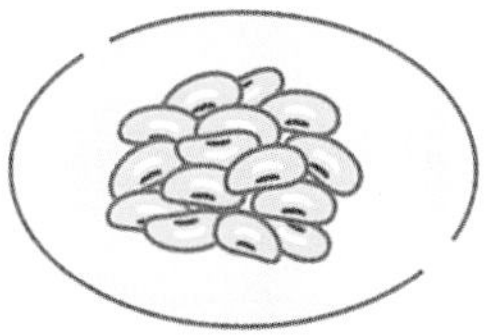

40g：22mg

文蛤（帶殼）

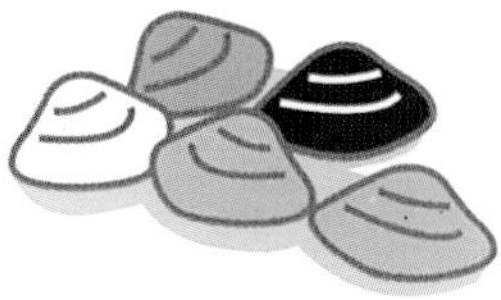

80g：80mg

花生（炒熟）

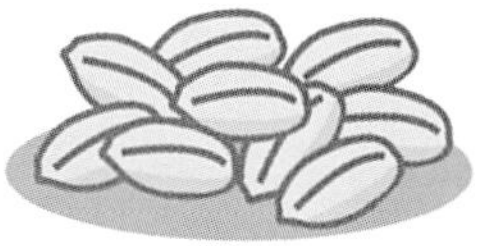

10粒(25g)：50mg

菜豆（水煮的）

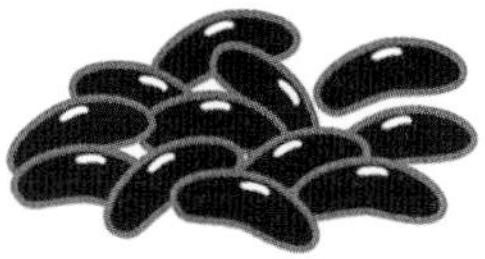

40g：19mg

菠菜

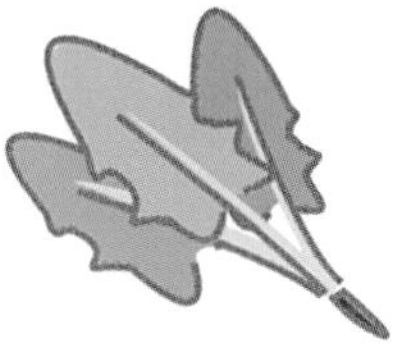

1/4把(75g)：52mg

蛤蜊（帶殼）

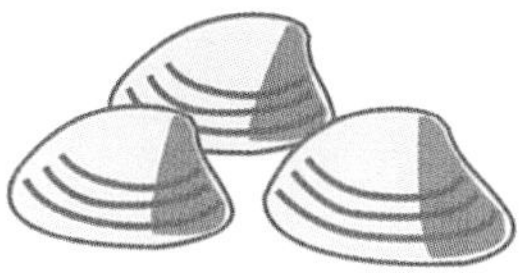

80g：65mg

豆腐

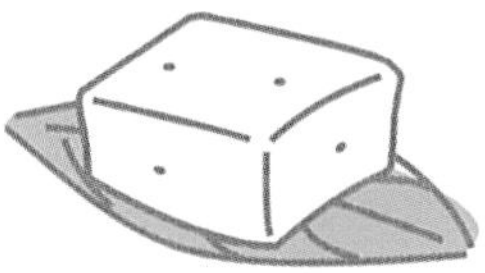

半塊(150g)：

嫩豆腐66mg、硬豆腐47mg

鹿尾菜

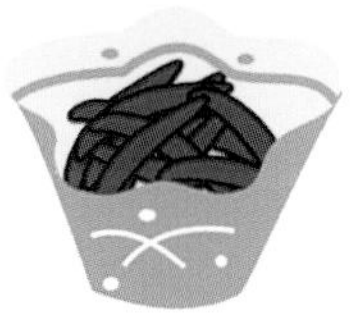

8g：50mg

鰹魚

80g：34mg

鎂的攝取要訣

鈣質和鎂的攝取比例以2：1最理想

人體的鎂約有70％存在於牙齒或骨骼裡，剩下的留在神經或肌肉中。它和鈣質一樣，若攝取不夠的話，原本在骨骼裡的鎂就會被釋放出來。但值得注意的是，這時骨骼也會一起釋出鎂之3～5倍的鈣質。所以，想預防或改善骨質疏鬆症，不僅是鈣質，也要攝取足夠的鎂呢！

當鈣質和鎂的攝取比例爲2：1時最爲理想。平常可多吃貝類、堅果類、海藻類、穀類或豆類等，富含鎂的食品。尤其是海藻類的鹿尾菜（羊栖菜，一種海產的褐藻）和大豆製品的納豆，更含有豐富的鈣質和鎂。

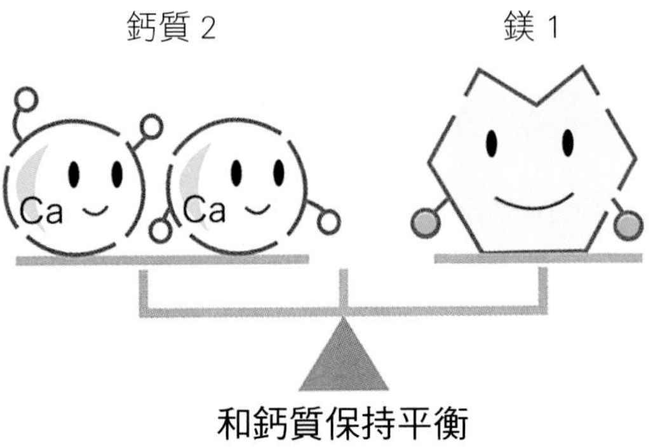

飲酒過量或壓力都會讓鎂釋出要多加注意

鎂即使攝取過量，也會隨著尿液排放出來，故記得每天從食品中攝取。而飲酒過量或出現壓力，也會增加鎂於尿中的排出量，有必要重新檢視自己的生活作息，若發現自己壓力太大或喝酒過量，最好刻意攝取含鎂的食物。

鎂與鈣質之間保持均衡也很重要，平常攝取很多鈣質的人，也要注意自己的鎂攝取量。若從健康食品補充鈣質的話，最好也以同樣方法補充鎂，但用量要小心。

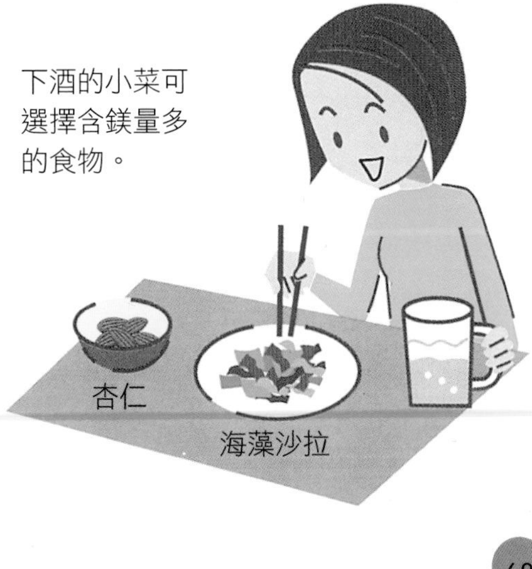
下酒的小菜可選擇含鎂量多的食物。
杏仁
海藻沙拉

牡蠣餃子湯

這是利用鎂含量豐富的牡蠣做成餃子的創意料理。

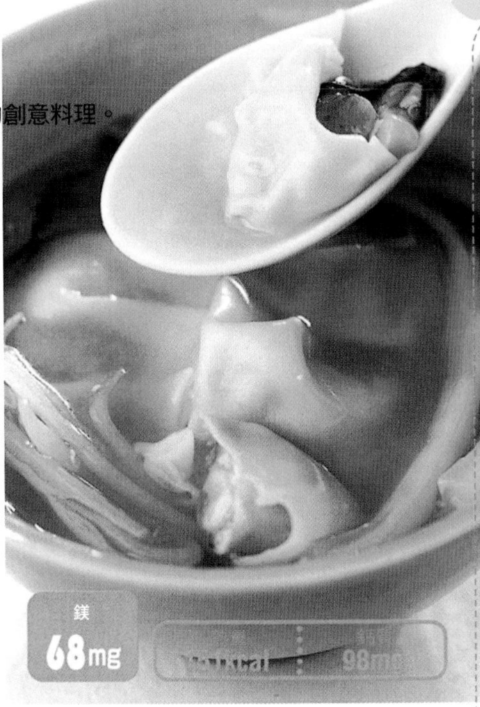

材料（4 人份）

牡蠣…16 個（200g）　餃子皮…16 張
青江菜…1 大棵（120g）
豆芽菜…80g
高湯塊…1 個
水…2 杯　味噌…3 大匙
花生醬…2 大匙

作法

1　青江菜直切成 4 小塊。

2　用水餃皮把 1 個 1 個的牡蠣包起來。

3　鍋裡加水和高湯塊煮開後，放入花生醬和味噌煮溶，再倒入牡蠣餃。

4　等牡蠣餃熟了，加入青江菜和豆芽菜，煮開後熄火。

鎂
68mg

文蛤茼蒿湯

鎂和鈣質可均衡攝取的料理。文蛤的鮮味是成功的關鍵。

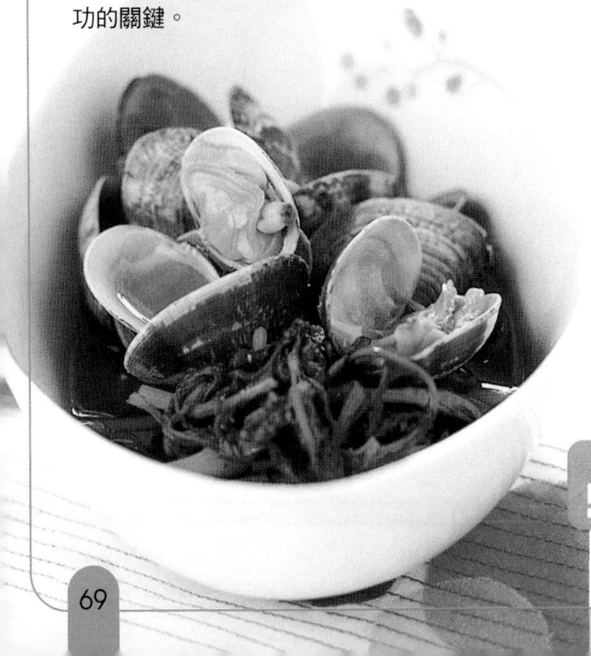

材料（4 人份）

文蛤（帶殼）…400g
茼蒿…1 把（200g）
柴魚高湯…2 杯
薄鹽醬油…2 小匙
胡椒粉…少許

作法

1　文蛤泡鹽水吐沙。

2　柴魚高湯與薄鹽醬油一起煮開，放入文蛤。

3　等文蛤殼打開，加入茼蒿再煮一下就熄火。

4　裝入碗裡，撒上胡椒粉。

鎂
53mg

熱量 21kcal　鈣質 79mg

蛋白質

蛋白質的功能

能讓人保持年輕的骨膠原，在骨骼中也具有重要的功能

蛋白質約由20種氨基酸結合而成，爲構成毛髮、皮膚、肌肉或臟器等的主要成分，是一個相當重要的營養素。

此外，蛋白質也是在人體引發各種代謝反應的觸媒，爲能量來源，可預防身體受到感染，提高治癒力，有助消化或體溫調節的功能等，可說是與生命有直接關聯的重要物質。

而骨骼中的骨膠原也是一種蛋白質，不僅可幫助鈣質附著於骨骼上，還有強化骨骼的功效。

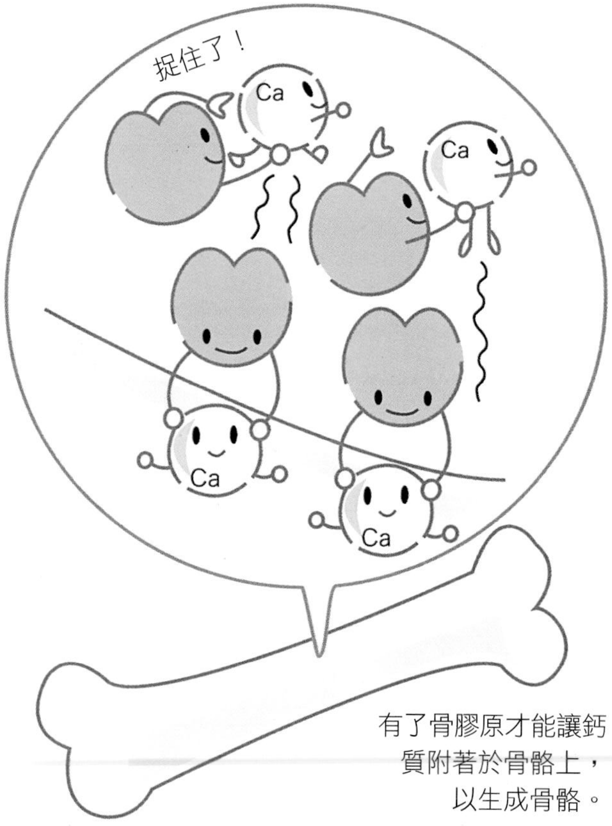

有了骨膠原才能讓鈣質附著於骨骼上，以生成骨骼。

1日的需要量

55 g

（成年女性）

可容許的最高攝取量

並沒有一定，但希望佔熱量的 15～20 %。

蛋白質的攝取要訣

與其單獨攝取骨膠原，不如完整攝取良性蛋白質

雖說要大量攝取骨膠原，其實並不是爲了增加骨骼之骨膠原的量。蛋白質於體內被氨基酸分解後，因用於合成各式各樣的蛋白質，會被當作骨膠原再利用的僅是其中一小部分。爲預防骨膠原減少，必須充分攝取良性蛋白質。

若以富含蛋白質的食品來說，有牛奶、蛋類、乳酪、肉類等等。其中動物性蛋白質的組織近似人體的蛋白質，營養價值頗高。許多上了年紀的人會對肉類敬而遠之，但其實上了年紀的人，才眞的要吃優質肉類呢！

而且爲了均衡地攝取氨基酸，也需要食用植物性蛋白質；可從穀類、豆類、蔬菜等等食品中完整攝取。

蛋白質含量豐富的食品（相當於 1 餐的份量）

豬肝

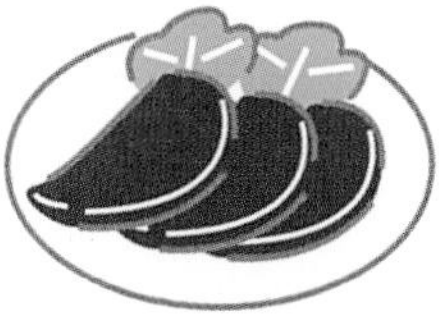

2片(40g)：8.2g

低脂牛奶

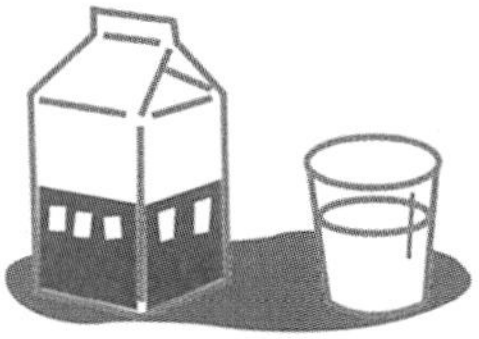

1杯：8.0g

沙丁魚

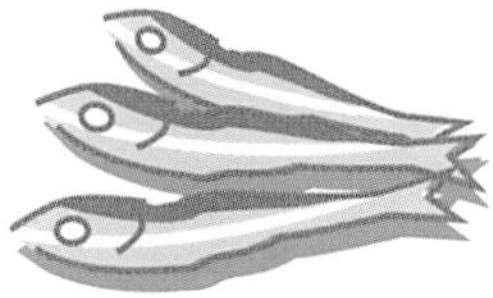

1中尾(100g)：19.8g

鮪魚塊

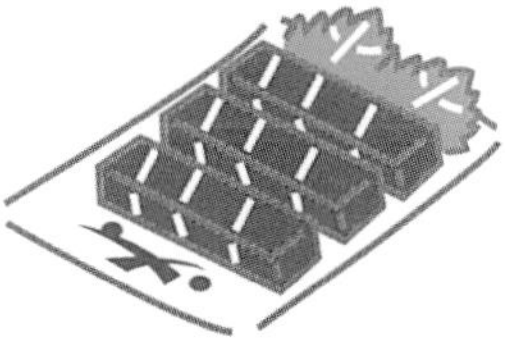

80g：21.1g

鰹魚

80g：20.6g

白煮蛋

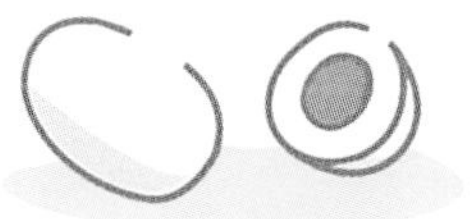

1個(50g)：6.5g

油豆腐

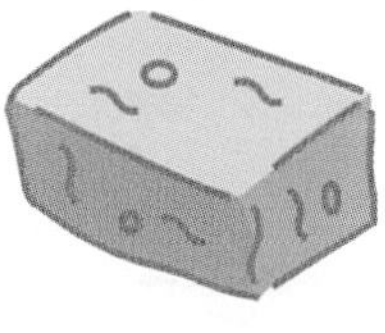

半塊(100g)：10.7g

大豆（乾燥）

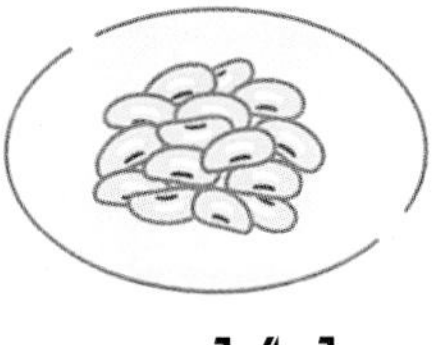

40g：14.1g

草蝦

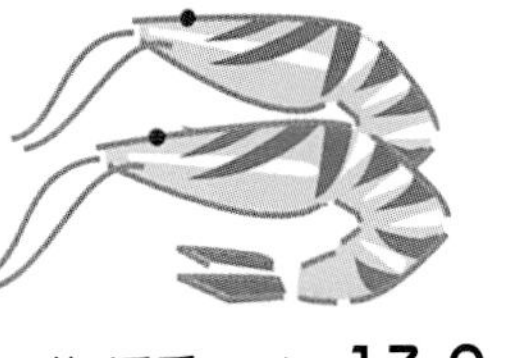

3隻(淨重60g)：13.0g

column

鈣質攝取量越少的人，血管越容易囤積鈣質？

不可思議的鈣質謬論

血液中的鈣質會過多，是因為鈣質攝取不足的緣故！

當血液裡的鈣質過多時，動脈的血管壁會因鈣質沉澱而灰質化，逐漸變成動脈硬化。

乍聽到這種理論的人，可能會想：「那最好不要攝取過多的鈣質……」。但事實上剛好相反；鈣質的攝取量越是不夠，越容易造成動脈硬化。而理論上應該不足的鈣質，何以會囤積於血管壁呢？

我們從食品中攝取的鈣質，會優先用來平衡血液中的鈣質濃度，再把剩下的部分囤積於骨骼裡面。但是，若鈣質攝取不夠，就無法平衡血液中的鈣質濃度。如此一來，副甲狀腺荷爾蒙會使破骨細胞更爲活絡，讓骨骼被強力溶蝕，以讓大量的鈣質送到血液裡面。

所以，若擔心動脈硬化找上身，應該小心鈣質攝取不足而非過量呢！

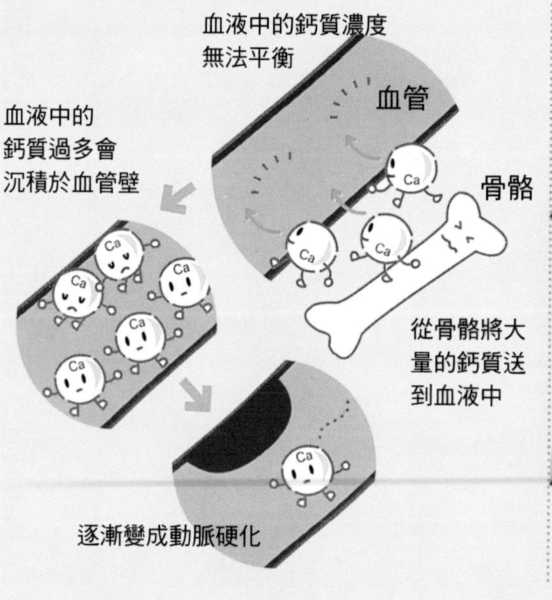
鈣質攝取不足時……
血液中的鈣質濃度
無法平衡
血管
血液中的
鈣質過多會
沉積於血管壁
骨骼
Ca
從骨骼將大
量的鈣質送
到血液中
逐漸變成動脈硬化

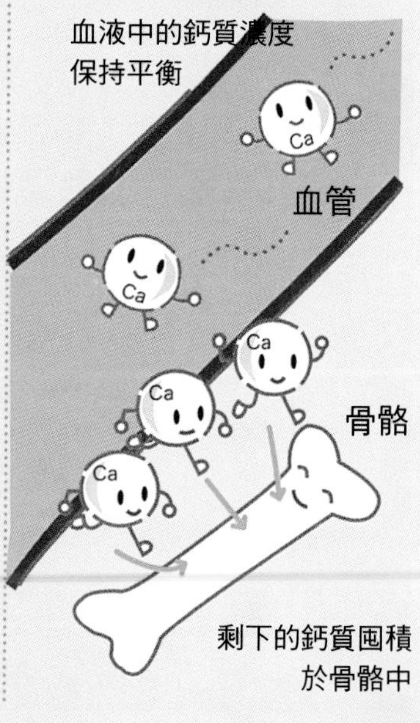
鈣質充分攝取時……
血液中的鈣質濃度
保持平衡
血管
Ca
骨骼
剩下的鈣質囤積
於骨骼中

第3章

每天應該食用的4大食品群

在補充鈣質的同時，也要記得均衡整體的飲食。在這個章節，把鈣質含量豐富的食品分為 4 大群，從每一種食品群中均衡地補充鈣質，以實現鈣質滿分、營養滿分的優質生活！

從4大食品群中均衡地攝取鈣質

大部分人的飲食都有鈣質攝取不足的現象

在民生富庶的現代社會，卻仍有礦物質中的鈣質不符需求量的情形。我們平常從飲食裡攝取的鈣質量約爲300～400mg，相較之下，理想的鈣質攝取量爲600～800mg，所以，剩下的300～400mg鈣質量必須每天刻意去攝取以補充不足。

像早餐可吃鈣質含量多的蔬菜沙拉、晚餐的肉丸子加些脫脂奶粉等等，參考本書的食譜，花些心思在料理上作變化。只要用心，攝取理想的鈣質量應非難事。

日常飲食的鈣質量為 300～400mg

＋ 增加鈣質量！

300～400mg

＝

理想的鈣質攝取量為 600～800mg

早餐加入**蔬菜**

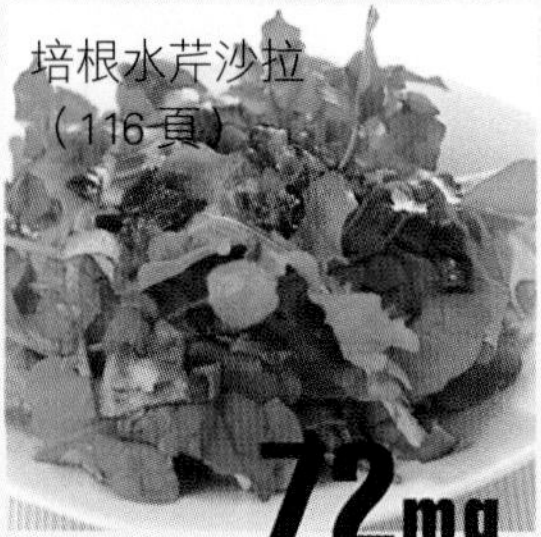
培根水芹沙拉
（116頁）
72mg

TOTAL 356mg

晚餐加入**乳製品**

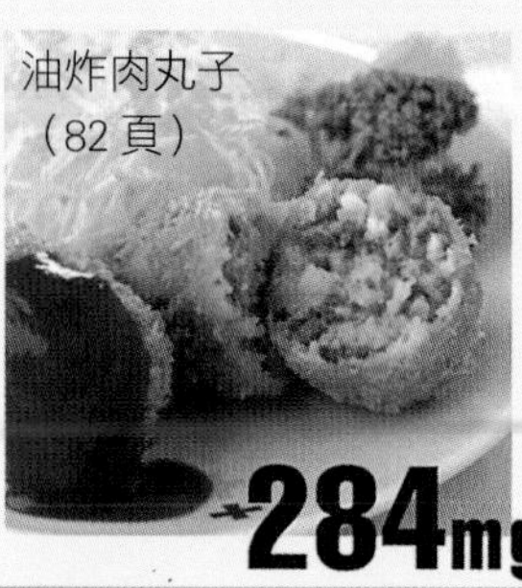
油炸肉丸子
（82頁）
284mg

從4大食品群中均衡攝取鈣質

這時的飲食重點是，從乳製品、大豆製品、小魚乾和海藻及蔬菜這4大食品群中，均衡地攝取鈣質。雖說牛奶的鈣質含量豐富，但並非只要喝很多牛奶就可以，以免在營養的均衡上出了問題。

改善自己的飲食習慣，不僅可預防骨質疏鬆症，也能進一步預防慢性病的產生。事實上，骨質疏鬆症也可視爲一種慢性病。爲了預防慢性病，注意營養的均衡與攝取量爲最基本的重點。

平常不要偏食，爲攝取充分的鈣質，每天要從以下4大食品群中攝取2大群以上的食物，最好能在日常飲食中追加300～400mg的鈣質攝取量。

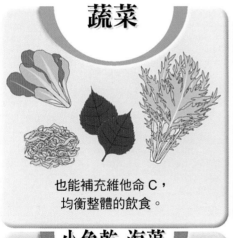

蔬菜

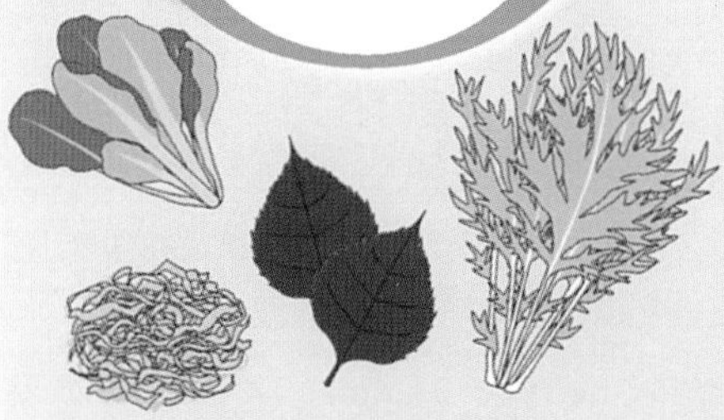

也能補充維他命 C，
均衡整體的飲食。

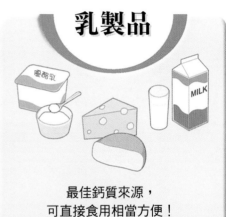

乳製品

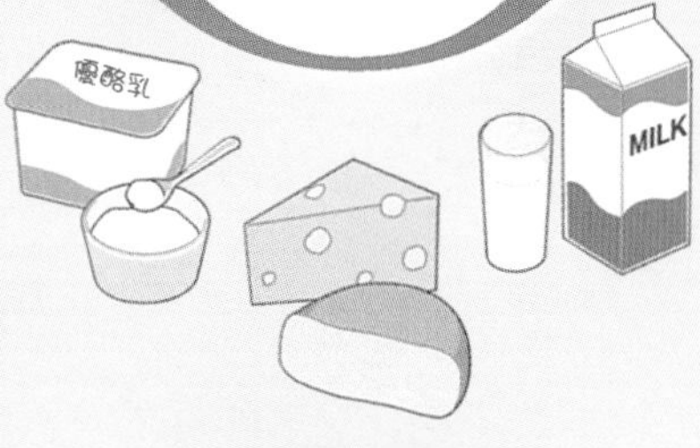

最佳鈣質來源，
可直接食用相當方便！

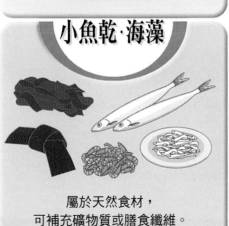

小魚乾·海藻

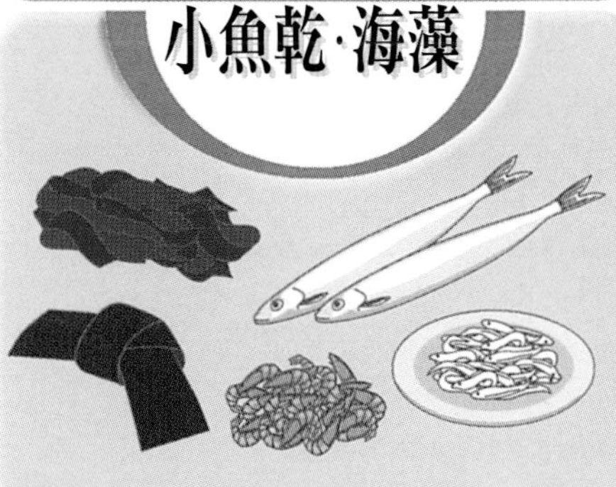

屬於天然食材，
可補充礦物質或膳食纖維。

大豆製品

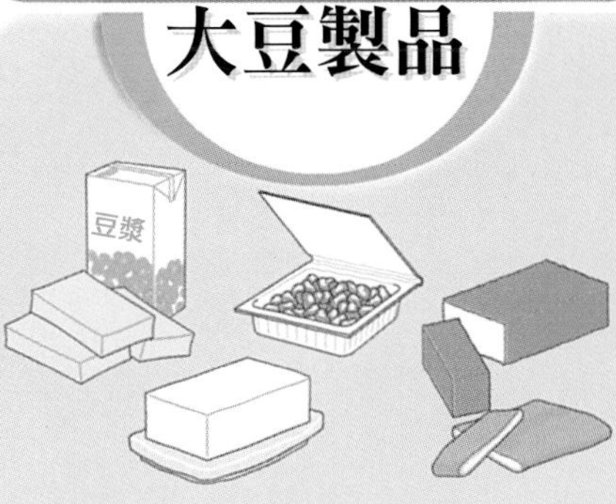

與異黃酮相輔相成，
含豐富的良性植物性蛋白質。

乳製品

鈣質吸收率良好的食品，要養成攝取的習慣

乳製品和鈣質一樣，含有豐富的良性蛋白質，以良好的鈣質吸收率爲其特徵。和歐美人士比起來，東方人的鈣質攝取量顯得不足，其最大理由據說是不太吃乳製品的關係。

像牛奶、乳酪、優酪乳或優格等等乳製品，均可直接飲用或食用，最好每天當作點心或零食。但要注意乳製品有脂肪含量高的缺點，必須限制熱量或要留意膽固醇的人，小心不要攝取過多。

乳製品的鈣質吸收率很高，可達 50 %。

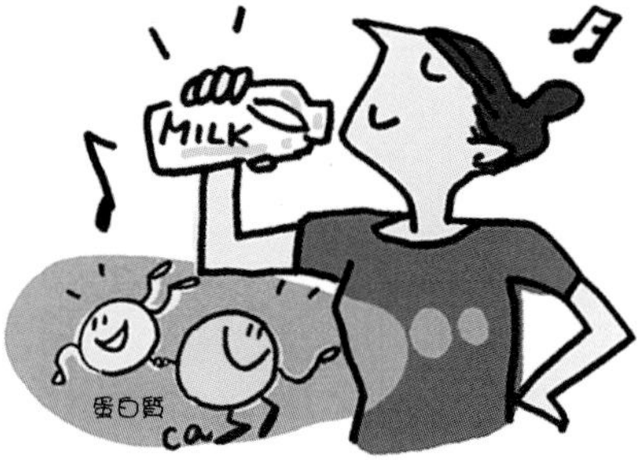

歐美人士主要的鈣質來源為乳製品。

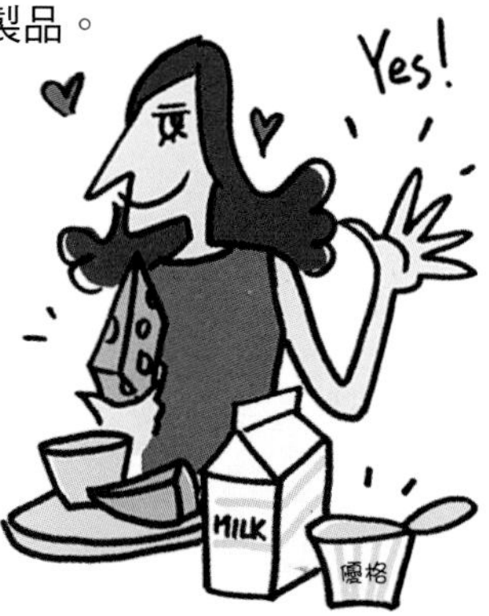

乳製品的鈣質含量與脂肪含量（相當於 1 餐的份量）

脂肪含量	牛奶等食品	鈣質含量
8.0g	一般的牛奶 1 杯（210g）	231mg
2.1g	低脂牛奶 1 杯（210g）	273mg
0.2g	脫脂奶粉 3 大匙（18g）	198mg
22.5g	鮮奶油 1 / 3 杯（50g）	30mg
6.3g	優酪乳 1 杯（210g）	252mg

如在意脂肪含量的話，避免用鮮奶油，多用低脂或脫脂牛奶。

脂肪含量	乳酪	鈣質含量
6.7g	瑞士乳酪（20g）	240mg
0.9g	鬆軟白乾酪（20g）	11mg
4.9g	鬆軟乾乳酪（20g）	92mg
1.8g	粉狀乳酪 1 大匙（6g）	78mg
5.2g	加工乾乳酪（20g）	126mg

乳酪會因種類的不同，脂肪或鈣質含量出現極大的差異。

乳酸菌可調整腸胃功能
優酪乳（優格）

一餐份（1 杯）的成分
鈣質：252mg
熱量：130kcal

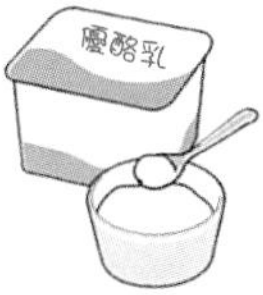

●為牛奶加乳酸菌發酵而成的製品，保留了牛奶原有的營養成分。

●乳酸菌可調整腸內環境，讓腸子保持健康狀態，以確實吸收鈣質。

●蛋白質、脂肪和乳糖等都可經由乳酸菌分解，便於人體消化與吸收，有助腸胃功能。

可當飲料也能加入料理中
牛奶

一餐份（1 杯）的成分
鈣質：231mg
熱量：141kcal

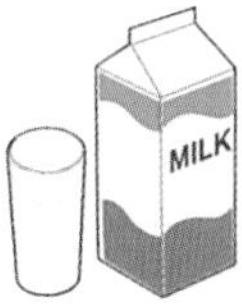

●含有豐富的鈣質、蛋白質和乳糖等成分，吸收率高達 50 %。

●加熱不會損及它的營養。

●含有包括人體無法合成之必需氨基酸的良性蛋白質。

●針對一喝牛奶就拉肚子的「乳糖不耐症」者，建議把牛奶加入料理中。

濃縮牛奶之營養的高營養素材
乳酪

一餐份（1 塊 20g）的成分
（加工乾乳酪）
鈣質：126mg
熱量：68kcal

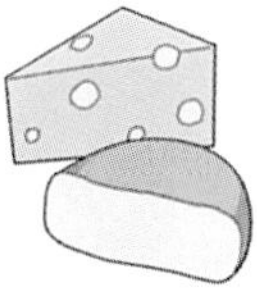

●含有許多容易消化的良性蛋白質，只要少量就有很高的營養價值。

●鈣質含量因乳酪種類而有差異。其中尤以粉狀乳酪（每 100g 含 1300mg）和瑞士乳酪（每 100g 含 1200mg）含量最豐富。

●乳酪的脂肪含量有高有低，食用時要注意。像鬆軟白乾酪的含鈣量雖少，但脂肪也比較少。

低脂高鈣的營養成分
脫脂奶粉

一餐份（3 大匙）的成分
鈣質：198mg
熱量：65kcal

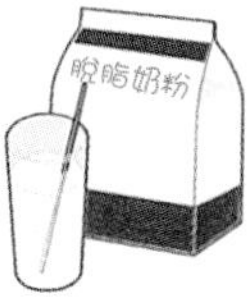

●即去除牛奶之脂肪成分的乾燥粉末。

●和其他乳製品相比，熱量和脂肪都比較少。若把料理中的牛奶，用加水沖泡的脫脂奶粉代替，熱量也會降低。

●若不喜歡脫脂奶粉加水沖泡的味道，建議混入各種料理中，就感覺不出來了。

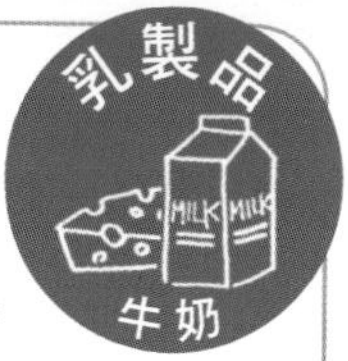

中式茶碗蒸

口感比一般的茶碗蒸更為順口，鈣質含量豐富，適合老少食用；對牛奶過敏者也建議嚐嚐看。

材料（4 人份）

牛奶…3 杯　蛋…4 個

A〔豬絞肉…80g
洋蔥…60g
薑汁…1 茶匙
酒…1 大匙　鹽…1/4 小匙〕

B〔太白粉…2 小匙
薄鹽醬油…1 大匙
酒…2 大匙　水…120cc
雞精粉…少許〕

作法

1　洋蔥切成細絲，和 **A** 料攪拌均勻，分裝於 4 個碗裡。

2　牛奶和雞蛋拌勻，過濾倒入 **1** 裡。

3　等蒸鍋的水煮開，把 4 個碗擺進去，加蓋用大火蒸約 2 分鐘，再轉小火蒸 15～18 分鐘。

4　用另一個小鍋子煮開 **B** 料，勾芡後淋在 **3** 的茶碗蒸上食用。

熱量	鈣質
261kcal	206mg

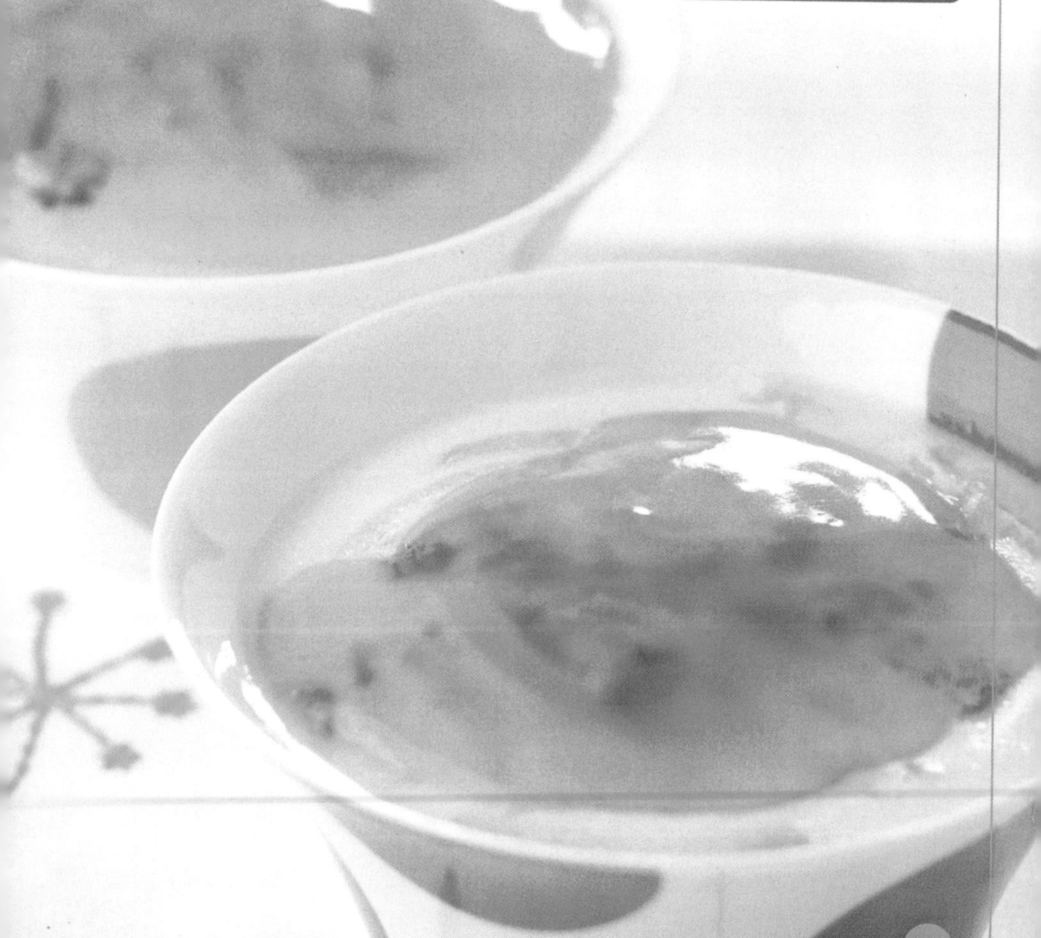

熱量 126kcal ⋮ 鈣質 191mg

白菜焗奶

因白菜容易出水，加入香醇的牛奶一起燉煮，可使菜色更加爽口。

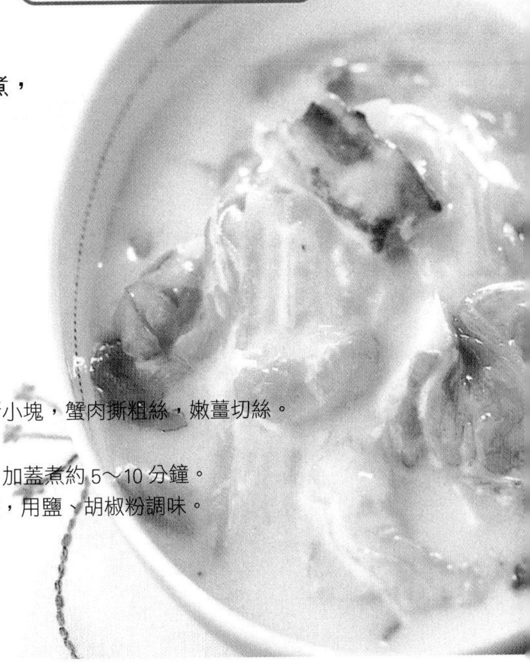

材料（4 人份）

白菜…1/2 個（600g） 蟹肉罐…80g

A〔水…2 杯 雞精粉…1 小匙〕

鹽…1/4 小匙 胡椒粉…少許

嫩薑…1 片 牛奶…2 杯

太白粉…1 又 1/2 大匙 沙拉油…1 大匙

作法

1 白菜梗切成 7cm 長、2cm 寬的片狀，葉子撕小塊，蟹肉撕粗絲，嫩薑切絲。

2 先炒白菜梗，加入薑絲。

3 再加入白菜葉快炒，倒入蟹肉和 A 料煮開，加蓋煮約 5～10 分鐘。

4 牛奶和太白粉充分攪拌，倒進鍋中一起煮開，用鹽、胡椒粉調味。

蛤蜊蔬菜濃湯

這是奶油濃湯的代表作，用牛奶取代鮮奶油，營養健康都滿分。

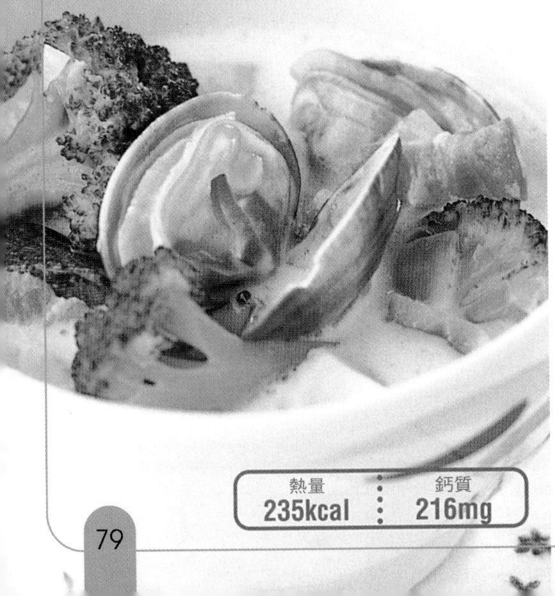

熱量 235kcal ⋮ 鈣質 216mg

材料（4 人份）

蛤蜊（帶殼）…300g 培根…20g

馬鈴薯…1 大個（160g）

洋蔥…1/2 小個（80g）

青花椰菜…1/2 棵（120g） 奶油…2 大匙

低筋麵粉…1 大匙 水…1 杯

雞湯塊…1 個 牛奶…3 杯

鹽…1/2 小匙 胡椒粉…少許

作法

1 蛤蜊先泡鹽水吐沙洗淨，培根切 1cm 寬，馬鈴薯和洋蔥切成 1.5cm 的塊狀。青花椰菜分小朵，用鹽水汆燙備用。

2 先用奶油炒培根，倒入洋蔥炒至熟軟，加馬鈴薯快炒，撒上低筋麵粉一起炒。然後把蛤蜊和水一起倒入煮開，撈除渣渣。

3 把殼打開的蛤蜊撈出來，加入雞湯塊，邊攪拌，用小火煮約 10 分鐘。

4 再倒入牛奶、鹽、胡椒粉充分攪拌，把蛤蜊和花椰菜放進去即可。

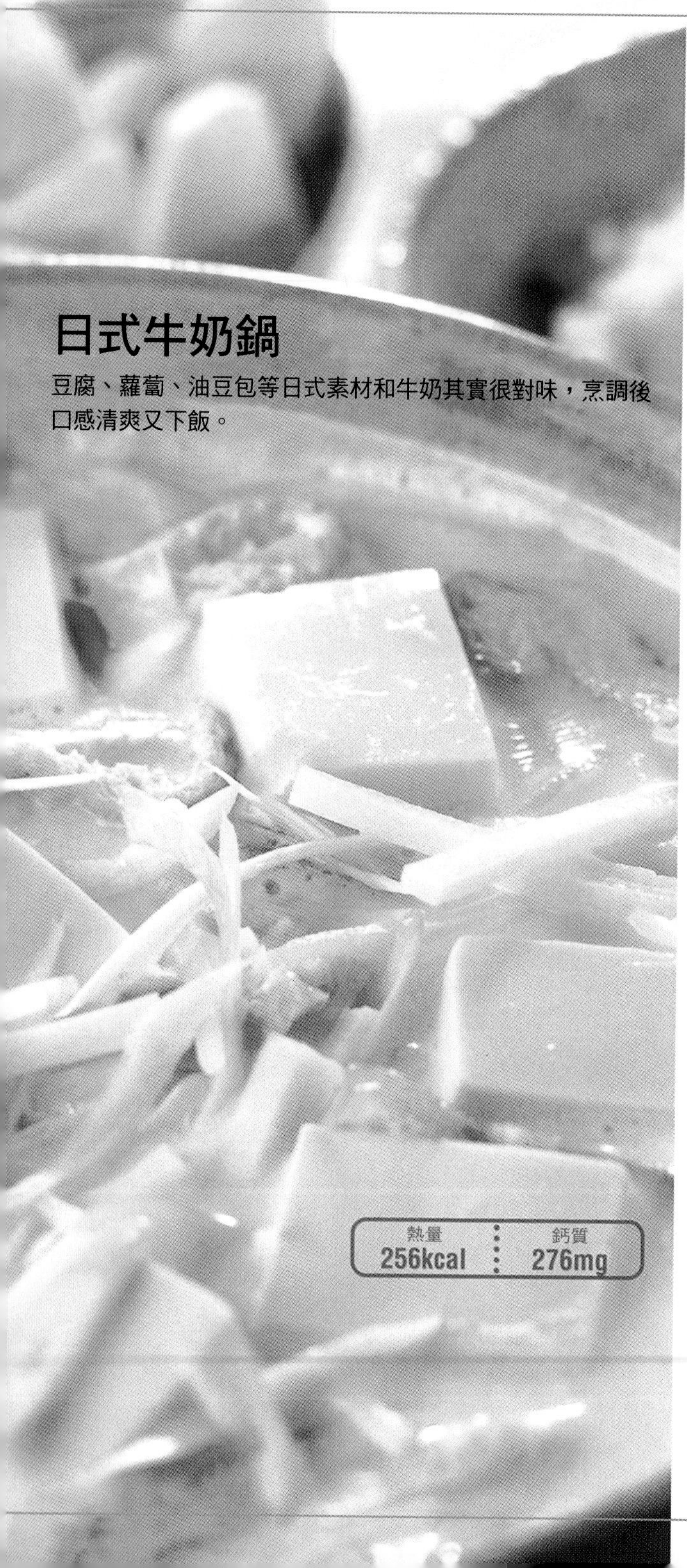

日式牛奶鍋

豆腐、蘿蔔、油豆包等日式素材和牛奶其實很對味，烹調後口感清爽又下飯。

熱量	鈣質
256kcal	276mg

材料（4 人份）

嫩豆腐…2 塊（640g）
蘿蔔…1/2 根（600g）
長蔥…1 大根（120g）
油豆包…1 大片（40g）
水…2 杯
昆布…10cm
牛奶…2 杯
A〔酒…1 大匙
味淋…1/2 大匙
鹽…1/4 小匙
薄鹽醬油…1 大匙〕
B〔蘿蔔…1 小段（200g）
辣椒…1 根〕
檸檬…適量

作法

1 先將 1/2 根的蘿蔔切成粗絲，長蔥直剖兩半斜切成薄片。油豆包用熱水汆燙去油再切成細絲。嫩豆腐切為一口大小。

2 辣椒去籽，和 **B** 的蘿蔔一起磨成泥，檸檬切成半圓形。

3 先把水和昆布放入鍋中煮約 10 分鐘。煮開後加入牛奶、長蔥和油豆包，再次煮開後以 **A** 調味。

4 再倒入嫩豆腐加熱，以 **2** 的蘿蔔泥為沾醬。喜歡的話也可以加點烏醋。

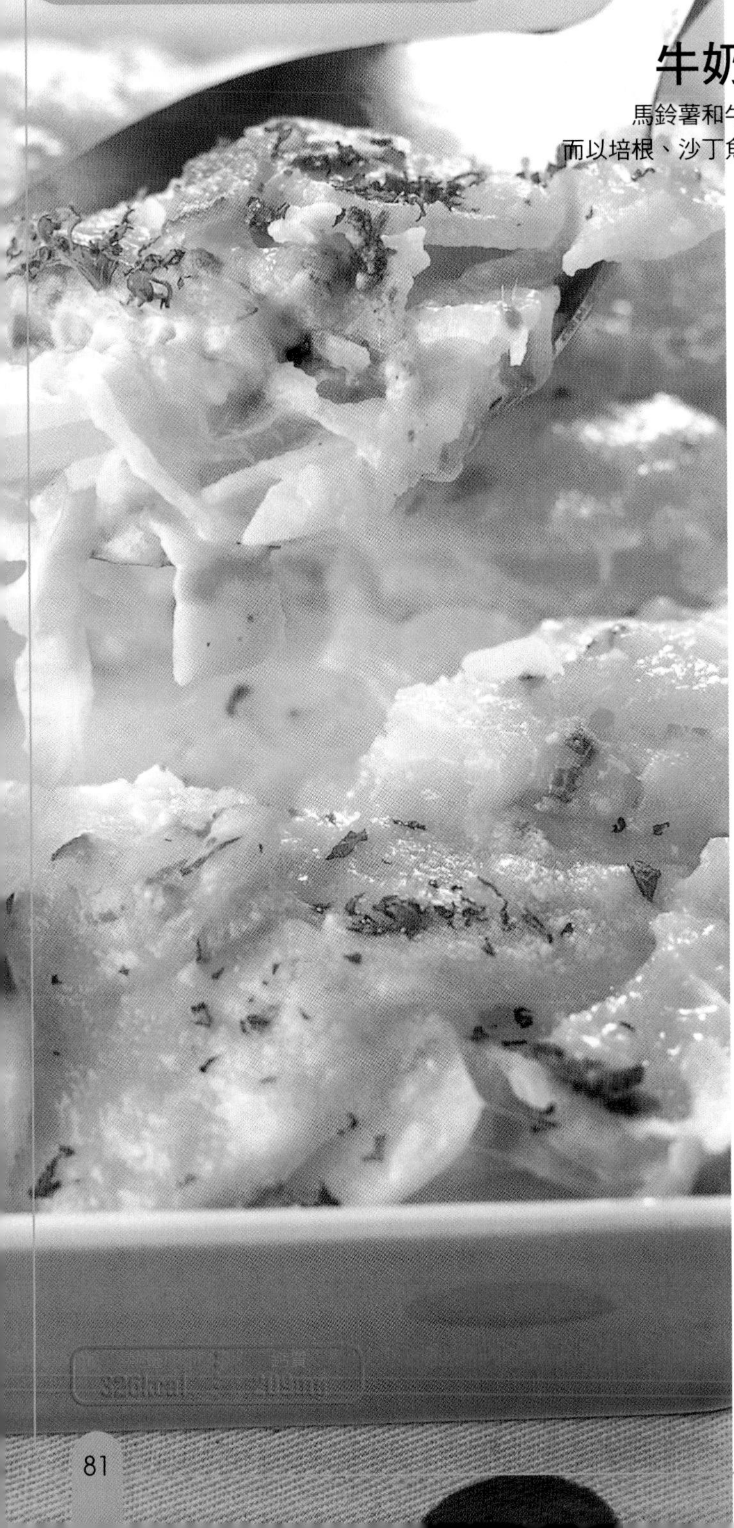

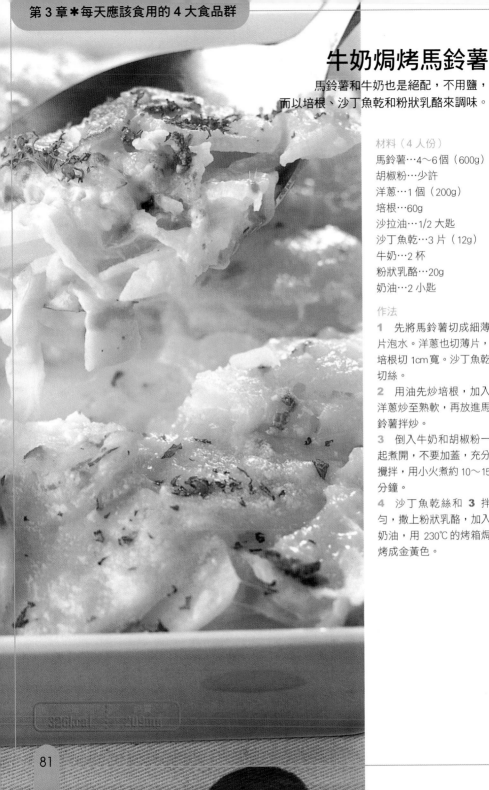

牛奶焗烤馬鈴薯

馬鈴薯和牛奶也是絕配，不用鹽，
而以培根、沙丁魚乾和粉狀乳酪來調味。

材料（4 人份）

馬鈴薯…4～6 個（600g）
胡椒粉…少許
洋蔥…1 個（200g）
培根…60g
沙拉油…1/2 大匙
沙丁魚乾…3 片（12g）
牛奶…2 杯
粉狀乳酪…20g
奶油…2 小匙

作法

1　先將馬鈴薯切成細薄片泡水。洋蔥也切薄片，培根切 1cm 寬。沙丁魚乾切絲。

2　用油先炒培根，加入洋蔥炒至熟軟，再放進馬鈴薯拌炒。

3　倒入牛奶和胡椒粉一起煮開，不要加蓋，充分攪拌，用小火煮約 10～15 分鐘。

4　沙丁魚乾絲和 **3** 拌勻，撒上粉狀乳酪，加入奶油，用 230℃ 的烤箱焗烤成金黃色。

乳製品
脫脂奶粉

油炸肉丸子

這道料理口感微甘，讓人吃不出脫脂奶粉的存在。不介意使用脫脂奶粉的人可增加用量。

材料（4 人份）

馬鈴薯…2 大個（320g）
牛絞肉…120g
洋蔥…120g
脫脂奶粉…80g
牛奶…2～3 大匙
沙拉油…1 小匙
鹽…1/2 小匙　胡椒粉…少許
低筋麵粉、麵包粉…各適量
蛋汁…1 顆份　高麗菜葉…2 片
水芹、檸檬…各適量
A〔番茄醬…3 大匙
英式辣醬油…2 大匙〕
炸油…適量

熱量	鈣質
421kcal	284mg

作法

1　洋蔥切末，用油炒至熟軟，加入絞肉炒散，以鹽、胡椒粉調味。

2　馬鈴薯整顆燙熟，去皮壓成泥。

3　在 **2** 的馬鈴薯泥倒入脫脂奶粉和 **1** 的洋蔥絞肉拌勻，再用牛奶調整軟硬度。

4　將 **3** 的材料捏成 8 個丸子，依序裹上低筋麵粉、蛋汁和麵包粉當炸衣，下鍋油炸。再用高麗菜絲、水芹和檸檬片裝飾，附上 **A** 沾醬。

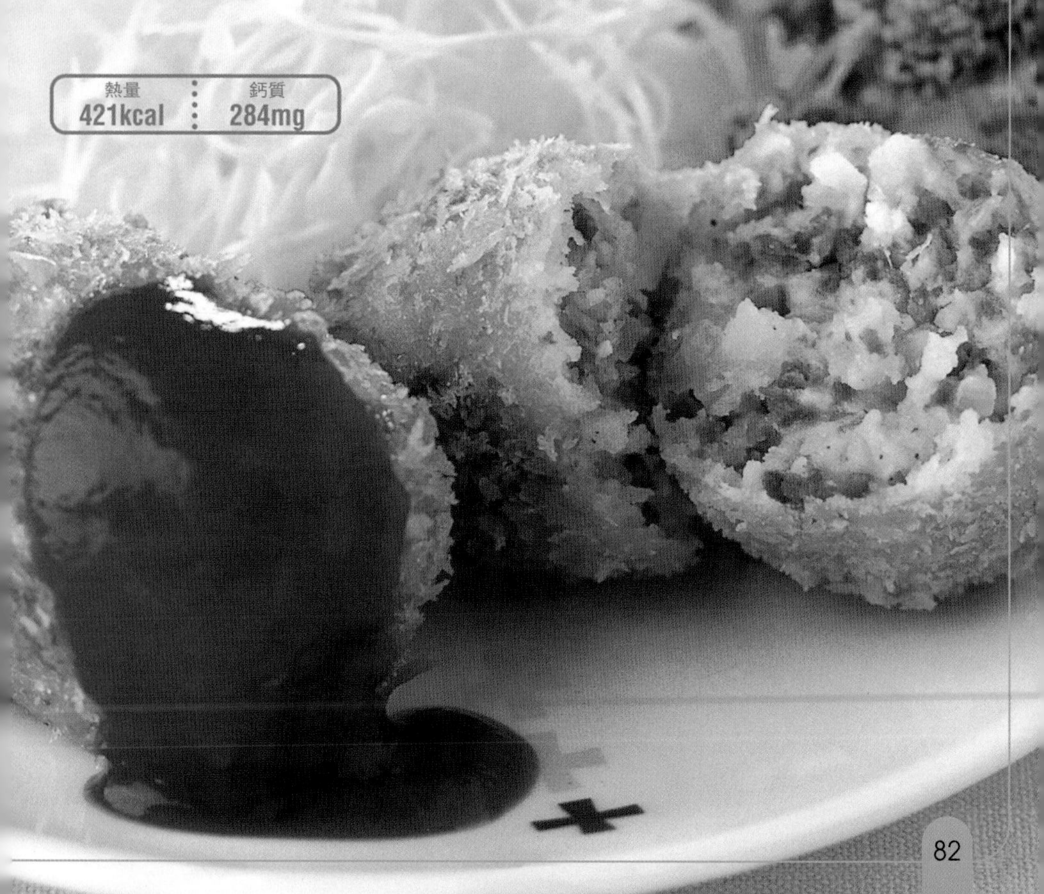

韭菜香煎餅

青花魚水煮罐頭和脫脂奶粉可相互去除澀味，讓食物更美味。

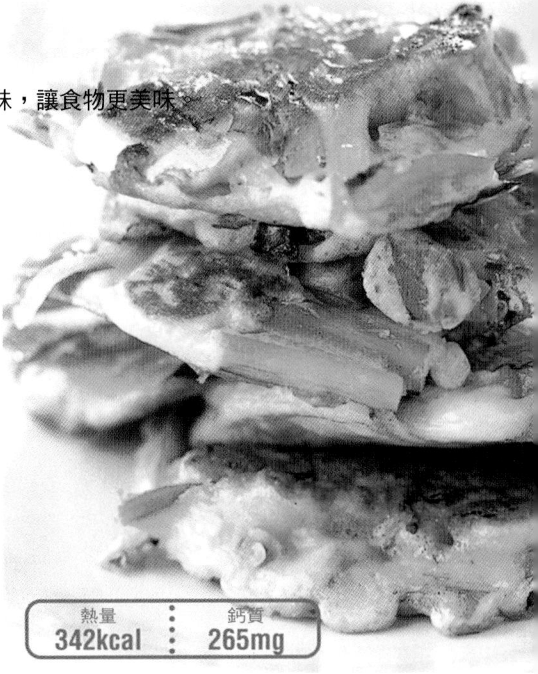

材料（4 人份）

韭菜…1 把（100g）
青花魚水煮罐頭…100g
蛋汁…2 小顆份　低筋麵粉…160g
脫脂奶粉…60g　水…160～200cc
沙拉油…1 大匙　芝麻香油…2 小匙
醬油、醋…各 1 大匙

作法

1　韭菜切成 3cm 長，青花魚剝成碎塊。

2　低筋麵粉和脫脂奶粉拌勻，以蛋汁和水調整軟硬，調成稍硬的粉漿，再加入 **1** 的材料。

3　平底鍋加油以中火燒熱，分兩次倒入粉漿煎至酥黃。

4　煎好後淋點香油，依個人口味沾醋或醬油。

熱量 342kcal ⋮ 鈣質 265mg

脫脂奶粉麵疙瘩

在釋出南瓜甜味的味噌湯裡，加入摻了脫脂奶粉的麵疙瘩，呈現獨特的溫潤口感。

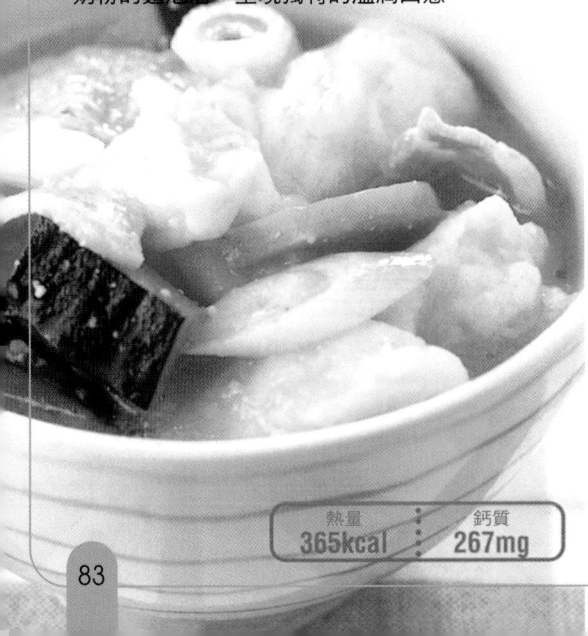

材料（4 人份）

豬肉…60g　南瓜…1 小塊（200g）
胡蘿蔔…4cm（40g）
長蔥…1 小根（80g）
A〔低筋麵粉…160g　脫脂奶粉…80g
水…160～200cc〕
味噌…4 大匙　高湯…4 杯

作法

1　豬肉切成 3cm 塊狀，南瓜切成 3cm 長、1cm 厚，胡蘿蔔切成 0.3cm 的薄片。長蔥斜切。

2　把 **A** 的材料攪拌均勻，調成稍硬的麵糰。

3　高湯加入南瓜、胡蘿蔔煮開，再倒入豬肉一起煮，撈除渣渣。加蓋煮約 8～10 分鐘。

4　鍋蓋掀開，轉中火，用湯匙把 **2** 的麵糰挖成一塊一塊的麵疙瘩，下鍋煮熟。最後加蔥片和味噌調味。

熱量 365kcal ⋮ 鈣質 267mg

熱量 593kcal ｜ 鈣質 191mg

乳製品
優酪乳

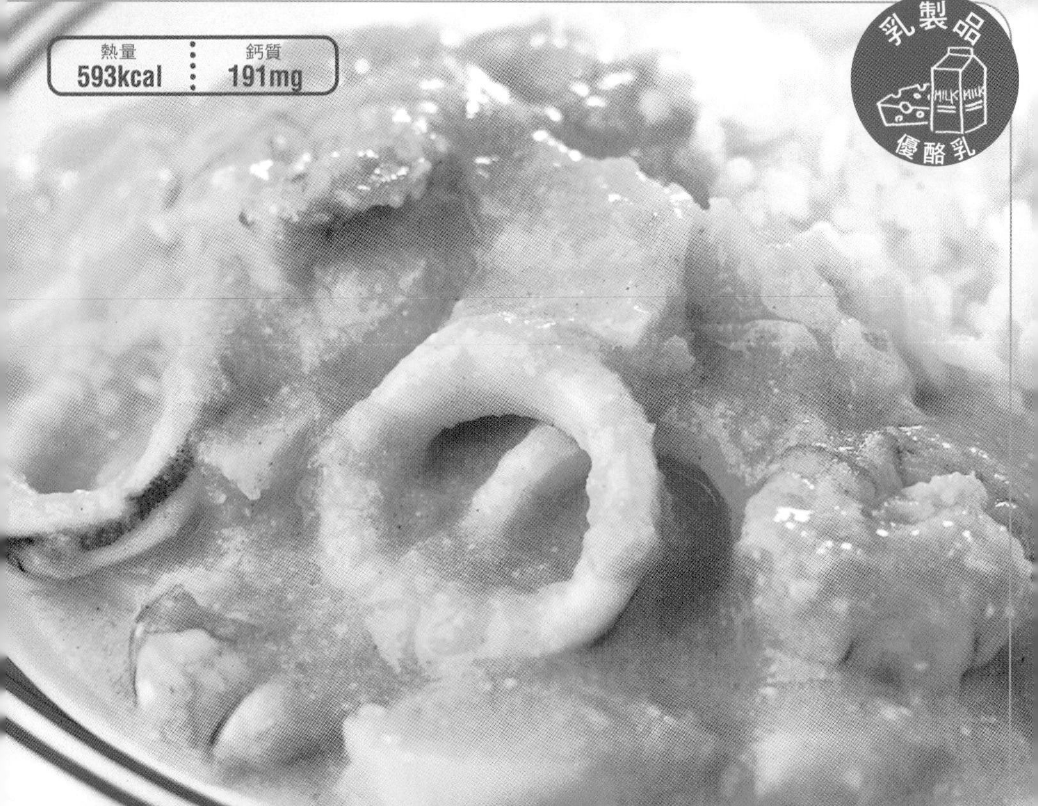

海鮮優酪乳咖哩飯

優酪乳煮至入味後酸味會變淡，烘托出咖哩的香醇口感。

材料

草蝦…8～12 隻（淨重 160g）
小卷（肉身）…120g
胡蘿蔔…5cm（50g）
洋蔥…1 個（200g）
馬鈴薯…2 個（200g）
大蒜…1 片
奶油…20g
A〔水…2 杯
高湯塊…1 個
鹽…1 小匙
優酪乳…400g〕
低筋麵粉…3 大匙
咖哩粉…4 小匙
白酒…2 大匙
番茄醬…1 大匙

作法

1　草蝦洗淨去除蝦殼與泥腸，另外用點太白粉（另外準備）洗除黏液，再沖水瀝乾；小卷切成 1cm 的環狀。
2　胡蘿蔔、洋蔥和大蒜都剁成泥狀，馬鈴薯切片泡水後，用微波爐加熱 4 分鐘。
3　草蝦與白酒一起下鍋煮開，再倒入小卷一起燜熟熄火。
4　用一半的奶油炒香 **2** 的蔬菜，然後加進 **A** 料一起煮。
5　利用剩下的奶油炒香低筋麵粉，再加入咖哩粉一起快炒。
6　將 **4** 的醬汁慢慢加入 **5** 料中，等充分溶解後再倒回 **4** 的鍋子裡。然後加馬鈴薯一起燉煮 10～15 分鐘，再以番茄醬、鹽、咖哩粉（另外準備）調味，淋在白飯上即可。

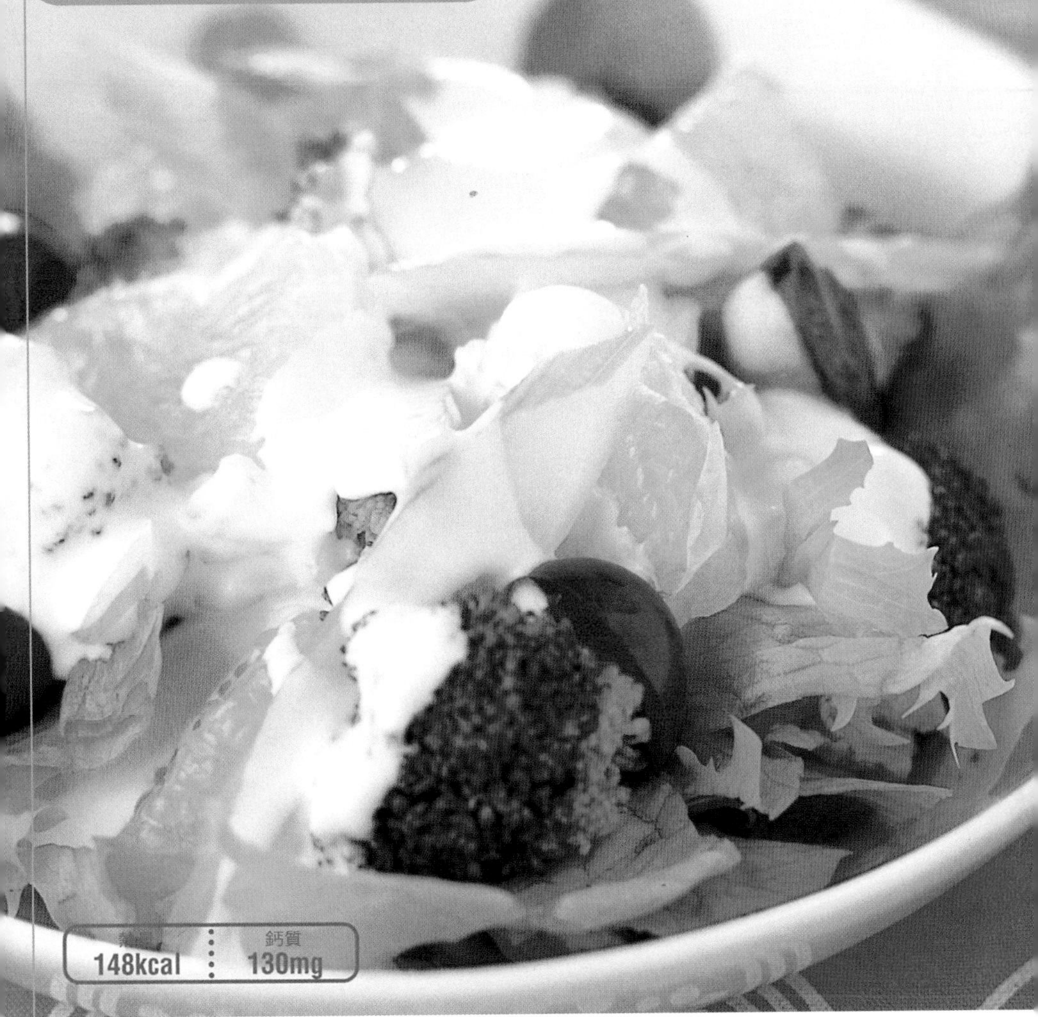

148kcal　鈣質 130mg

優酪乳蔬菜沙拉

口感清爽的沙拉醬，和葡萄柚的風味很速配喔！

材料（4 人份）

葡萄柚…1 個（淨重 200g）
青花椰菜…半棵（120g）
西洋芹菜…1 根（80g）
萵苣…1/4 棵（80g）　小番茄…4 個
A〔美乃滋…3 大匙　優酪乳…360g
檸檬汁…10g　胡椒粉…少許〕

作法

1　葡萄柚剝除外皮和裡面的薄皮，撕成小塊。青花椰菜分成小朵，以鹽水汆燙備用。西洋芹菜直切兩半，再切為斜片。萵苣洗淨撕成一口大小；小番茄對切。

2　把 **A** 料拌勻，調成優酪乳沙拉醬。

3　將 **1** 的蔬果裝盤，淋上 **2** 的沙拉醬即可。

豬肉乳酪捲

用豬肉薄片裹住乳酪片（起司片）的創意料理，
營養與風味都滿分。

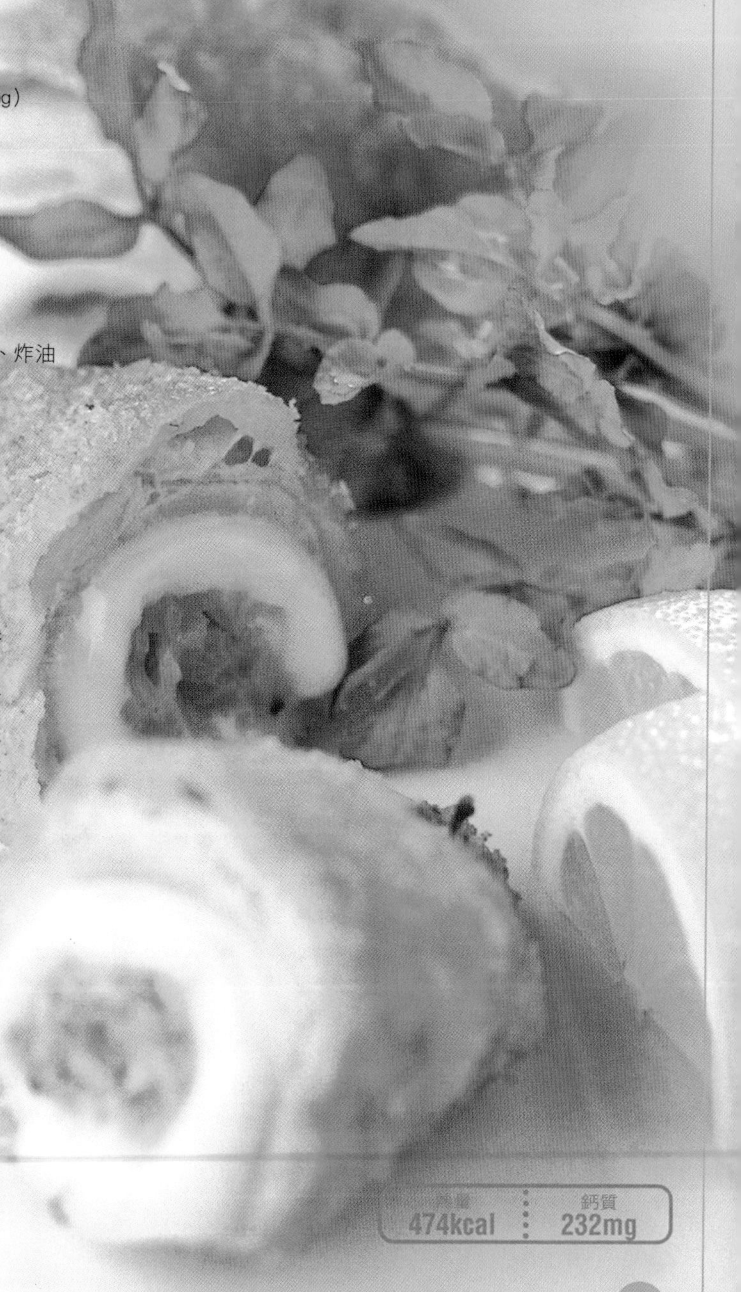

材料（4人份）

豬里肌肉薄片…12片（300g）
乳酪片…6片
洋蔥…1/2小個（80g）
鮮香菇…4朵
胡蘿蔔…1/2根（80g）
鹽…1小匙
胡椒粉…少許
沙拉油…1/2大匙
低筋麵粉、蛋汁、麵包粉、炸油…各適量
檸檬、水芹…各適量

作法

1 先把洋蔥、胡蘿蔔和香菇切成薄片。

2 用油炒香洋蔥、胡蘿蔔和香菇，以鹽、胡椒粉調味當作內餡，分散於盤子內放涼。

3 以2片豬肉為1組攤開，先用乳酪片捲起**2**的餡料，再以豬肉片捲起來。同樣手法捲出6個豬肉捲。

4 將豬肉捲依序沾裹低筋麵粉、蛋汁和麵包粉，確認開口完整，以165～170℃的油炸約3～4分鐘。最後將豬肉捲對切為2，以檸檬和水芹裝飾。

熱量	鈣質
474kcal	232mg

小番茄涼拌乳酪

乍見之下雪白的外衣為鬆軟白乾酪，
加上研磨芝麻風味更佳。

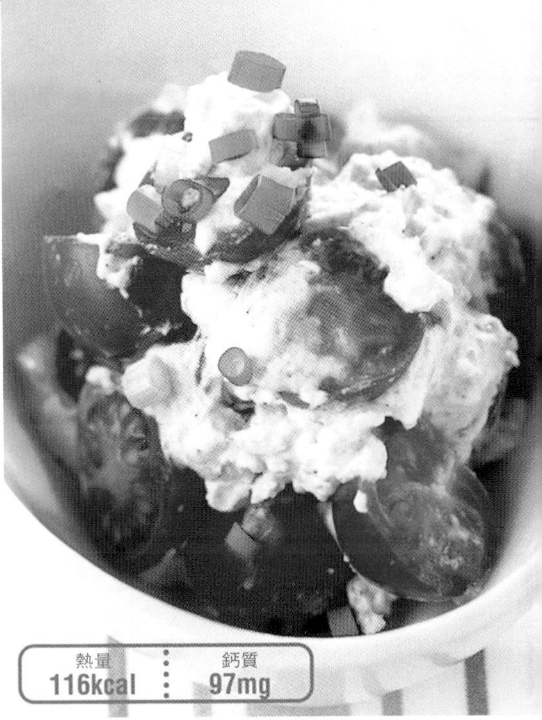

材料（4 人份）
小番茄…2 包（360g）
A〔鬆軟白乾酪
（可以的話先用篩網過濾）…160g
研磨白芝麻…4 大匙　砂糖…4 小匙
薄鹽醬油…2 小匙〕
蔥花…少許

作法
1　小番茄去蒂洗淨，對切為二。
2　把 **A** 料拌勻。若鬆軟白乾酪沒有事先過濾，醬油要用少一些。
3　把小番茄與 **2** 的材料拌勻，撒上蔥花裝飾。

熱量 116kcal ⋮ 鈣質 97mg

乳酪焗烤南瓜

味噌、美乃滋和濃稠的乳酪，讓蔬菜的份量
與美味都加分不少。

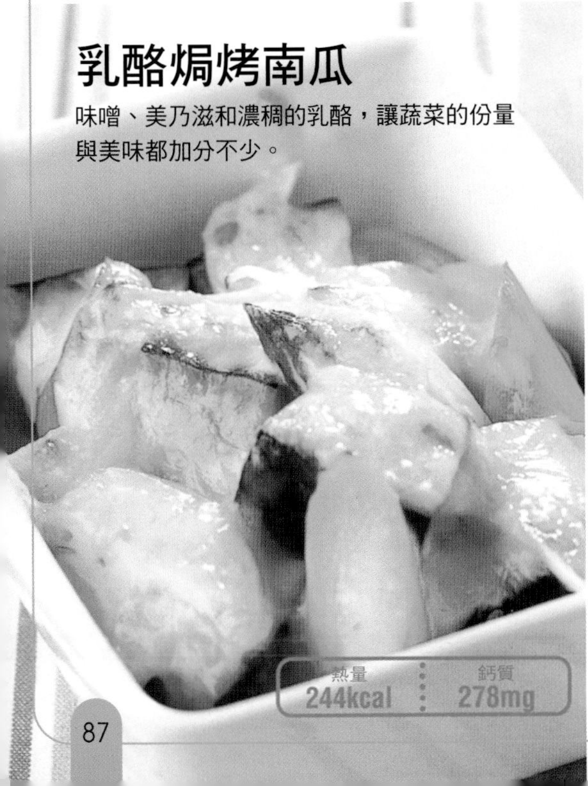

材料（4 人份）
南瓜…1/4 大個（400g）
洋蔥…1/2 小個（80g）
蘆筍…1 把（120g）
A〔味噌…2 小匙　胡椒粉…少許
美乃滋、牛奶…各適量〕
瑞士乳酪或披薩用的乳酪…80g

作法
1　南瓜切成 2.5cm、1cm 寬，裝盤蓋上保鮮膜，微波 6～8 分鐘。
2　蘆筍削去硬皮，斜切為 2～3cm 長，用鹽水汆燙。洋蔥切成薄片。
3　把 **A** 料拌勻。
4　把 **1** 和 **2** 的蔬菜一起裝盤，淋入 **A** 料，撒上乳酪片，焗烤 5～7 分鐘。

熱量 244kcal ⋮ 鈣質 278mg

大豆製品

不僅是鈣質，還含有豐富的異黃酮

大豆製品含有豐富的鈣質與異黃酮等，對骨質疏鬆症有效的雙重營養成分（有關異黃酮可參考56頁的說明）。它堪稱是良性植物性蛋白質的寶庫，也是對身體相當有益的健康食品。

大豆製品以豆腐爲首，包括納豆、油豆腐、凍豆腐等各式各樣的種類，在烹調上極具變化，就算每天食用也不會吃膩。

再者，像納豆本身也含有許多對骨質疏鬆症相當有效的維他命K，和異黃酮一樣，可抑制破骨細胞的作用，讓骨骼更佳強化。

也含許多可抑制骨質量減少的異黃酮

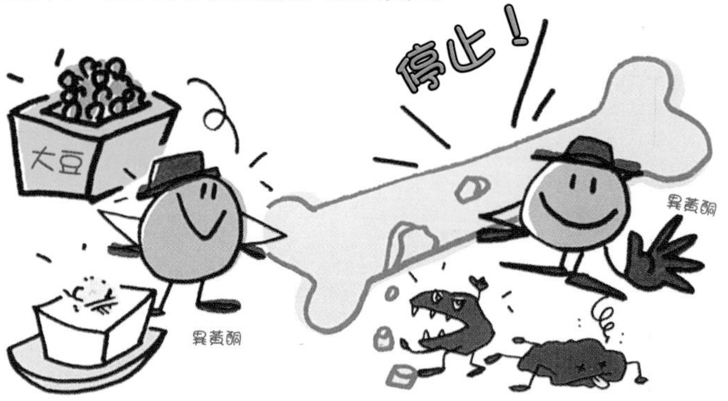

其他種類的大豆製品……

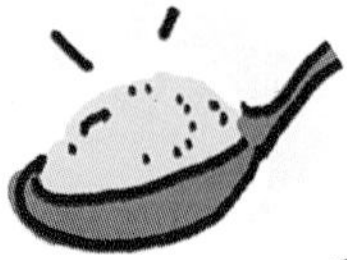

黃豆粉…2 大匙
約含 30mg 的鈣質

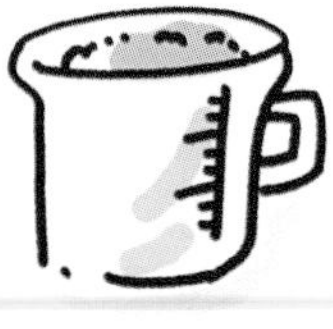

豆皮（生）…1 張（25g）
約含 23mg 的鈣質

豆腐渣…1 杯
約含 73mg的鈣質和
豐富的膳食纖維

納豆中的維他命 K
可抑制骨質量減少

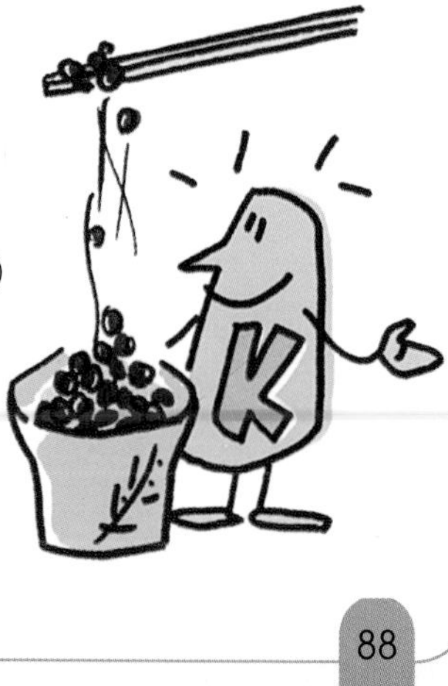

鈣質含量超過豆腐！

油豆腐、油豆包

油豆腐一餐份（1/2 塊）的成分
鈣質：240mg
熱量：150kcal

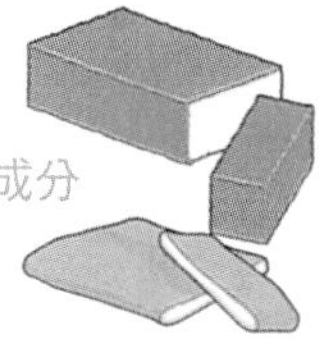

油豆包一餐份（1 塊）的成分
鈣質：75mg
熱量：97kcal

- 油豆腐的鈣質含量超過豆腐；而油豆包可用來煎炒或煮湯，菜色多變。
- 不管是油豆腐或油豆包，調理前都應汆燙去除油味。如此可減少熱量，味道也會更好。

烹調方式變化多端

豆腐

一餐份（1/2 塊、硬豆腐）的成分
鈣質：180mg
熱量：108kcal

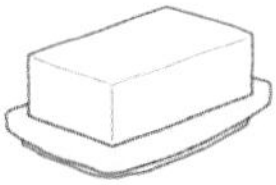

- 硬豆腐的含鈣量超過嫩豆腐。（同樣是 1/2 塊，嫩豆腐的含鈣量只有 65mg。）
- 製作豆腐過程中出現的豆腐渣，也含豐富的鈣質和異黃酮，為健康食材。

營養豐富的大豆食品

凍豆腐、豆漿

凍豆腐一餐份（1 塊）的成分
鈣質：132mg
熱量：106kcal

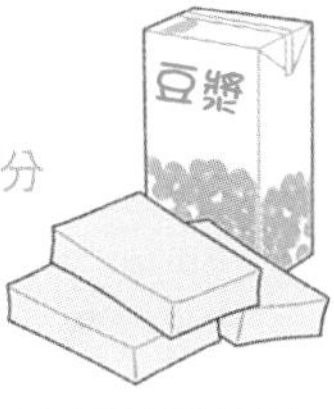

豆漿一餐份（1 杯）的成分
鈣質：31mg
熱量：95kcal

- 凍豆腐的營養豐富，便於保存，用來煮火鍋或紅燒都很美味。
- 豆漿可提供豐富的異黃酮。和香蕉打成果汁，或用來煮火鍋都是一級棒。

健康訴求不可或缺的食品

大豆、納豆

水煮大豆一餐份（40g）的成分
鈣質：40mg
熱量：56kcal

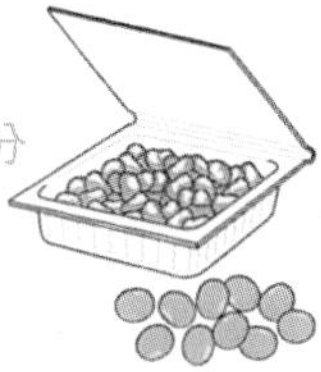

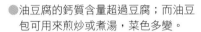

納豆一餐份（1 包）的成分
鈣質：36mg
熱量：80kcal

- 水煮大豆營養價值雖低於乾燥大豆，但便於調理。也可把乾燥大豆磨成黃豆粉加以利用。
- 納豆的鈣質含量雖不高，但維他命 K 或其他的營養素有強化骨骼的效果。

豆腐雞肉煎餅

因為加了豆腐，即使冷掉了口感仍然鬆軟，
最適合帶便當。

材料（4 人份）

硬豆腐…1 塊（320g）
蓮藕…120g
胡蘿蔔…4cm（40g）
乾香菇…1 朵
雞絞肉…60g
蛋汁…少許
鹽…1/2 小匙
太白粉…4 大匙
芝麻香油…2 小匙
薄鹽醬油…1 小匙
芹菜…少許

作法

1　硬豆腐以紙巾包著，裝盤微波 2 分鐘去除水分。乾香菇泡水備用。
2　蓮藕、胡蘿蔔和香菇都切成細絲。
3　把硬豆腐放入碗中捏碎，加入 **2** 的蔬菜和絞肉、蛋汁、鹽、太白粉充分攪拌，再搓成一塊一塊蔬菜餅。
4　用平底鍋燒熱芝麻香油，把 **3** 的蔬菜餅煎至兩面酥黃，淋上薄鹽醬油。裝盤，以芹菜裝飾。

熱量	鈣質
182kcal	118mg

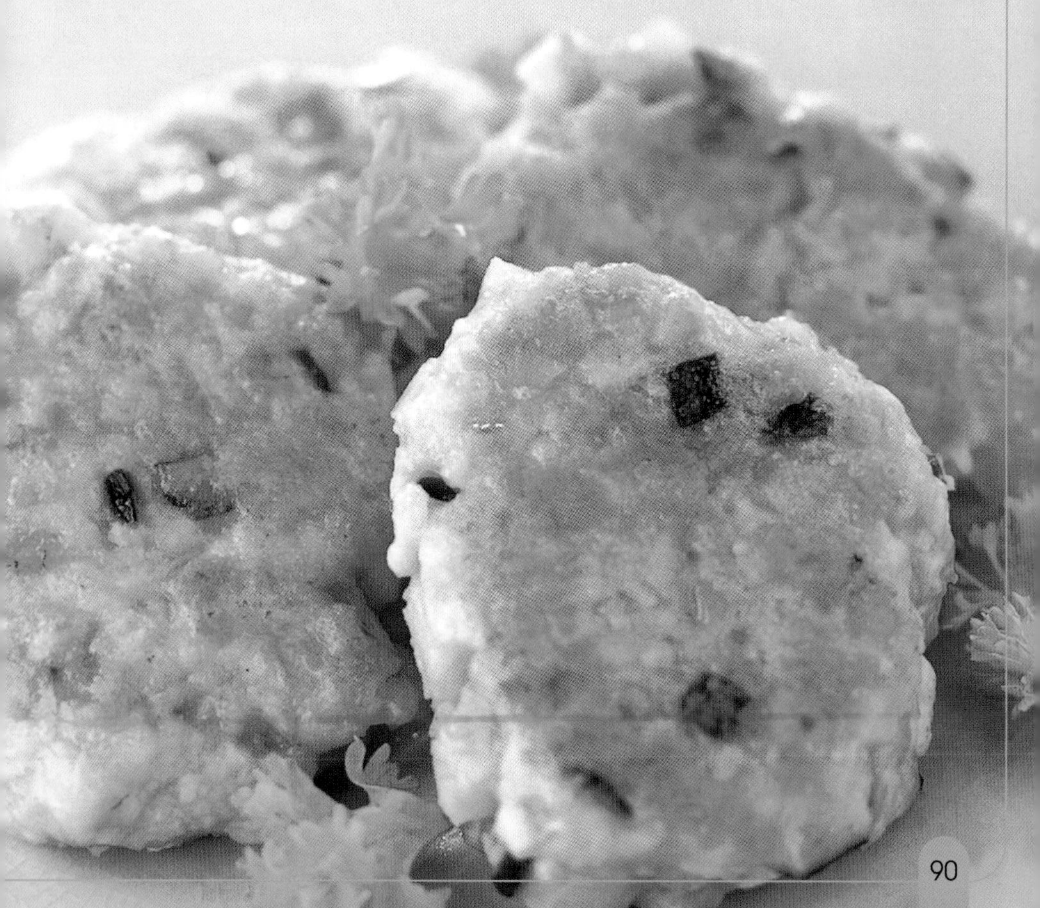

豆腐醬沙拉

碎豆腐混合了味噌，作成豆腐醬沙拉，適合缺乏食慾的季節。

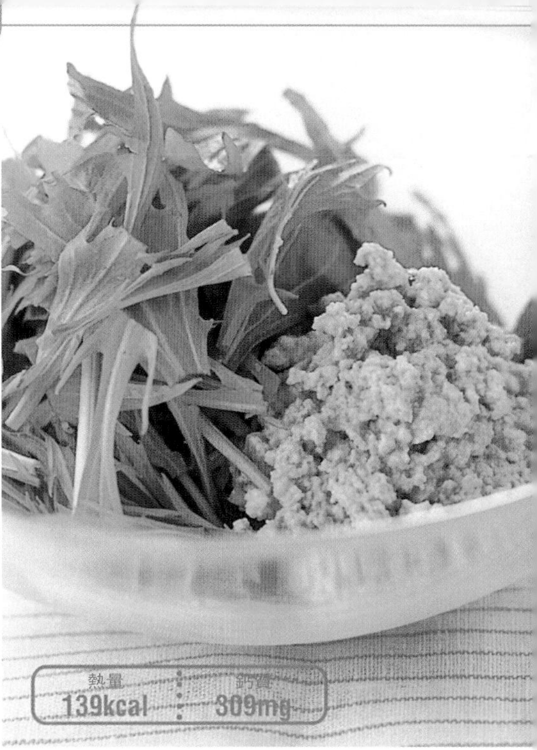

材料（4 人份）

硬豆腐…1 塊（320g）
芝麻醬…3 大匙
味噌…2 又 1/2 大匙
水菜…200g
金桔…1 粒

作法

1 把硬豆腐放入碗中捏碎，加入芝麻醬充分攪拌。

2 水菜切成適當的長度。

3 把 **1** 和 **2** 裝盤，附上金桔，混合食用。

鱈魚子豆腐味噌湯

一人份的湯鍋，可完整吃完一塊豆腐，營養滿分。

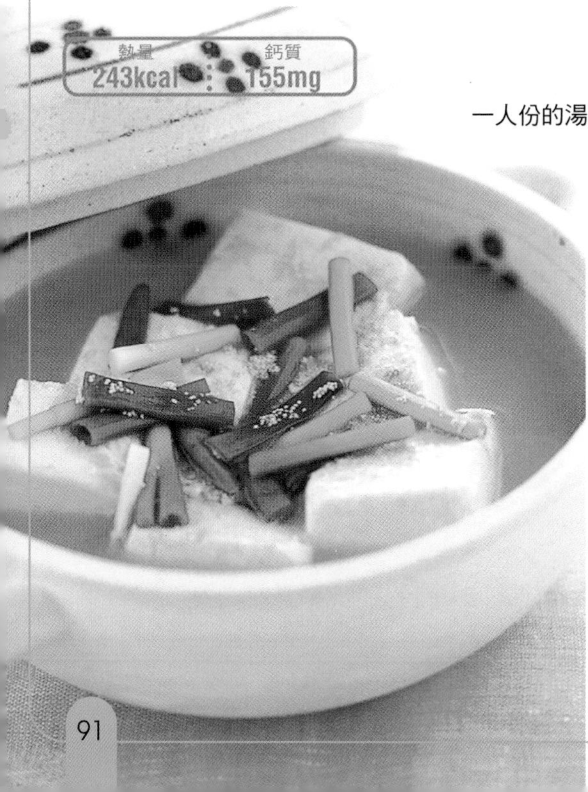

材料（4 人份）

嫩豆腐…4 塊（1 塊 320g）
鱈魚子…2 片（120g）
長蔥…8 根
高湯…4 杯
酒…4 大匙
味噌…2 大匙

作法

1 把嫩豆腐切成適當大小，長蔥切成 3cm 長。

2 把高湯、酒和味噌一起倒入鍋中煮開，再放入豆腐一起煮。

3 等豆腐煮透，加入鱈魚子。

4 最後加入蔥段熄火。

豆類總匯湯

這是豆類料理的新嘗試，可以吃到各種豆子，風味獨特。

材料（4 人份）

大豆（水煮的）…3 又 1/2 杯（460g）
大紅豆（水煮的）…1又3/4杯（280g）
培根…40g
胡蘿蔔…1/2 小根（60g）
洋蔥…1 個（200g）
大蒜…半片
奶油…1 又 1/2 大匙
水…3 杯
番茄醬…1/2 杯
鹽…1 小匙
胡椒粉、辣椒粉…少許

作法

1 培根切成 3cm 寬，胡蘿蔔和洋蔥切成適當大小。大蒜切粗末。

2 鍋中加入奶油炒香 **1** 料，再倒入水、大豆和大紅豆，一起煮開。

3 轉小火，撈除渣渣，加入番茄醬、鹽、胡椒粉和辣椒粉調味。

4 最後用小火煮至蔬菜熟軟。

熱量	鈣質
401kcal	179mg

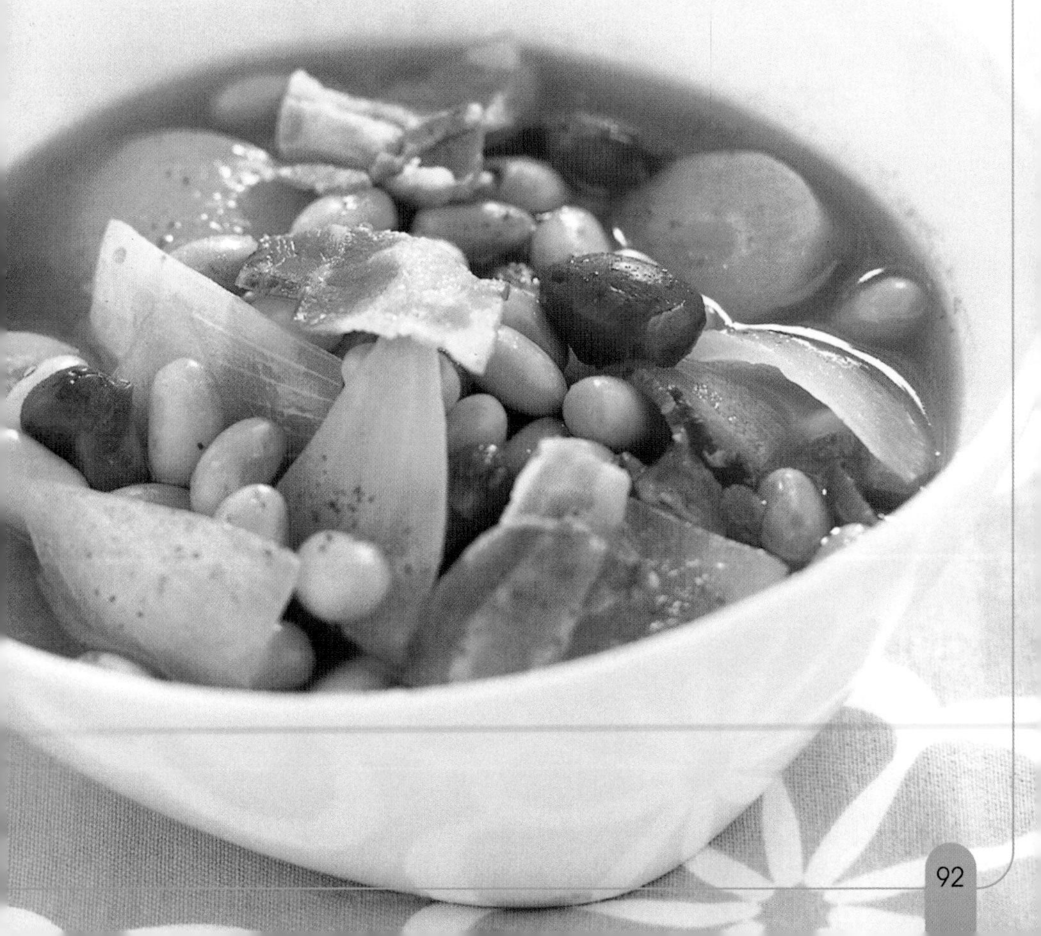

納豆秋葵涼拌菜

利用納豆、秋葵本身具有黏性的食材，涼拌出健康的素菜。

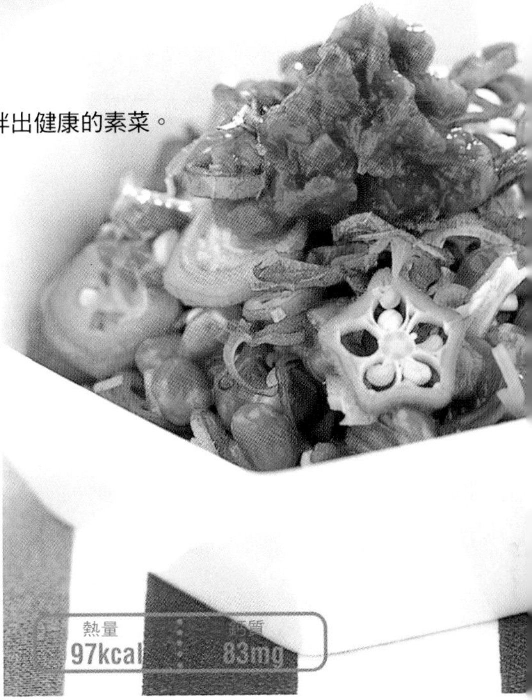

材料（4 人份）

納豆…4 包（160g）
秋葵…16 根
蘘荷…3 個
綠紫蘇…4 片
醬油…2 小匙
梅乾…1～2 顆（30g）

作法

1　秋葵和蘘荷切成小口，綠紫蘇切細絲，梅乾去籽用刀拍碎。

2　把納豆放入碗中，加醬油攪拌。

3　將 **2** 和秋葵、蘘荷充分拌勻，裝盤用綠紫蘇和梅乾裝飾。

熱量	鈣質
97kcal	83mg

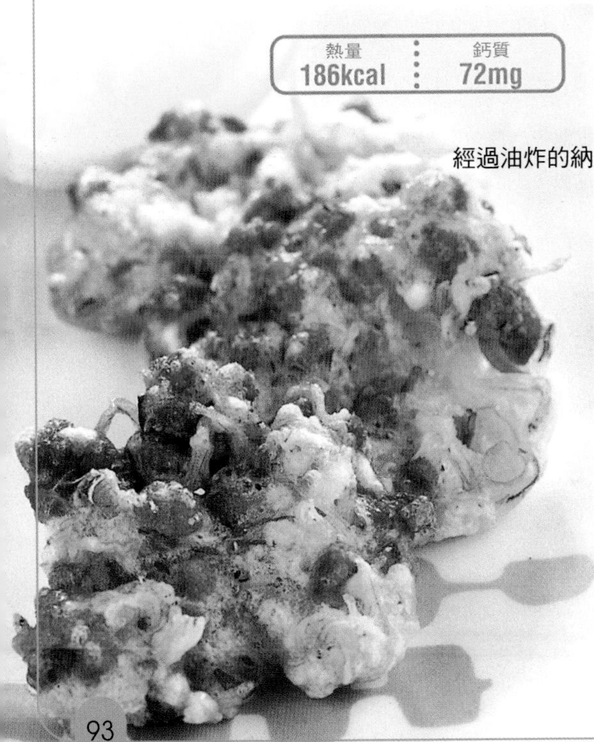

熱量	鈣質
186kcal	72mg

乾炸納豆餅

經過油炸的納豆，可減少許多本身具有的獨特氣味。

材料（4 人份）

納豆…3 包（120g）
長蔥…1/2 根（40g）
小魚乾…4 大匙
低筋麵粉…4 大匙　蛋汁…少許
炸油…適量　檸檬…半顆

作法

1　長蔥切細末。

2　把納豆、蔥末和小魚乾放入碗中混合，再加入蛋汁和低筋麵粉拌成粉漿。

3　炸油加熱至中溫，用湯匙挖起粉漿下鍋油炸。

4　炸好的納豆餅裝盤，用檸檬片裝飾。

碳烤油豆腐

可用烤箱或烤網烘烤的食材，配上花生醬，簡單又美味。

材料（4人份）

油豆腐…2塊（360g）
南瓜…淨重240g
秋葵…12根
茄子…2條（150g）
大蒜…1片
薑汁…1小匙
沙拉油…2小匙
花生醬、醬油…各2大匙

作法

1 油豆腐汆燙去除油分，切成1cm的厚片。南瓜切成6～7mm厚。秋葵洗淨去蒂。
2 烤網燒熱，放上**1**的食材烤至兩面酥黃（也可以用烤魚架或烤箱）。
3 大蒜磨成泥，和薑汁、沙拉油、花生醬和醬油拌成沾醬。
4 烤好的蔬菜裝盤，附上**3**的沾醬。

熱量	鈣質
276kcal	260mg

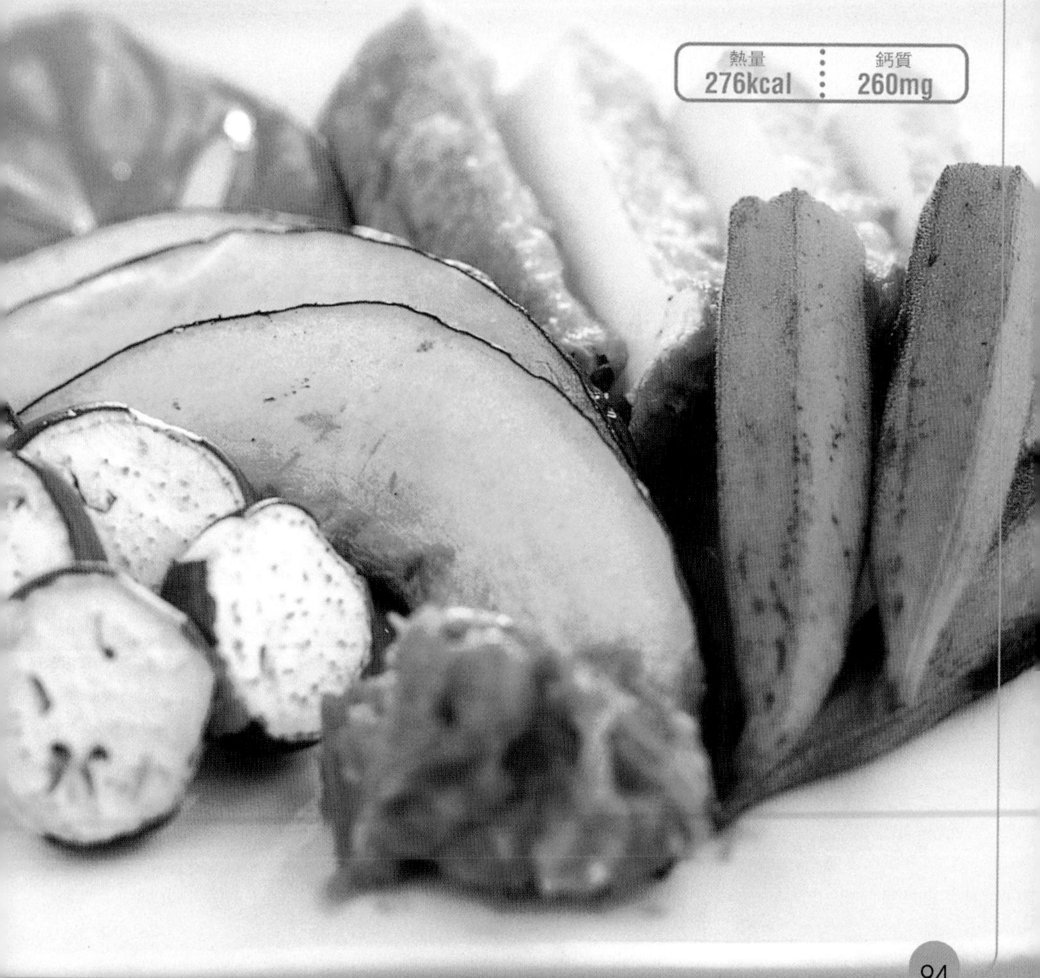

油炸蔬菜豆腐包

口感爽脆的炸豆腐，加上豐富的蔬菜，營養滿分。

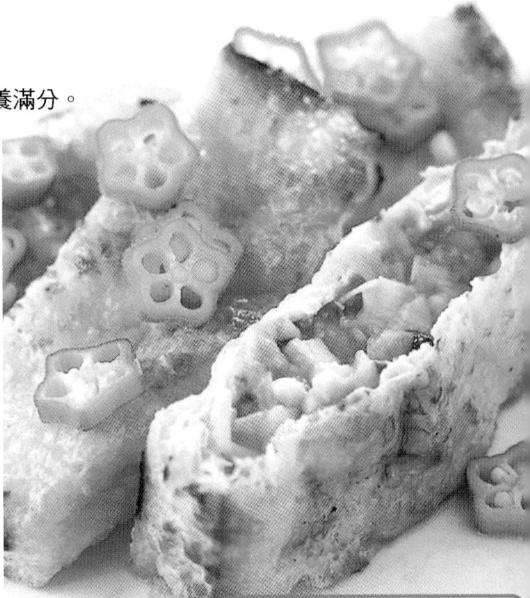

熱量 143kcal　鈣質 108mg

材料（4 人份）
油豆包…2 大片（80g）
金針菇…半包
長蔥…半根（40g）　鮮香菇…4 朵
味噌（淡色微辣）…1 又 1/2 大匙
秋葵…4 根　辣椒粉…適量

作法

1　金針菇切成 3cm 長，香菇切細絲，長蔥切末。

2　油豆包對切，袋口打開。秋葵切成 2～3mm 一口大小。

3　把 **1** 料和味噌充分拌勻，塞入油豆包中，烤至兩面酥黃（也可以用烤魚架或烤箱）。

4　烤好的豆腐包裝盤，撒上秋葵裝飾，愛吃辣的人加點辣椒粉。

粉絲豆包湯

油豆包塞滿蔬菜煮成湯頭，加上高湯和豆瓣醬，風味獨特。

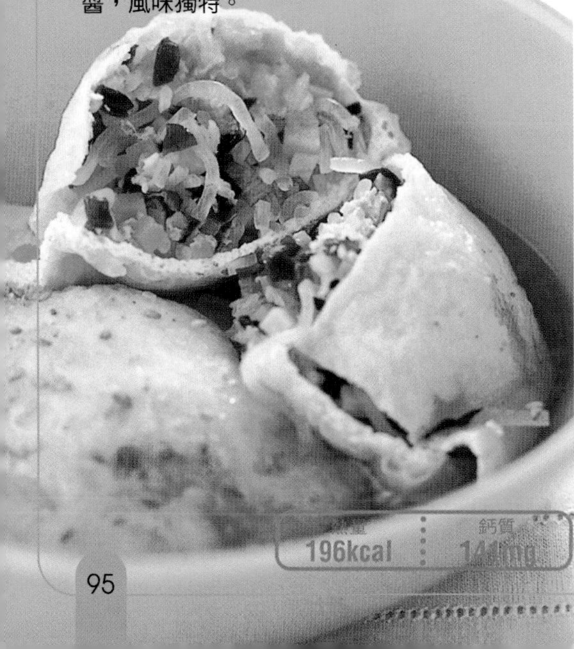

熱量 196kcal　鈣質 14[illegible]mg

材料（4 人份）
油豆包…2 大片（80g）　冬粉絲…半把
木耳（乾燥）…12g　雞絞肉…80g
胡蘿蔔…半根（80g）　韭菜…8 根
義大利麵條…1 根
A〔高湯塊…1 塊
水…2 杯　醬油…1 大匙
芝麻…1 小匙　豆瓣醬…1 小匙
胡椒粉…適量〕

作法

1　油豆包汆燙去除油分後對切，袋口打開。

2　粉絲泡軟切成 2cm 長，木耳切絲，韭菜切小口，胡蘿蔔切粗末。

3　把 **2** 和絞肉充分拌勻，塞入油豆包中。用摺小段的義大利麵條代替牙籤，固定油豆包的袋口。

4　將 **A** 料倒入鍋中煮開，再加入 **3** 的油豆包，轉小火煮透。

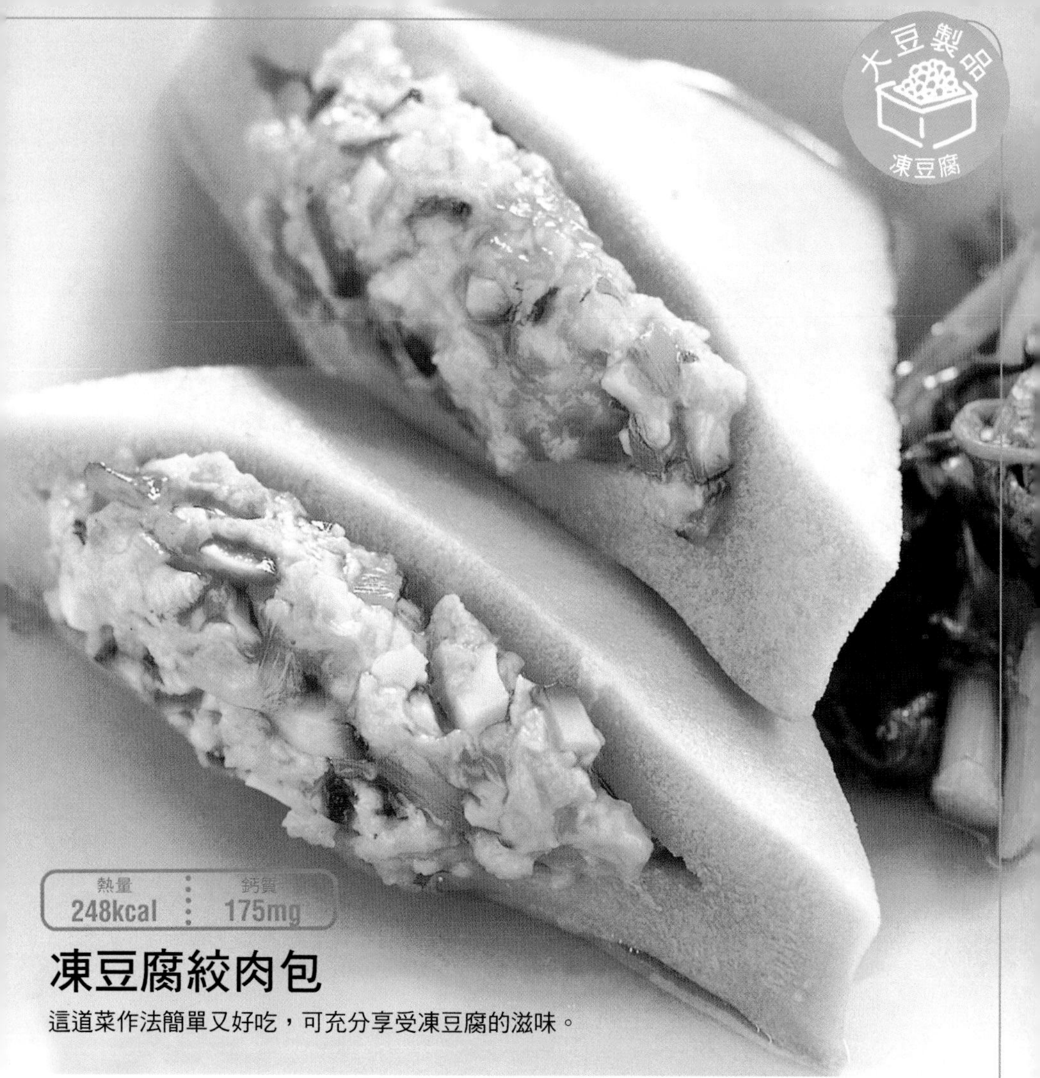

熱量 248kcal　鈣質 175mg

凍豆腐絞肉包

這道菜作法簡單又好吃，可充分享受凍豆腐的滋味。

材料（4 人份）

凍豆腐…4 塊　雞絞肉…120g
鮮香菇…4 朵（80g）
長蔥…5cm（10g）
茼蒿…半把（100g）　酒…4 小匙
太白粉…4 小匙
A〔高湯…4 杯　味淋…4 大匙
砂糖…2 大匙　醬油…4 小匙
鹽…適量〕

作法

1　凍豆腐自對角線對切。香菇和長蔥切末。
2　絞肉、香菇、蔥末、酒和太白粉一起倒入碗中拌勻。
3　把凍豆腐切口劃開，作成袋子，塞入 **2** 的料（事先分為 8 等份）。
4　將 **A** 料倒入鍋中煮開，再加入 **3** 的凍豆腐包，加蓋轉小火煮透。
5　再加入處理好的茼蒿，迅速煮開熄火。

凍豆腐蔬菜湯

凍豆腐可吸收湯汁的美味，一煮開馬上加入蛋汁，營養又好吃。

熱量 150kcal ： 鈣質 104mg

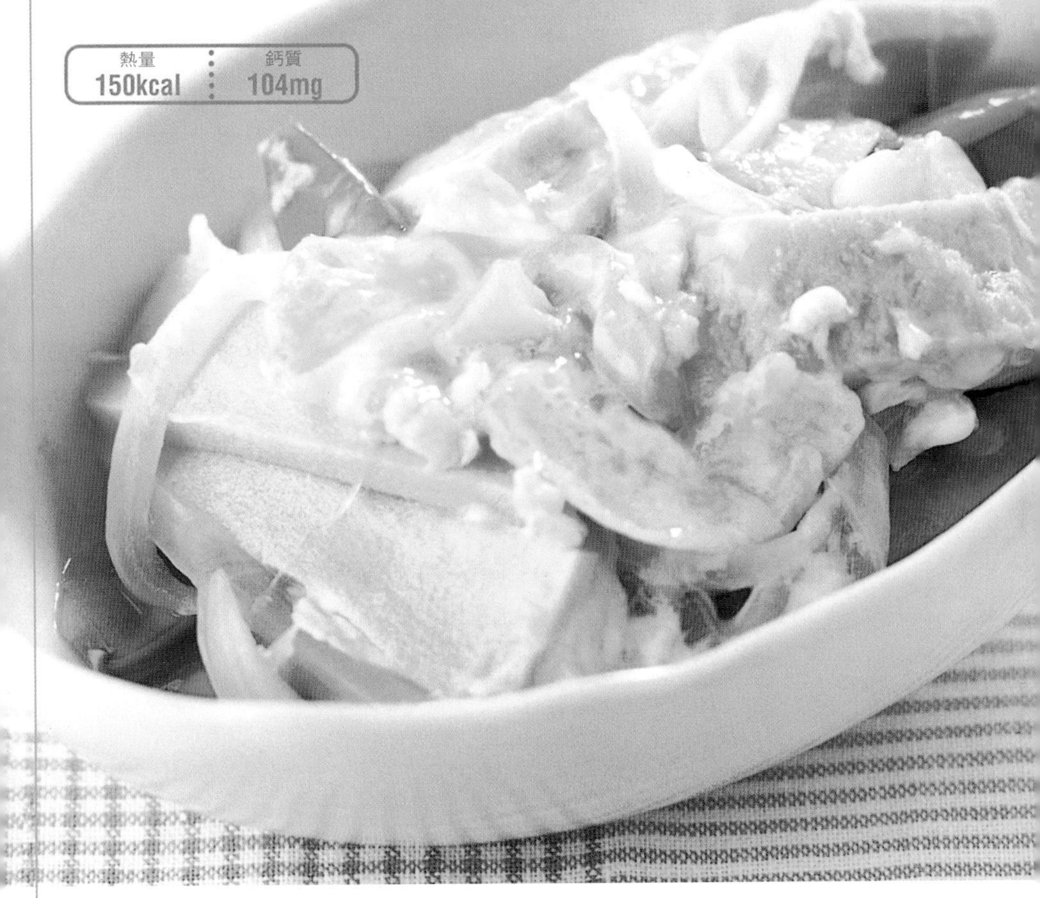

材料（4 人份）
凍豆腐…2 塊
豌豆莢…30～35 片
洋蔥…1 大個（240g）
蛋…2 顆
A〔高湯…2 杯
砂糖…2 小匙
薄鹽醬油…4 小匙
味淋…1 大匙〕

作法
1 凍豆腐切成 3～4mm 厚的長方形。
2 碗豆莢撕去硬筋，洋蔥切成 5mm 的厚片。
3 將**A**料倒入鍋中，加入 **1** 的豆腐煮開，再加入豌豆莢煮熟。
4 蛋打散，淋在 **3** 的鍋子裡，等蛋半熟時熄火。

豆漿涮涮鍋

這種涮涮鍋表面形成的膜就是營養豐富的豆皮，還可吃到許多肉或蔬菜。

熱量	鈣質
485kcal	375mg

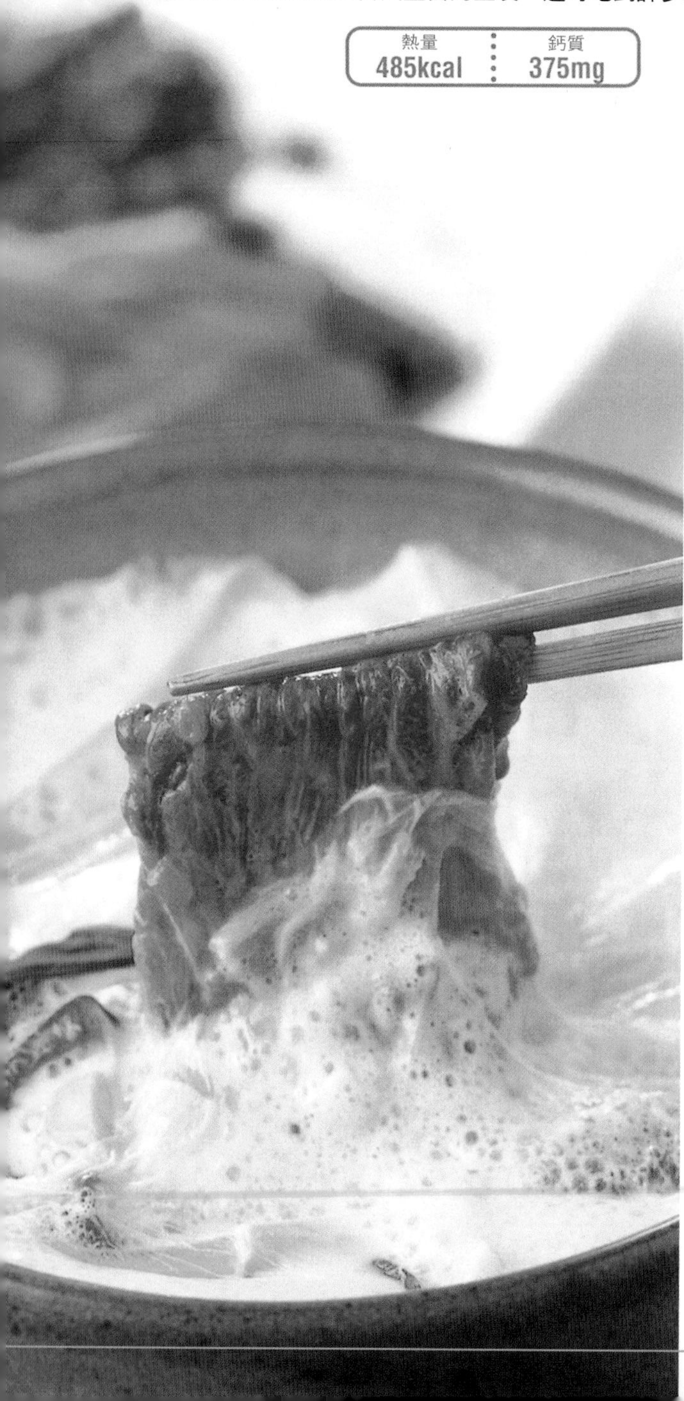

材料（4 人份）
涮涮鍋專用牛肩肉片…80g
青江菜…2 棵（200g）
冬粉…80g
鮮香菇…6 朵
豆漿…3 杯
柴魚高湯…1 杯

佐料

長蔥…8～10 根
蘿蔔…100g
辣椒…適量

沾醬

芝麻…5 大匙
醬油…2 大匙
砂糖、酒、醋…各 1 大匙
柴魚高湯…半杯

作法

1 青江菜直切為 3 等份，香菇去梗對切，冬粉泡水切成適當的長度。

2 長蔥切小口，蘿蔔磨成泥狀，辣椒切末，再把所有的佐料拌在一起。

3 將豆漿和柴魚高湯倒入鍋中，加入材料煮開，附上沾醬食用。

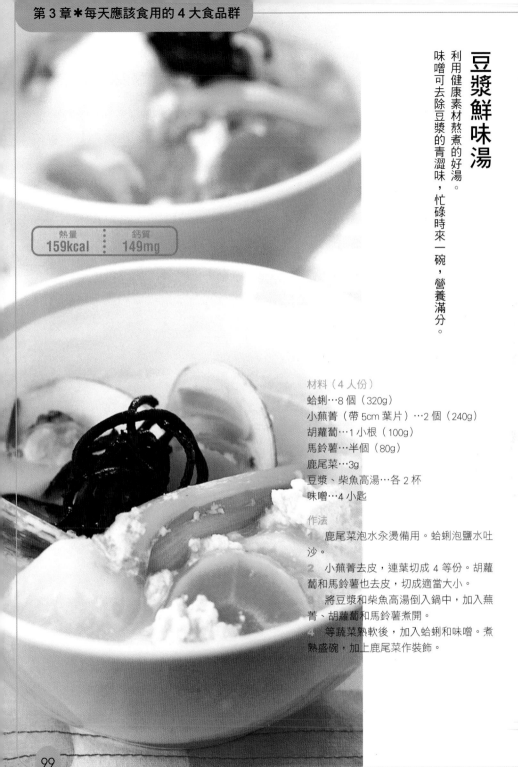

豆漿鮮味湯

利用健康素材熬煮的好湯。
味噌可去除豆漿的青澀味，忙碌時來一碗，營養滿分。

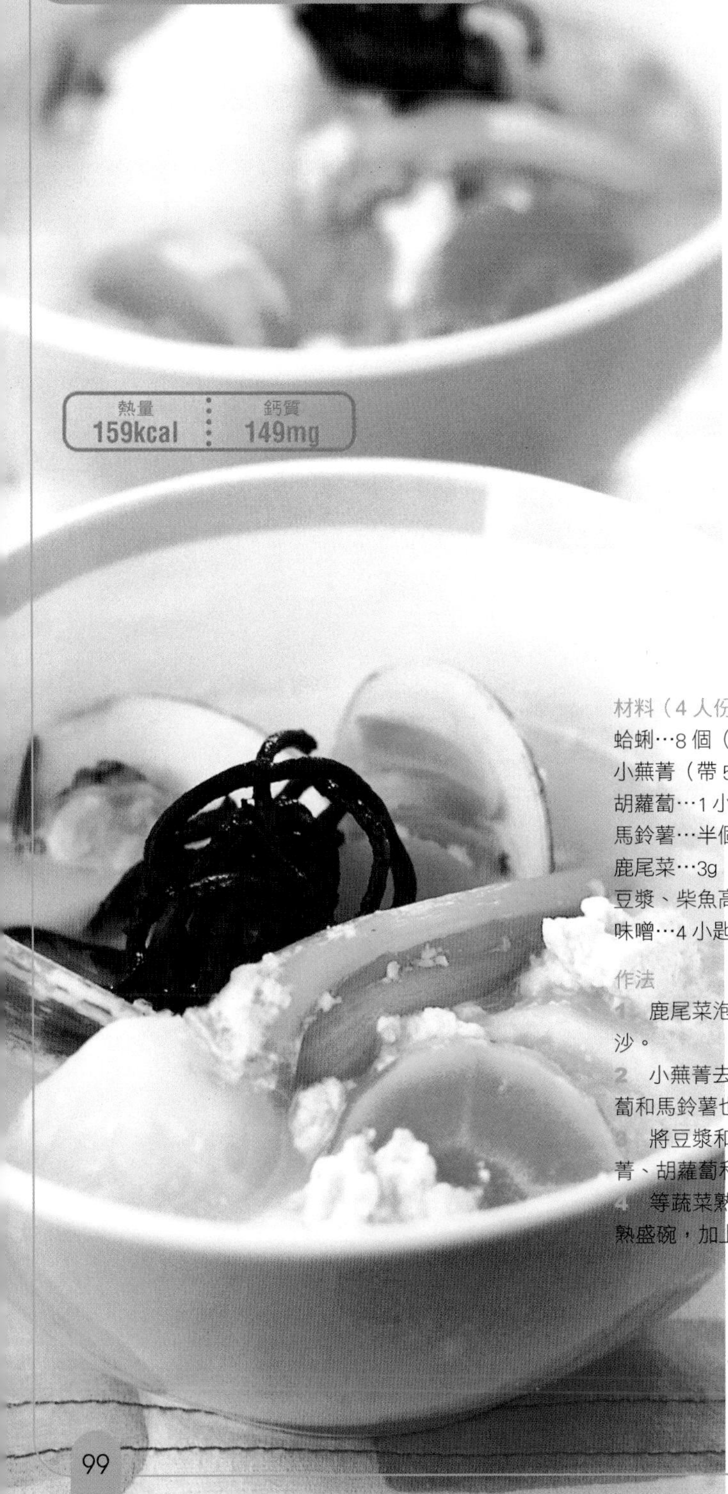

熱量 159kcal　鈣質 149mg

材料（4 人份）
蛤蜊…8 個（320g）
小蕪菁（帶 5cm 葉片）…2 個（240g）
胡蘿蔔…1 小根（100g）
馬鈴薯…半個（80g）
鹿尾菜…3g
豆漿、柴魚高湯…各 2 杯
味噌…4 小匙

作法

1 鹿尾菜泡水汆燙備用。蛤蜊泡鹽水吐沙。

2 小蕪菁去皮，連葉切成 4 等份。胡蘿蔔和馬鈴薯也去皮，切成適當大小。

3 將豆漿和柴魚高湯倒入鍋中，加入蕪菁、胡蘿蔔和馬鈴薯煮開。

4 等蔬菜熟軟後，加入蛤蜊和味噌。煮熟盛碗，加上鹿尾菜作裝飾。

小魚乾・海藻

可當作良質的鈣質來源，可望重新受到關注的古老食材

小魚乾的鈣質吸收率雖然只有30%，比不上乳製品；但是，它能讓人輕易補充到鈣質的優點卻不容忽視。例如，只要在一碗飯裡撒上2大匙的小沙丁魚乾，即可補充50 mg左右的鈣質。

在另一方面，海藻的鈣質吸收率也不高，但它含有鎂或膳食纖維等人體不可或缺的礦物質。而且，海藻可經曬乾或加鹽醃漬存放，當作家常菜。

所以，不管是小魚乾或海藻，都是可望重新受到關注的古老食材。

小魚乾可連骨頭一起食用的調理方式

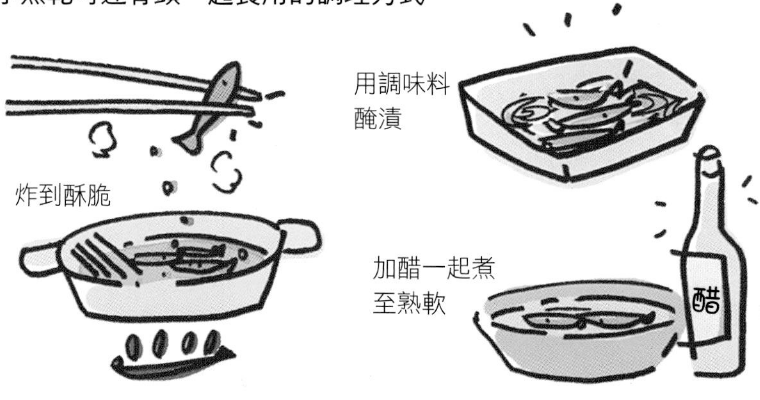
用調味料
醃漬
炸到酥脆
加醋一起煮
至熟軟
醋

海藻可當作家常菜，
運用於各式料理中！

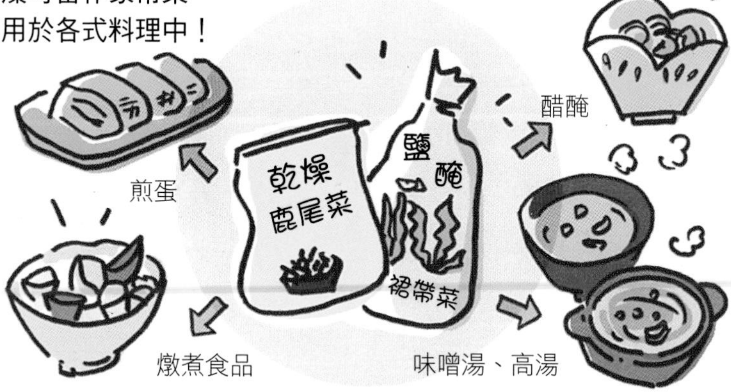
醋醃
煎蛋
乾燥
鹿尾菜
鹽醃
裙帶菜
燉煮食品
味噌湯、高湯

〈各種魚類一餐份的成分〉

櫻花蝦 （2 大匙）	鈣質：120mg 熱量：19kcal
魩仔魚 （2 大匙）	鈣質：220mg 熱量：33kcal
小魚乾 （2 大匙）	鈣質：52mg 熱量：21kcal
魚乾 （5 條 2.5g）	鈣質：63mg 熱量：8kcal
若鷺魚 （4 條 100g）	鈣質：450mg 熱量：77kcal

連骨頭一起食用充分攝取鈣質

小魚乾

- 櫻花蝦或魩仔魚都有點偏鹹，小心調味料不要放太多。
- 想用小魚乾做涼拌菜或醋醃時，先用熱水汆燙，可減少鹽分的攝取。
- 除了若鷺魚以外，小條的沙丁魚、柳葉魚或竹筴魚等魚類，經過酥炸都能連骨頭吃下去。

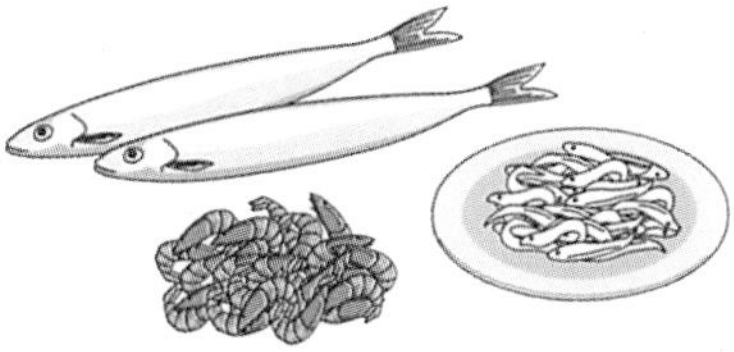

〈各種海藻一餐份的成分〉

昆布 （10cm 見方 2 片）	鈣質：134mg 熱量：37kcal
裙帶菜 （泡水還原 50g）	鈣質：65mg 熱量：9kcal
鹿尾菜 （乾燥品 8g）	鈣質：112mg 熱量：11kcal
海藻 （乾燥品 10g）	鈣質：87mg 熱量：12kcal
海帶結 （1 包 30g）	鈣質：23mg 熱量：3kcal

低熱量、含豐富礦物質

海藻

- 海藻的熱量低，含有許多膳食纖維，適合限制熱量的人食用。

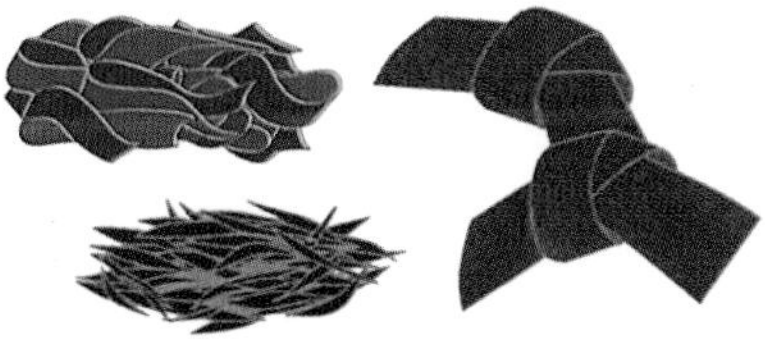

熱量 272kcal ｜ 鈣質 479mg

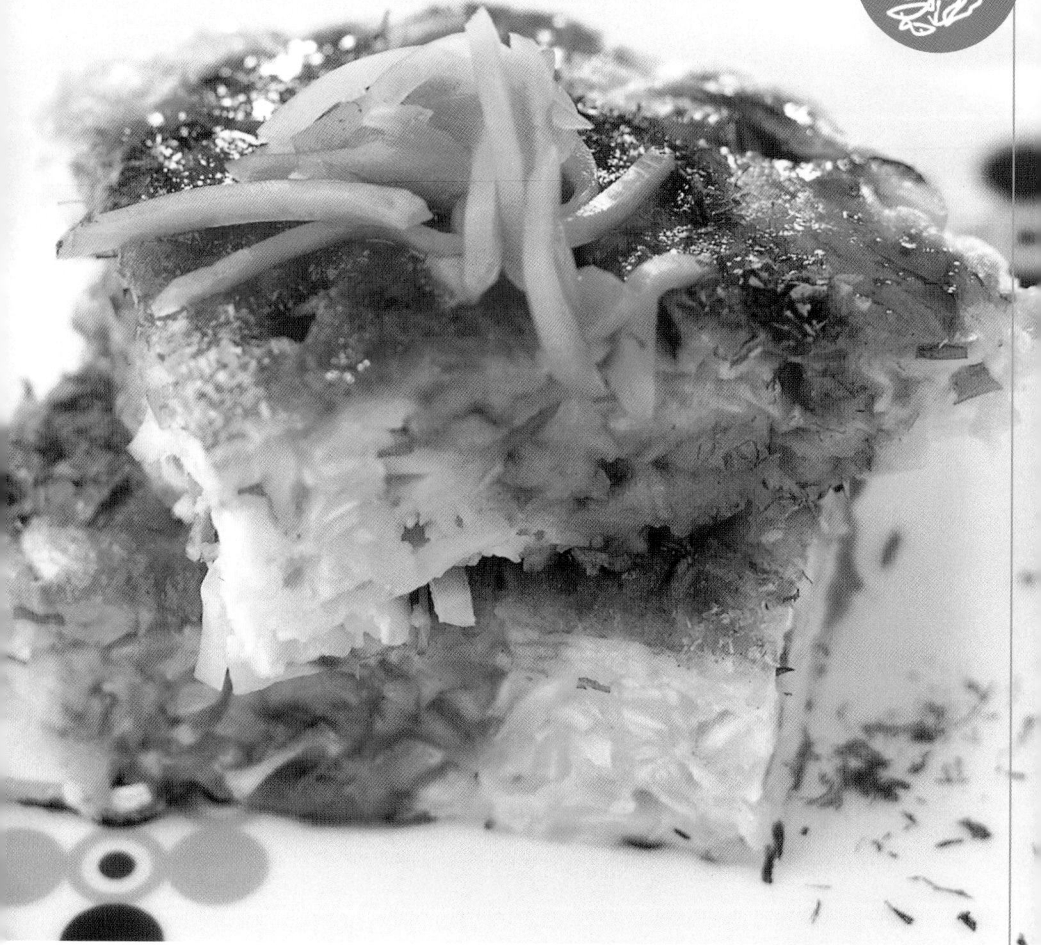

櫻花蝦蔬菜煎餅

利用櫻花蝦和乳酪強化鈣質，加上不同醬汁呈現各種口味。

材料（4 人份）

櫻花蝦…6～7 大匙（20g）
高麗菜…160g 長蔥（細蔥）…20g
山芋…80g 低筋麵粉…120g 蛋…2 個
水…80～100cc 披薩用乳酪…40g
沙拉油…2 小匙 厚醬汁…3 大匙
海苔粉、柴魚鬆…少許
紅薑…1 大匙

作法

1 高麗菜切細絲，長蔥切末。

2 山芋煮熟磨成泥狀，加入蛋、水和低筋麵粉拌勻。再加入 **1** 料，櫻花蝦和乳酪攪拌成粉漿。

3 平底鍋加油燒熱，加入粉漿（可分兩次），煎至兩面酥黃。

4 撒上海苔粉、柴魚鬆和厚醬汁，最後以紅薑裝飾。

熱量	鈣質
220kcal	377mg

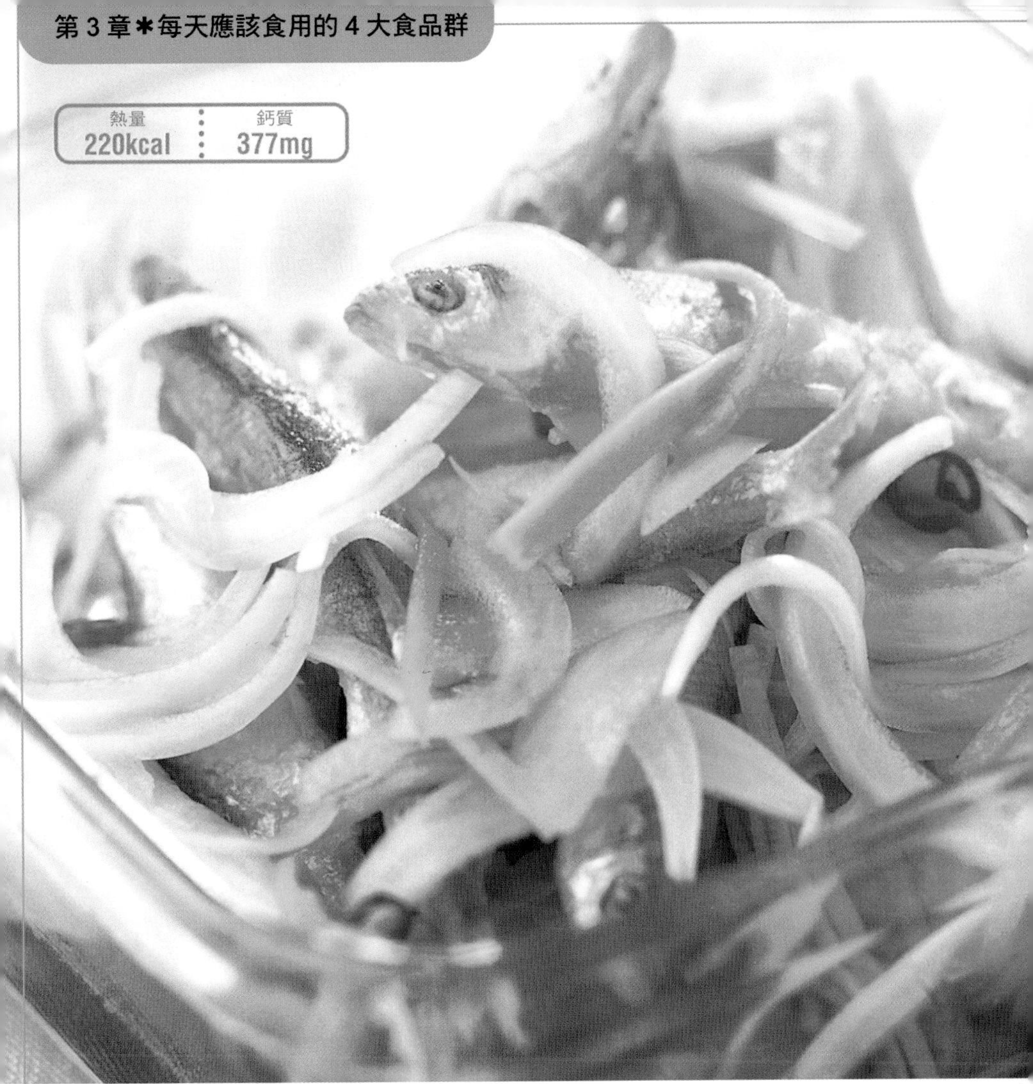

醋醃洋蔥小魚乾

炸過的若鷺魚可連骨食用，充分補充鈣質，配飯或配麵包都很好吃。

材料（4 人份）

若鷺魚…12～16 條（320g）

低筋麵粉、炸油…各適量

A〔醬油…3 大匙　醋…4 大匙
酒、砂糖…各 2 大匙　柴魚高湯…半杯〕

洋蔥…1/2 大個（120g）

胡蘿蔔…4cm（40g）　辣椒…少許

作法

1　若鷺魚洗淨瀝乾備用。

2　洋蔥和胡蘿蔔都切成細絲，加入 **A** 料煮開，再加入切碎的辣椒。

3　把 **1** 的魚撒上低筋麵粉，以 170℃ 的油炸約 4～5 分鐘。瀝乾油氣後，倒入 **2** 中醃漬。

小魚乾青江菜湯

這裡的小魚乾並不是用來熬煮高湯，所以不要煮太久或過熟。

材料（4 人份）

青江菜…4 棵（400g）
嫩薑…1 片
A〔小魚乾…10g　水…1 杯
醬油、酒…各 1 又 1/2 大匙
味淋…1 大匙〕
※這裡最好使用稍大的小魚乾，以方便直接食用。

熱量	鈣質
36kcal	111mg

作法

1　青江菜一葉一葉剝開，斜切成 2～3cm 長，把梗和葉子分開。薑切薄片。

2　把 **A** 料和薑片放入鍋中以中火煮開，再加入青江菜梗，加蓋煮約 1～2 分鐘。

3　再加入青江菜葉，上下攪拌煮熟。

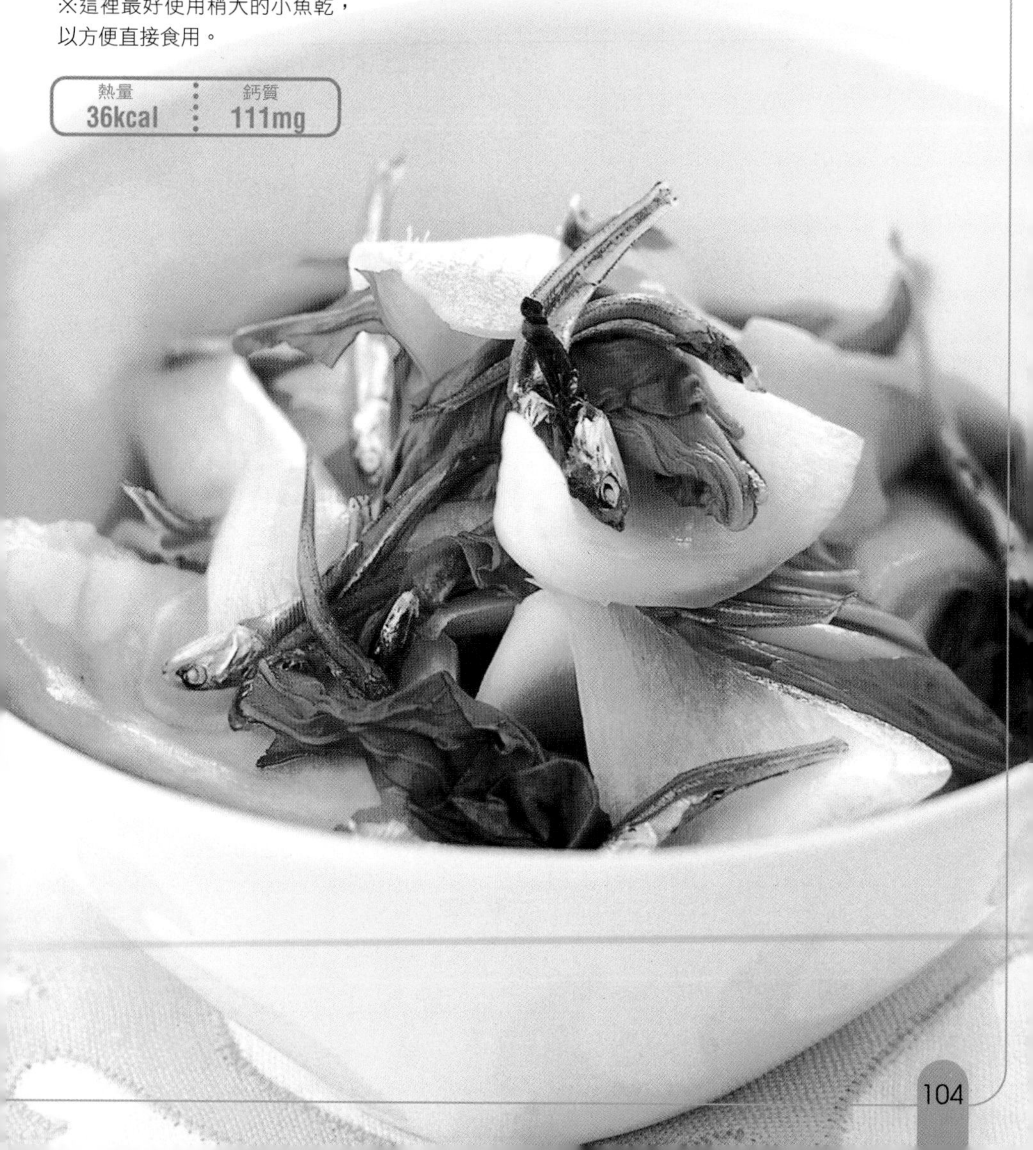

酥脆魚乾沙拉

小白魚乾的口感和其風味為烹調的重點。

熱量	鈣質
70kcal	76mg

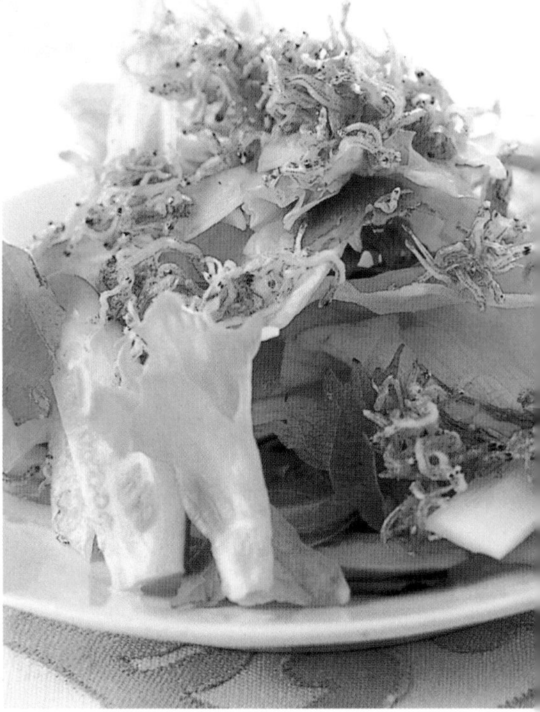

材料（4 人份）

小白魚乾…40g　橄欖油…1 大匙
萵苣…半個（120g）　小黃瓜…1 根
芹菜…1/2 大根（60g）
洋蔥…1/4 小個（40g）
綠紫蘇…5 片　和風醬…2 又 2/3 大匙

作法

1　小白魚乾快速洗淨瀝乾。
2　萵苣和綠紫蘇撕碎塊，小黃瓜直切為二，再斜切薄片。芹菜切成長方形，洋蔥切絲。
3　把 **2** 的蔬菜迅速過水，撈起瀝乾，裝盤。
4　用油把 **1** 的魚乾炒至酥脆，連油倒入 **3** 的蔬菜上，淋上和風醬拌勻。

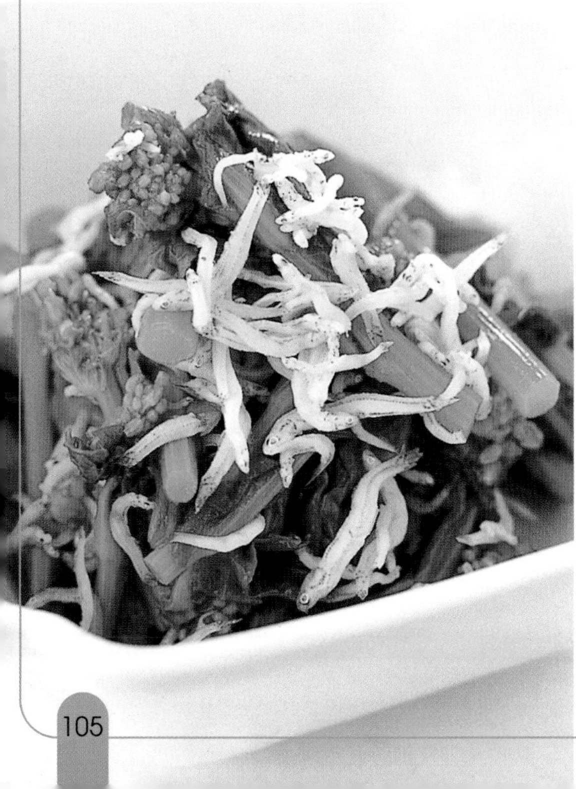

魩仔魚涼拌油菜花

魩仔魚和油菜都含有豐富的鈣質。

熱量	鈣質
53kcal	138mg

材料（4 人份）

油菜花…1 把（200g）　魩仔魚乾…40g
醬油…1 大匙　辣椒醬…少許
砂糖…2 大匙　鹽…少許

作法

1　魩仔魚乾快速汆燙瀝乾。
2　油菜花用鹽水汆燙，再泡冷水，切成 2～3cm 長，確實擰乾水分。
3　把醬油、辣椒醬和砂糖拌勻，加入 **1** 和 **2** 料涼拌，裝盤。

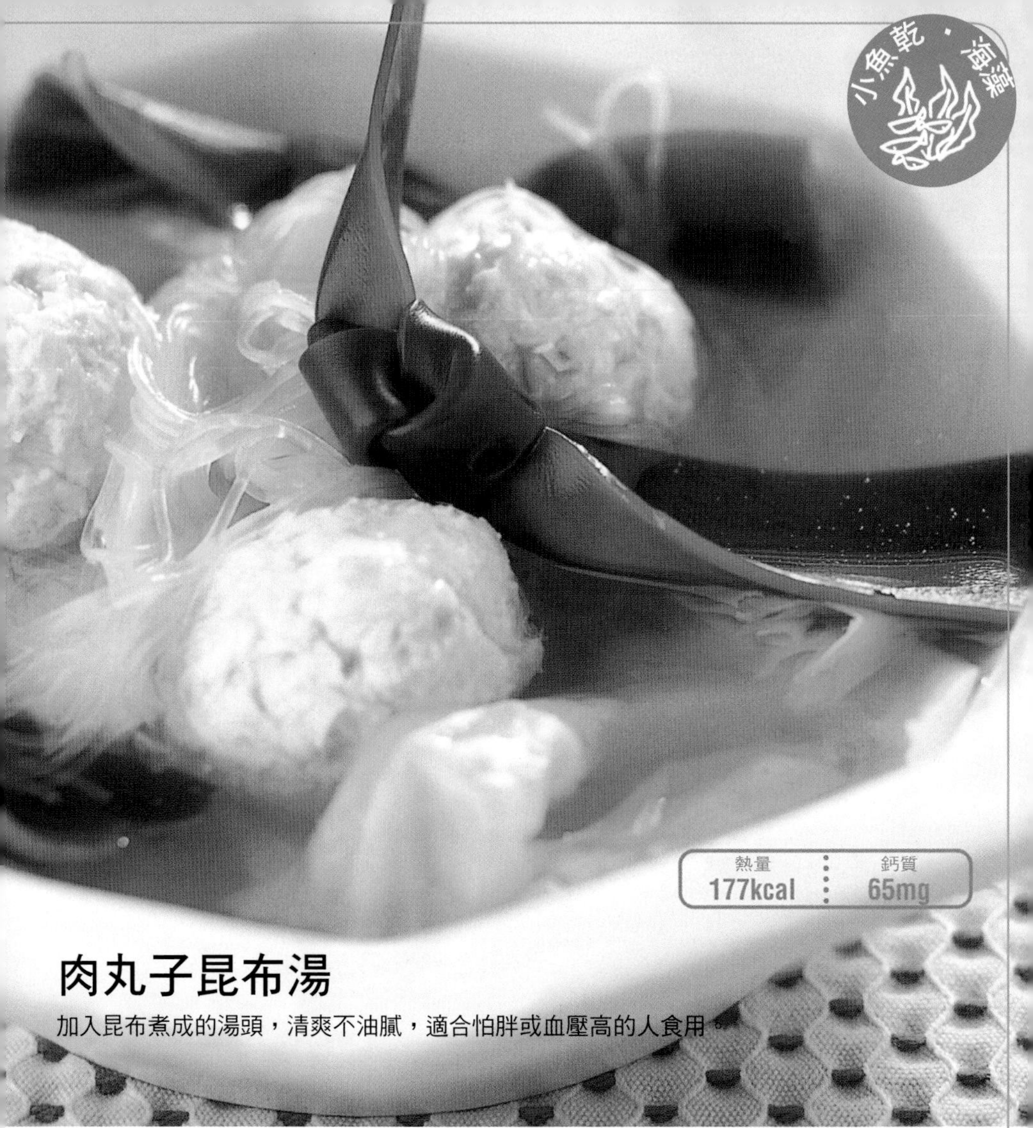

熱量 177kcal ⋮ 鈣質 65mg

肉丸子昆布湯

加入昆布煮成的湯頭，清爽不油膩，適合怕胖或血壓高的人食用。

材料（4 人份）

A〔雞絞肉…240g　酒…1 大匙
　長蔥…半根（40g）　鹽…1 小匙
　胡椒粉…少許　太白粉…1 大匙〕

昆布（乾燥）…30cm×2 片（20g）

冬粉…40g　高麗菜…100g

水…4 杯

鮮雞精…半小匙

酒…1 大匙　鹽…1/2～3/4 小匙

薄鹽醬油…1 小匙　芝麻香油…1 小匙

作法

1　把乾燥的昆布泡水（另外準備）還原，平均切成 3 長條。每一長條的昆布打 2 個結，再對切為海帶結。

2　冬粉泡軟，切成適當長度。高麗菜切片狀。

3　把海帶結、水和鮮雞精一起倒入鍋中煮開，加蓋煮約 10 分鐘。

4　攪拌 **A** 料，捏成一口大小，連同昆布和高麗菜，放入 **3** 的湯中煮約 5 分鐘。

5　用鹽、酒、醬油調味，加入冬粉煮一下，淋點芝麻香油即可。

裙帶菜梅乾涼拌菜

鴨兒芹和梅乾的香氣為料理的重點，加上裙帶菜營養更豐富。

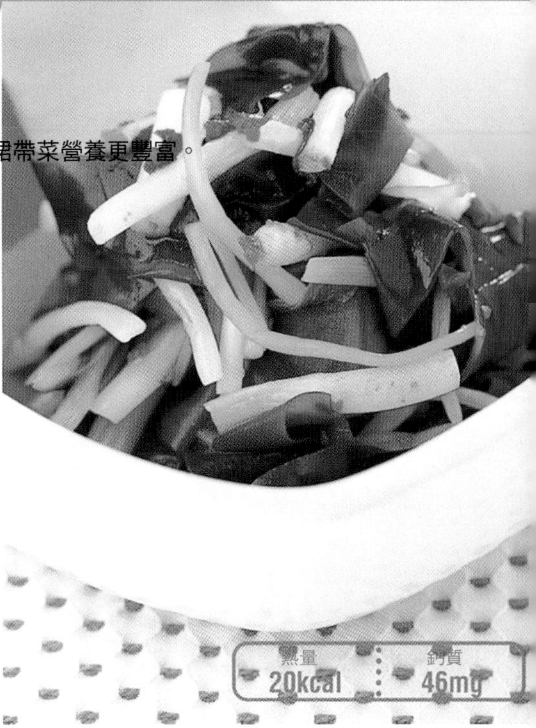

材料（4 人份）

裙帶菜（泡過水的）…200g
鴨兒芹…160g
A〔醬油、味淋…各 1 小匙
梅乾…2 顆（果肉 20g）〕

作法

1 裙帶菜洗淨，以熱水汆燙再浸泡冷水，瀝乾後切成適當大小。

2 鴨兒芹去根部，用熱水汆燙泡冷水，切成 3～4cm 長再充分擰乾。

3 梅乾果肉剁碎，與 **A** 料混合，再加入 **1**、**2** 的食材拌勻。

熱量 20kcal｜鈣質 46mg

熱量 56kcal｜鈣質 149mg

紅燒海帶絲

甜甜辣辣的口味，最適合配飯吃。

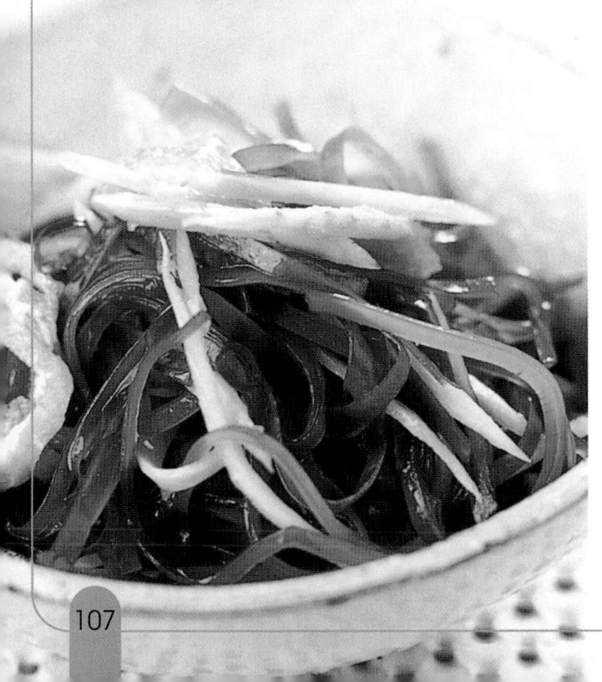

材料（4 人份）

油豆包…1 片（20g）
海帶絲（生的）…200g
牛蒡…1 小根（120g）
沙拉油…1 又 1/2 大匙
A〔辣椒…少許
醬油、酒、砂糖…各適量〕

作法

1 油豆包用熱水燙過瀝除油氣，再切細絲。海帶絲洗淨，切成適當長度。牛蒡去皮，斜切薄片再切成絲，泡醋水（另外準備）瀝乾備用。

2 先炒牛蒡絲，再加入油豆包、海帶絲，倒入 **A** 料炒至湯汁收乾。

小魚乾・海藻

海藻沙拉

加入富含蛋白質的雞胸肉，份量十足，還能促進海藻之鈣質的吸收。

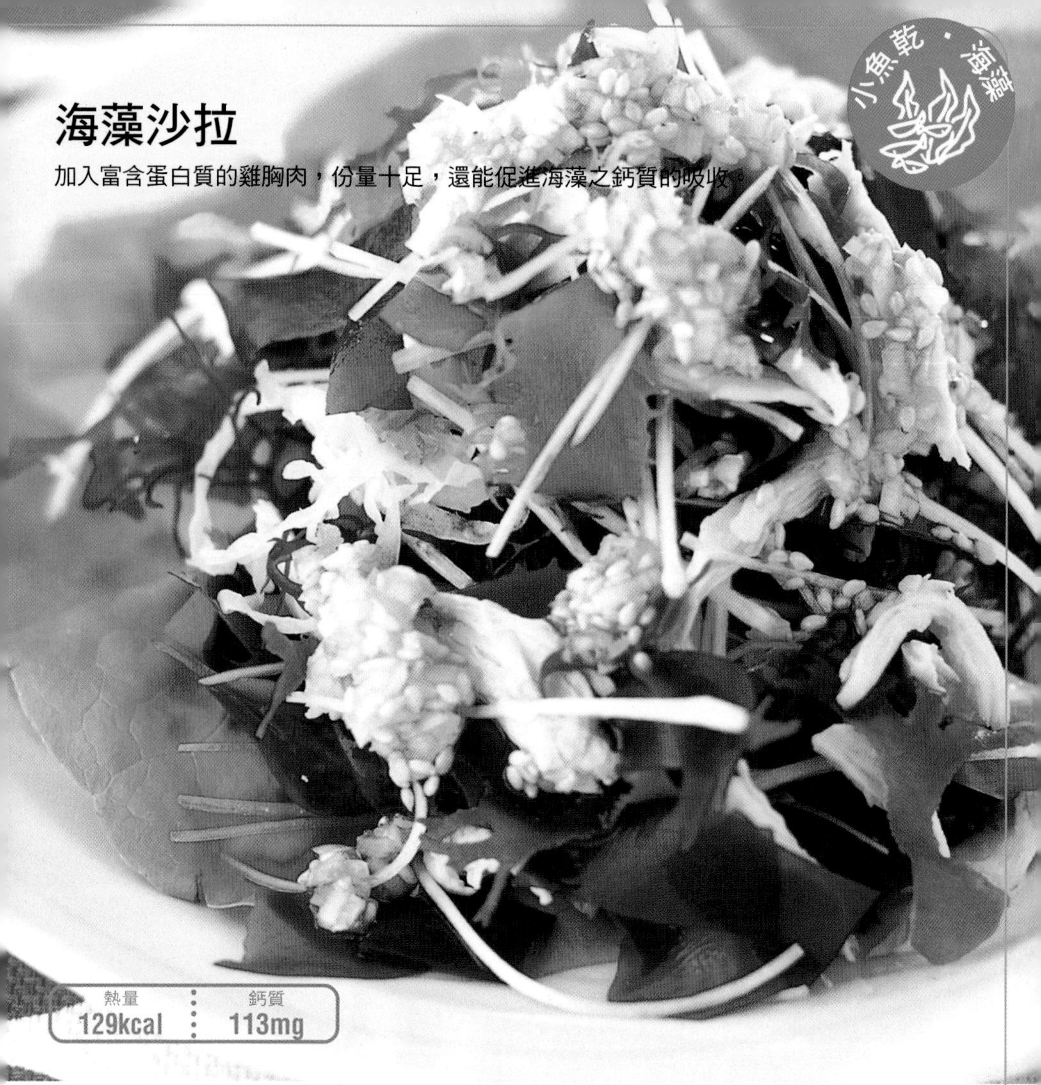

熱量	鈣質
129kcal	113mg

材料（4 人份）

海藻混合包…40g
雞胸肉…2 副（90g）
鹽…少許　酒…1 小匙
沙拉菜…8 片
長蔥…半根（40g）
A〔芝麻…2 大匙
　薑絲…適量
　醋、沙拉油…2 大匙
　薄鹽醬油…2 小匙〕

作法

1　海藻先泡軟再瀝乾。長蔥取外側的蔥白部分切細絲，內側的部分切絲。

2　雞胸肉先用鹽和酒醃漬入味，用較多的水（另外準備）以中火加蓋蒸煮 3～4 分鐘。放涼後剝成細絲。

3　把海藻、蔥白細絲和雞肉絲混合，倒入鋪上沙拉菜的盤子上。

4　再將 **1** 的蔥絲和 **A** 料混合調成醬汁，淋在 **3** 的食材上。

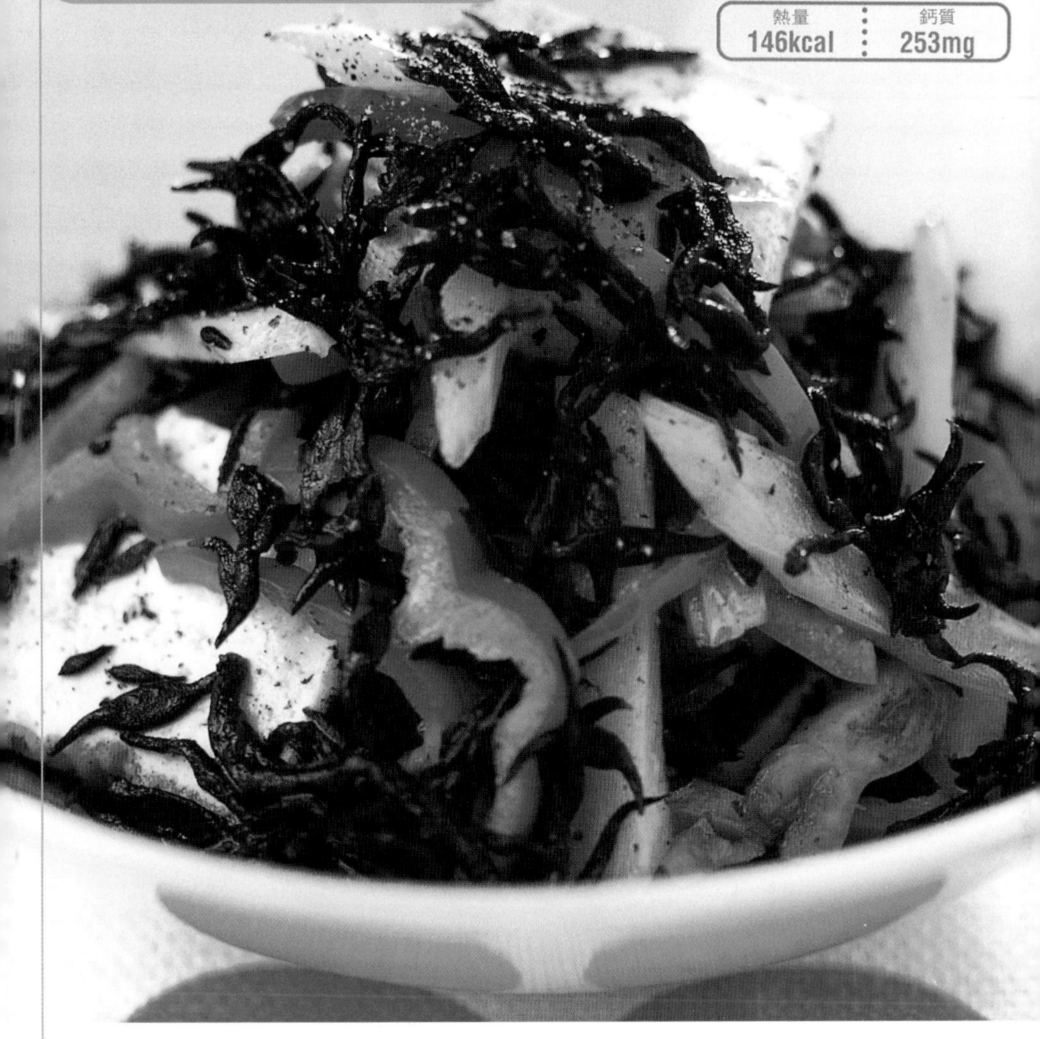

熱量	鈣質
146kcal	253mg

鹿尾菜蠔油鮮蔬

蠔油有提味的功效，最後撒上胡椒粒更是增加美味的要訣。

材料（4 人份）

鹿尾菜芽…5～6 大匙
紅椒…3 個（120g）　芹菜…2 根（200g）
油豆腐…1 塊（220g）　沙拉油…1 大匙
A〔酒…1 大匙　蠔油…2 小匙
　鹽…1/3 小匙〕
黑胡椒粒…少許

作法

1　鹿尾菜先泡軟再瀝乾。
2　紅椒橫切成細絲，芹菜直切為二再切成斜薄片，油豆腐用紙巾吸油後，再直切成 5mm 寬。
3　先炒鹿尾菜和油豆腐，再放入紅椒和芹菜，以 **A** 料調味，撒上胡椒粒即可。

蔬菜

就算不是為了補充鈣質，也要每天充分攝取

雖說人體很難從蔬菜本身攝取大量的鈣質，但就算不是爲了補充鈣質，也應該多多食用蔬菜，維持均衡的飲食習慣。這不僅是爲了骨骼設想，還能預防許多慢性病呢！

在蔬菜裡面，油菜、水菜、青江菜等葉菜類，或蕪菁的葉子和蘿蔔的葉子等，都含有許多鈣質。若能刻意食用，除了補充鈣質，還能攝取維他命A、C等養分。此外，像荷蘭芹或綠紫蘇等香氣濃郁的蔬菜，也含有豐富的鈣質。

蔬菜的鈣質吸收率只有 18 %，
最好和其他食材一起搭配。

〈涼拌油菜〉

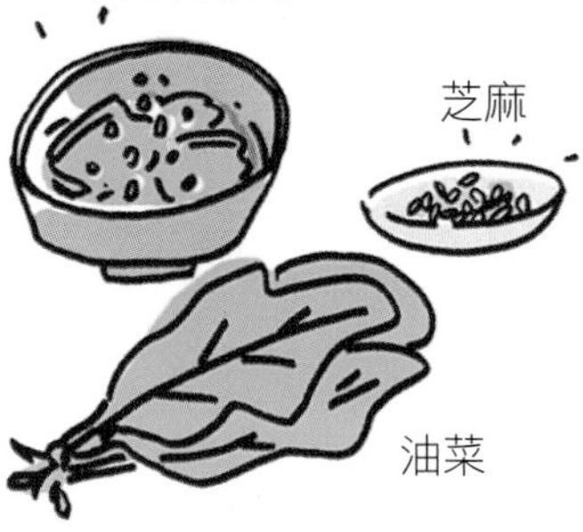

〈青江菜蝦米涼拌菜〉

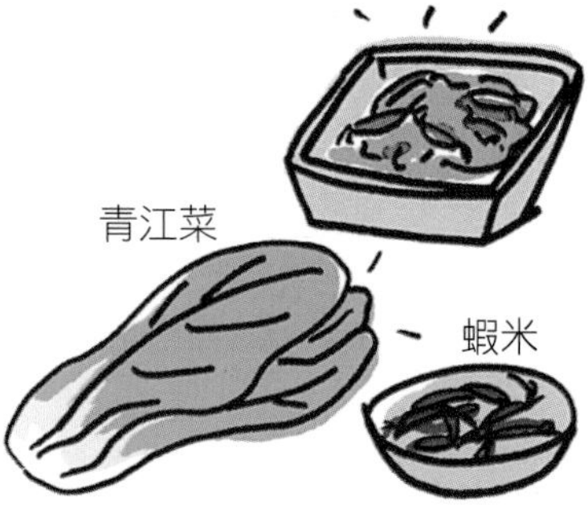

一些少見的蔬菜
也含有豐富的鈣質

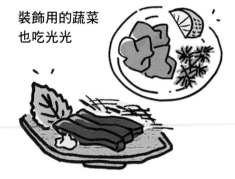

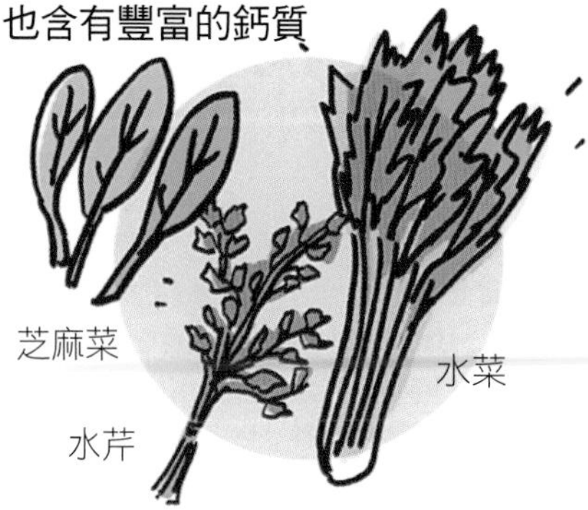

裝飾用的蔬菜
也吃光光

各種維他命的含量也很豐富
埃及野麻嬰

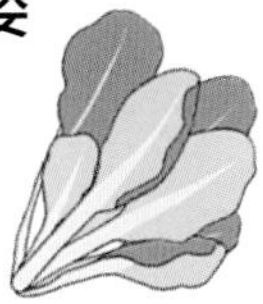

一餐份（半把 50g）的成分
鈣質：130mg
熱量：19kcal

●不僅是鈣質，也含豐富的維他命B群、C、E、K和β胡蘿蔔素。

●雖有獨特的黏性，卻非常好吃，汆燙一下即可食用。

沒有澀感、營養豐富
油菜

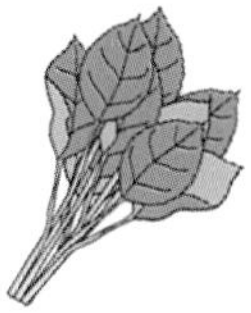

一餐份（1/4 把 75g）的成分
鈣質：128mg
熱量：11kcal

●外形類似菠菜，但沒有青澀味，無需事先燙過。鈣質含量為菠菜的 3.5 倍。

●除了鎂或維他命K，還含有許多維他命A、C、E。

製作沙拉必備的蔬菜
芝麻菜

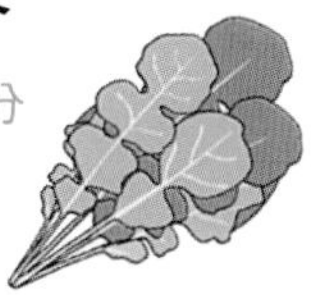

一餐份（半把 50g）的成分
鈣質：85mg
熱量：10kcal

●原產於地中海的香草，以類似芝麻的香味為特徵，適合生食。

●和粉狀乳酪很對味，一起食用可攝取許多鈣質。

營養價值高的乾燥食品
蘿蔔乾

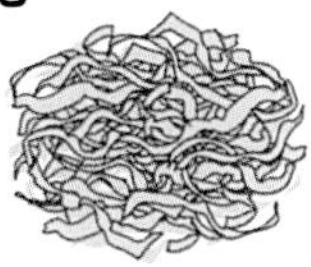

一餐份（15g）的成分
鈣質：81mg
熱量：42kcal

●和生鮮的蘿蔔相比，鈣質或膳食纖維等營養素的含量多很多。

●可以煮湯或泡水涼拌或炒來吃，韌脆的口感十分美味。

其他鈣質含量多的蔬菜

食品名稱	一餐的份量	鈣質含量	熱量
水菜	150g	315mg	35kcal
油菜花	1/4 把 50g	80mg	17kcal
蘿蔔葉	1/4 條份 30g	78mg	8kcal
鹿尾菜	半包 50g	75mg	9kcal
茼蒿	1/4 把 50g	60mg	11kcal
荷蘭芹	1 根 10g	29mg	4kcal
水芹	半把 25g	28mg	4kcal
綠紫蘇	5 片 5g	12mg	2kcal

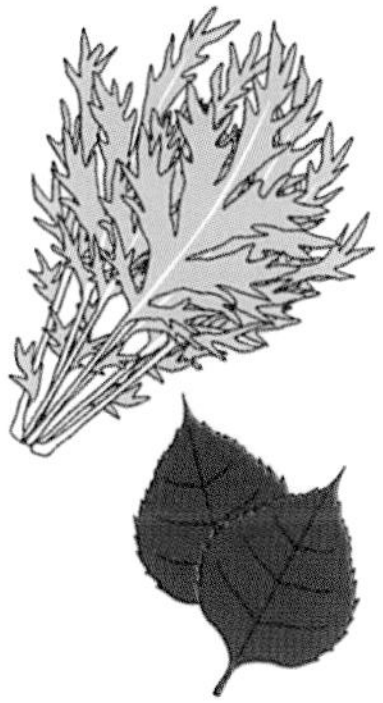

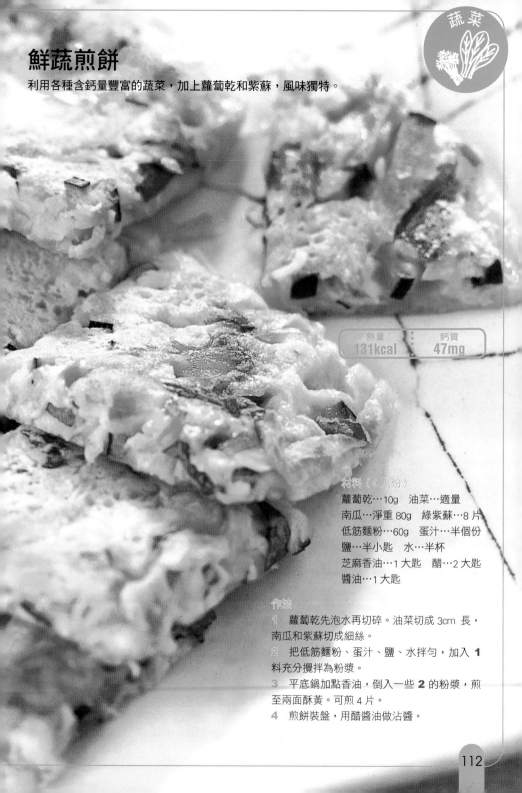

鮮蔬煎餅

利用各種含鈣量豐富的蔬菜，加上蘿蔔乾和紫蘇，風味獨特。

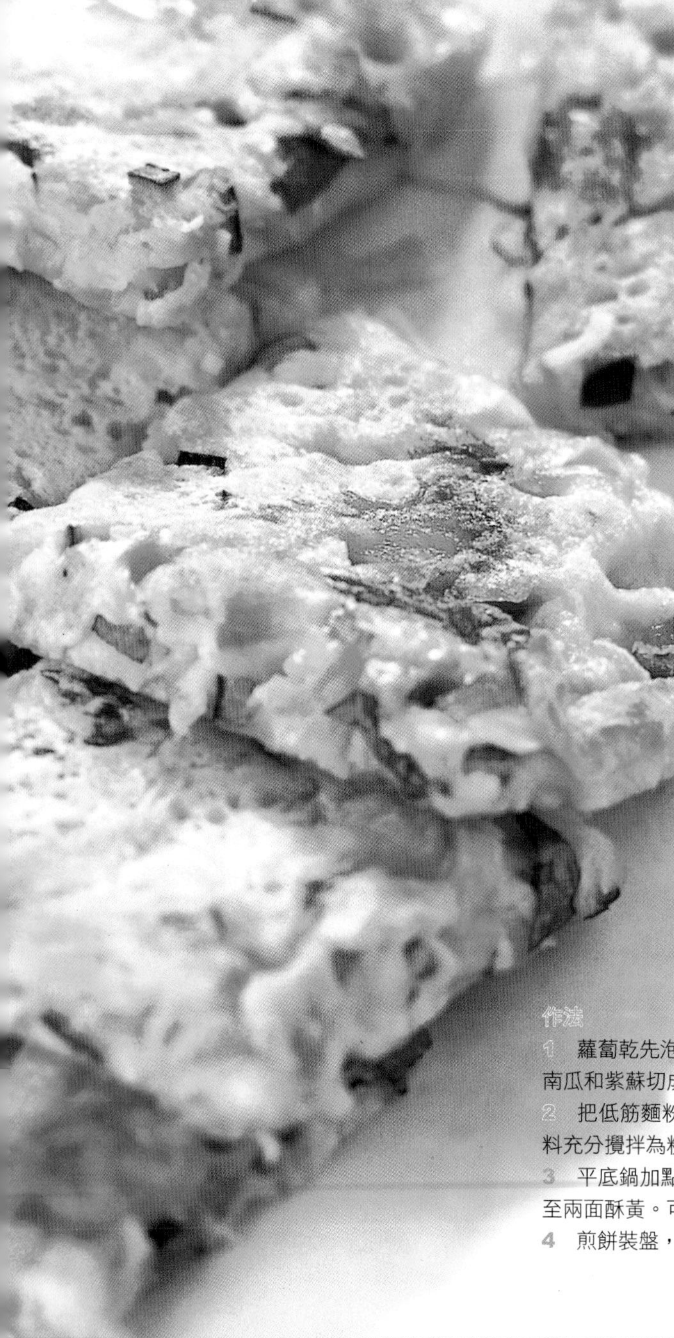

熱量	鈣質
131kcal	47mg

材料（4 人份）

蘿蔔乾…10g　油菜…適量
南瓜…淨重 80g　綠紫蘇…8 片
低筋麵粉…60g　蛋汁…半個份
鹽…半小匙　水…半杯
芝麻香油…1 大匙　醋…2 大匙
醬油…1 大匙

作法

1　蘿蔔乾先泡水再切碎。油菜切成 3cm 長，南瓜和紫蘇切成細絲。

2　把低筋麵粉、蛋汁、鹽、水拌勻，加入 **1** 料充分攪拌為粉漿。

3　平底鍋加點香油，倒入一些 **2** 的粉漿，煎至兩面酥黃。可煎 4 片。

4　煎餅裝盤，用醋醬油做沾醬。

水菜豆包湯

煮熟的水菜十分美味，令人食指大動，可攝取充足的鈣質。

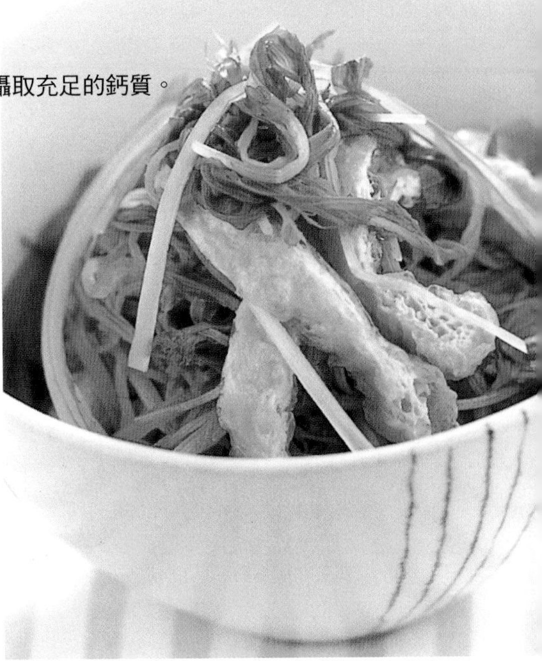

熱量	鈣質
118kcal	378mg

材料（4 人份）

水菜…600g
油豆包…2 大片（80g）
柴魚高湯…2 小杯
醬油…5 小匙

作法

1　水菜切成 3cm 長，油豆包切成 1.5cm 寬。

2　把高湯和醬油倒入鍋中煮開，再加入油豆包。

3　最後加入水菜快煮一下即可熄火。

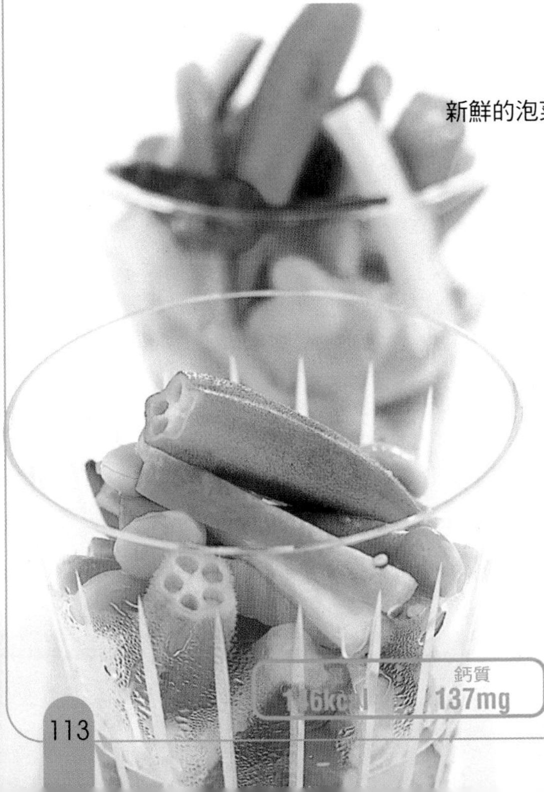

盛夏的鮮蔬泡菜

新鮮的泡菜，作法簡單又清爽，很適合夏天食用。

材料（4 人份）

秋葵…16 根　小黃瓜…1～2 條
四季豆…6 根
毛豆…半袋（100g）
芹菜…1/2 大根（60g）　胡蘿蔔…20g
A〔大蒜…1 片　砂糖…3 大匙
醋、水…各適量
辣椒…1 根〕

作法

1　秋葵用鹽（另外準備）搓洗去除外毛，再去蒂。毛豆用鹽水汆燙剝殼，小黃瓜和四季豆切除頭尾，再切成適當長度。胡蘿蔔和芹菜也切好備用。

2　把 **A** 料倒入鍋中煮開，熄火。

3　趁熱把 **1** 的食材倒進 **2** 裡攪拌，放涼即可食用。

熱量	鈣質
1[illegible]6kcal	137mg

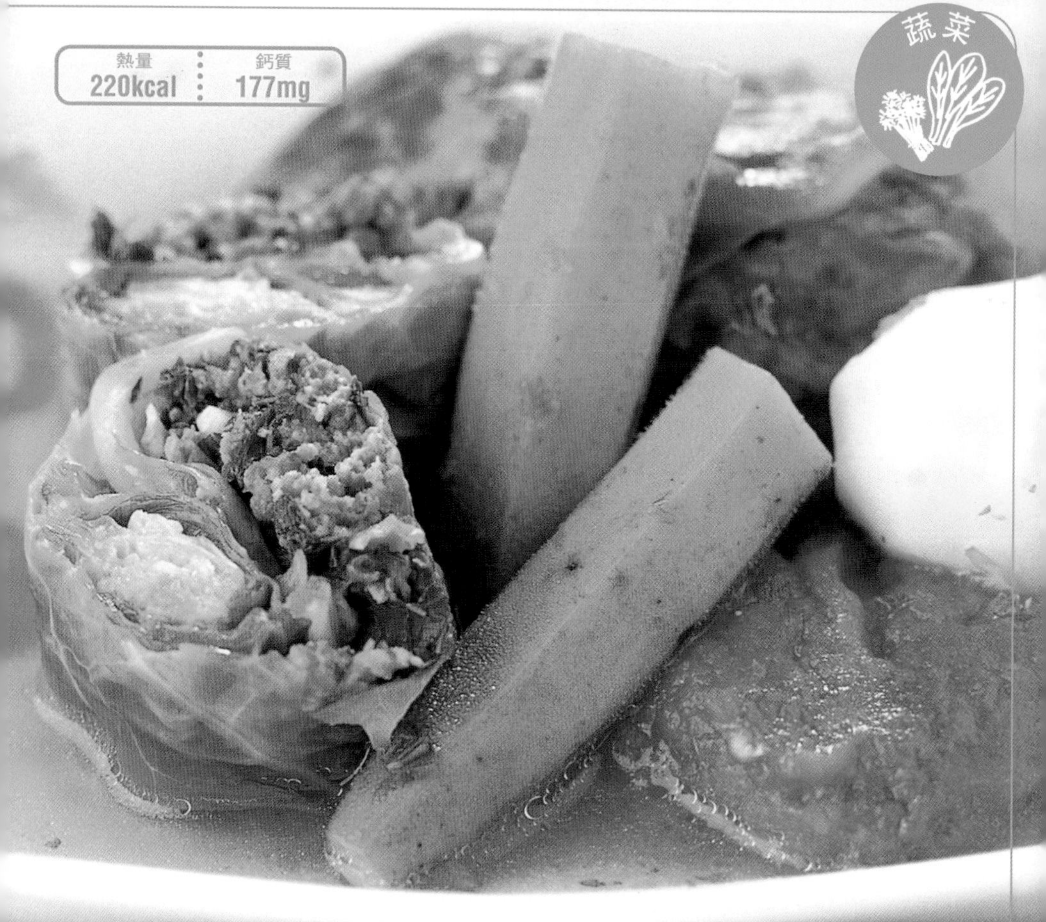

高麗菜捲

利用埃及野麻嬰的黏性取代蛋汁，可增加鈣質的含量。

材料（4 人份）
牛絞肉…200g
洋蔥…半個（120g）
埃及野麻嬰…1 小袋（80g）
高麗菜葉…8 大片（800g）
大蒜…1 片
鹽、胡椒粉…各少許　義大利麵條…4 根
番茄…2 小顆（160g）　秋葵…8 根
馬鈴薯…4 小個（100g）
高湯塊…1 塊
水…4 杯
芹菜末…少許

作法

1　高麗菜葉汆燙泡水，把中間的葉梗剁碎。洋蔥和大蒜也剁碎。埃及野麻嬰汆燙剁碎。

2　把絞肉、洋蔥末、蒜末、野麻嬰和高麗菜梗加上鹽和胡椒粉充分攪拌。

3　把高麗菜葉打開，放入適量（約做 8 份）的絞肉料包起來，用半根麵條固定封口。共做 8 個菜捲。

4　水與高湯塊放入鍋中煮開，加入馬鈴薯、番茄和菜捲煮熟。

5　等材料煮至熟軟，加入去蒂的秋葵煮一下，熄火，撒上芹菜末。

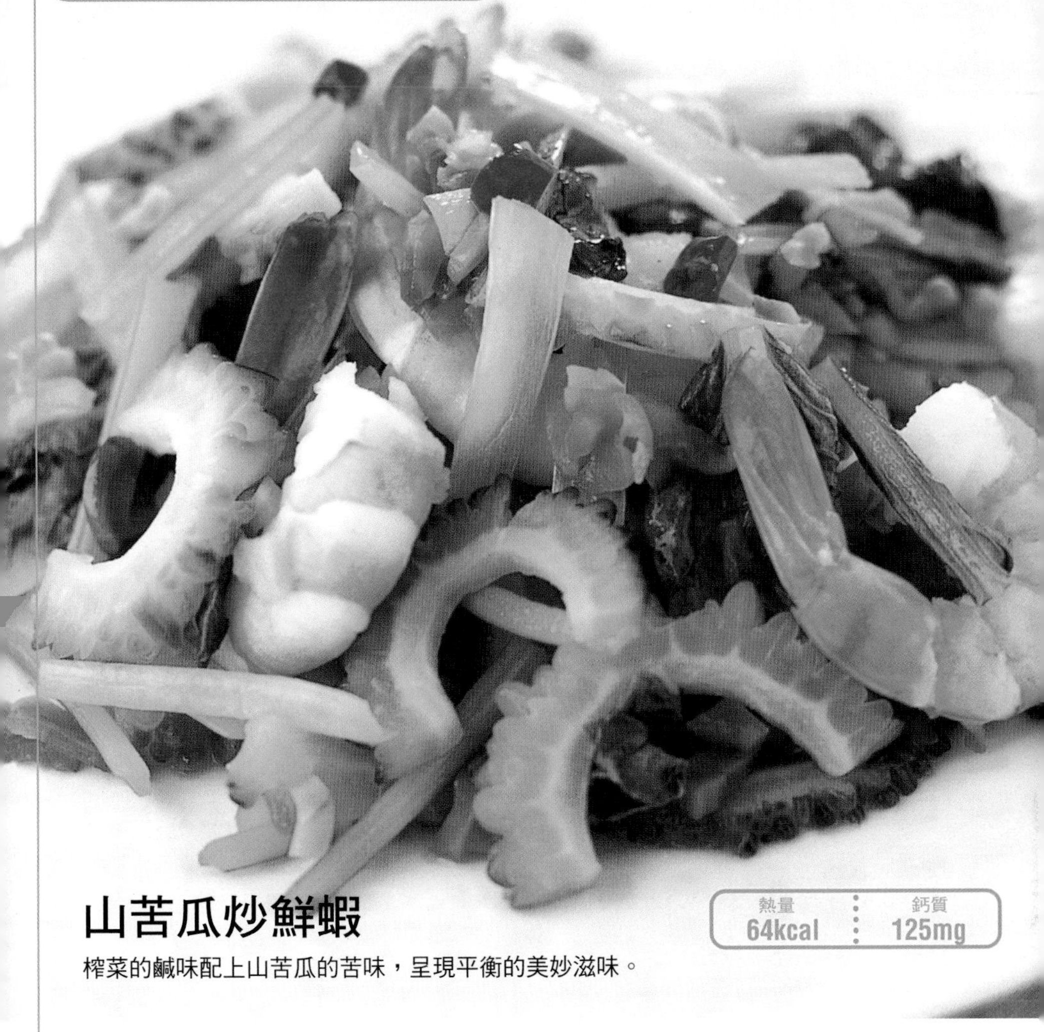

山苦瓜炒鮮蝦

熱量	鈣質
64kcal	125mg

榨菜的鹹味配上山苦瓜的苦味，呈現平衡的美妙滋味。

材料（4 人份）

山苦瓜…1 條（240g）
榨菜…40g
鹽…1 小匙
油菜…1 把（240g）
蝦子…12 隻（淨重 240g）
芝麻香油…2 小匙
辣椒…1 根

作法

1 山苦瓜去頭尾，直切為二，用湯匙挖掉籽，切成 5mm 厚的半圓形，以鹽水搓揉沖洗，瀝乾備用。

2 榨菜切粗末，油菜切成 3cm 長。

3 蝦子剝殼（留下尾巴的殼），去除泥腸；辣椒去籽切小口。

4 平底鍋加油燒熱，先炒辣椒，加入榨菜，再放入蝦子和山苦瓜一起炒。

5 等蝦子炒熟，加入油菜拌炒一下再熄火。

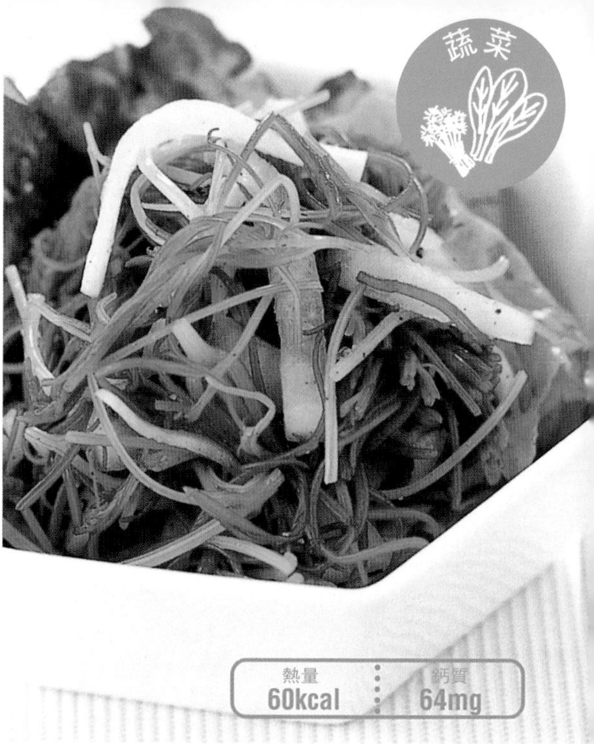

涼拌鹿尾菜

加了胡麻醬的鹿尾菜，
比平常的涼拌菜更美味可口。

材料（4 人份）

鹿尾菜…1 包（100g）
蘿蔔…50g
萵苣…適量
A〔醋、醬油、芝麻香油…各 4 小匙
芝麻粒、胡麻醬…各 2 小匙〕

作法

1 鹿尾菜洗淨汆燙備用，蘿蔔切成細絲。
2 **A** 料拌勻，加入 **1** 的食材。
3 萵苣撕小片鋪於盤底，倒入 **2** 的食材。

熱量	鈣質
60kcal	64mg

熱量	鈣質
134kcal	72mg

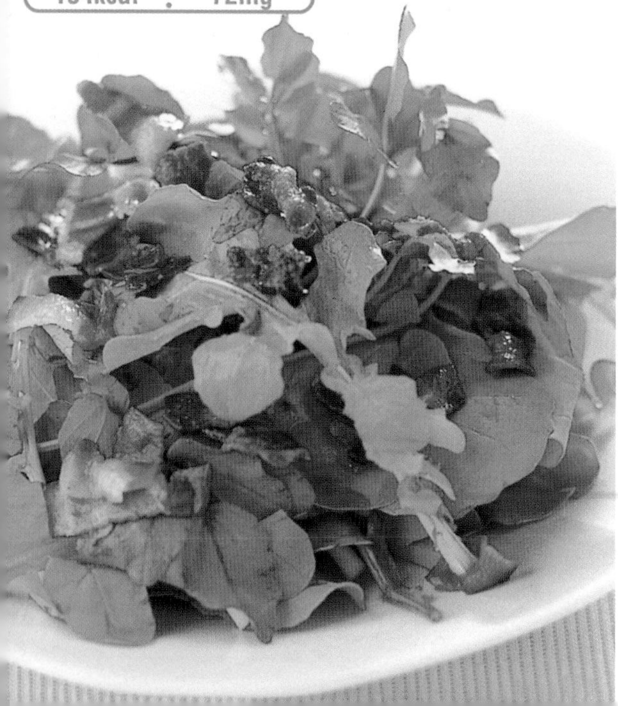

培根水芹沙拉

基於簡單好吃原則做成的沙拉，
吃再多也不必擔心發胖。

材料（4 人份）

芝麻菜…1～2 包（160g）
水芹…2 把（100g）
培根…40g
醋…4 大匙
胡椒粉…少許

作法

1 培根切成 2cm 寬。
2 芝麻菜和水芹撕成小口，裝盤。
3 培根炒香，加入醋和胡椒粉煮開，熄火倒入 **2** 的食材上。

第4章

增加鈣質攝取量的飲食方法

在這個章節，要介紹許多正餐之外的點心或飲料、簡便的小菜或香鬆食品、家常菜等等，可增加鈣質攝取量的食譜。不知該如何變化平日飲食生活的人，可以好好參考這些說明，以避免鈣質攝取量不足。

加點巧思，你也可以增加鈣質的攝取量。

更簡單就能攝取鈣質的方法！

不必「完全改變」，只要「稍微改變一下」就可以

爲了維護身體的健康，飲食療法自有其重要性；但若一味強調「鈣質、鈣質」，反而會讓人覺得有壓力，甚至於讓整體的飲食失去均衡。鈣質的攝取當然很重要，但是，要攝取足夠的鈣質也不是那麼困難的事。不妨將平日常吃的食材換成一、兩種書中介紹的菜單，攝取鈣質含量高的食品，或將常喝的冷飲換成牛奶或蔬果汁。像這樣不必將飲食習慣做太多的改變，只要在小地方加點巧思，參考這個章節介紹之許多可增加鈣質攝取量的食譜，一樣可以達到攝取足夠鈣質的目的。

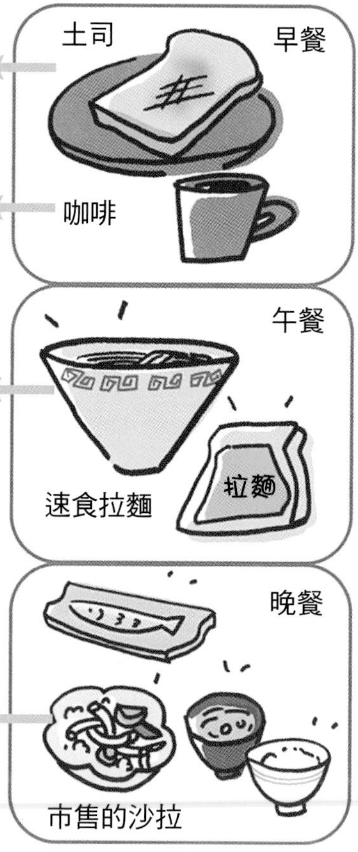

加Ca妙方　土司加上1片起司

加Ca妙方　換成「油菜蘋果汁」（130頁）

加Ca妙方　換成「青江菜櫻花蝦炒麵」（141頁）

加Ca妙方　點心可吃牛奶布丁

加Ca妙方　換成「小魚乾拌豆腐」（121頁）

如以上的替代方案即可增加鈣質喔！

用簡單的食材製作家常菜，
營養滿分喔！

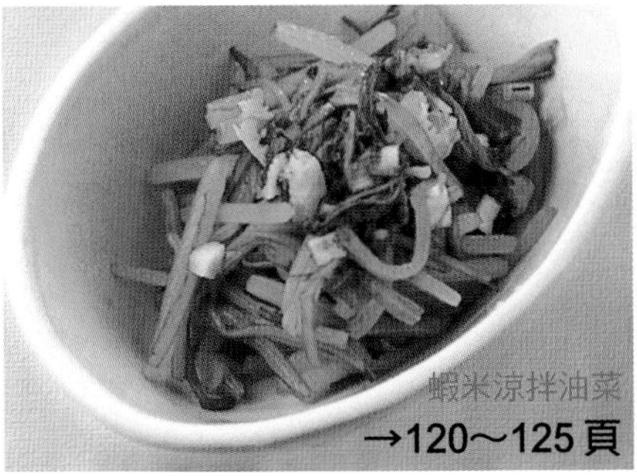

蝦米涼拌油菜
→120～125 頁

多用牛奶當飲料，
或用鈣質多的蔬菜打果汁，
也能補充維他命 C。

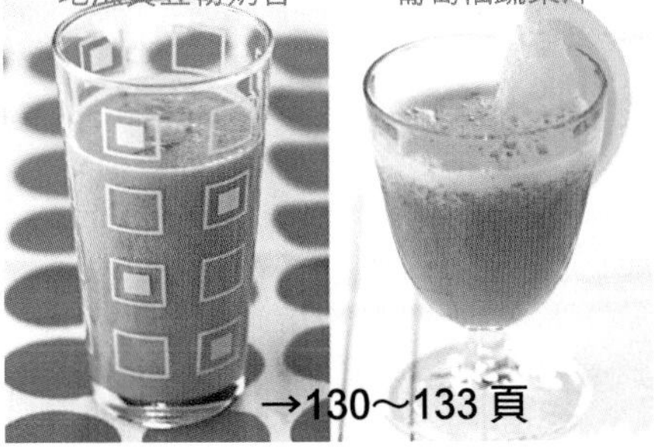

地瓜黃豆粉奶昔　葡萄柚蔬菜汁
→130～133 頁

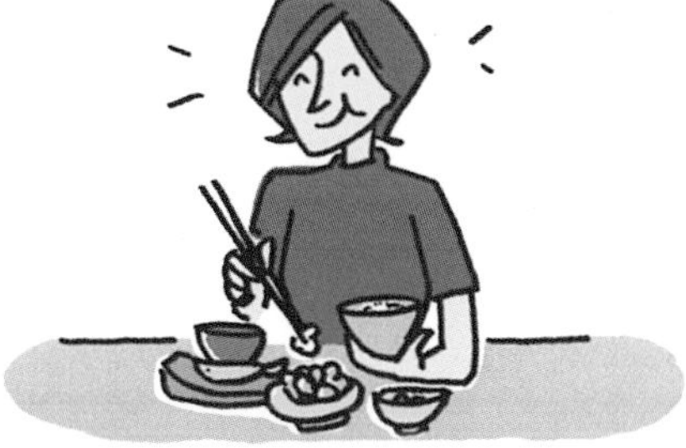

在每天的飲食上稍微做點變化

只要利用書中介紹的料理，每天就有兩三次增加鈣質攝取的機會。就算沒有實地製作，也能了解哪些食材含鈣量比較高，當作挑選菜單的參考。東方人的平均鈣質攝取量，在各年齡層普遍不足，應多注意飲食方式，以防骨質疏鬆症。

甜食或點心可利用
牛奶、乳酪等乳製品，
或芝麻、黃豆粉、豆腐等
健康食材製作。

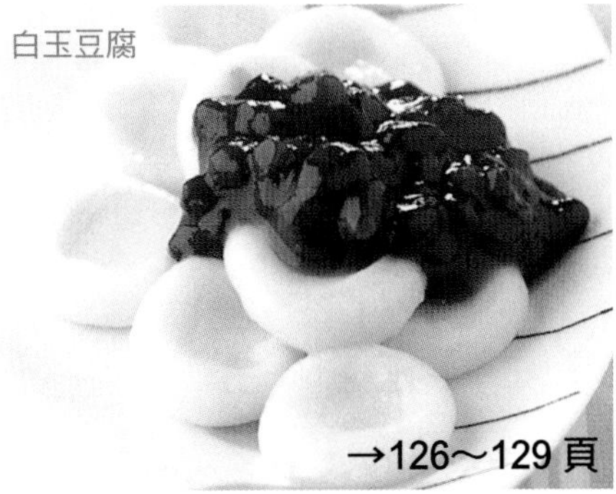

白玉豆腐
→126～129 頁

如果只想簡單的炒飯或炒麵，
要多利用鈣質含量高的食材。

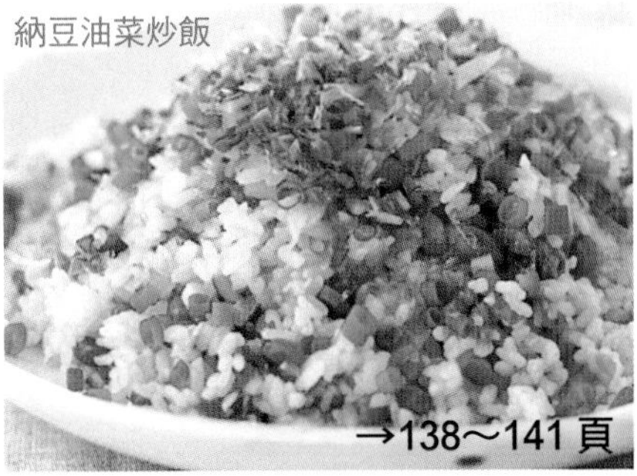

納豆油菜炒飯
→138～141 頁

5分鐘即可上桌的簡單小菜

以下介紹的小菜，作法很簡單，卻能增加鈣質的攝取量。

韭菜納豆

這道小菜只要加點橙汁醬油，就能攝取 400μg 以上的維他命 K。

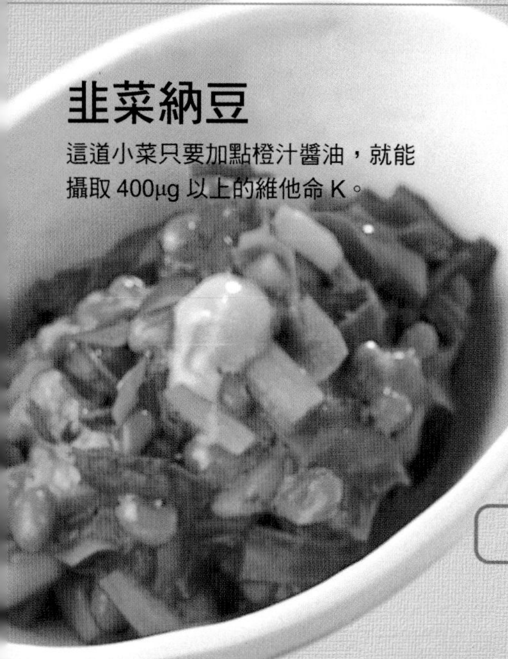

材料（4 人份）
韭菜…2 把（200g）
納豆…4 包（160g）
橙汁醬油…1 又 1/2 大匙
黃色芥末…少許

作法
1　韭菜汆燙浸泡冷水，切成 1.5cm 長，擰乾備用。
2　把韭菜和納豆用橙汁醬油拌勻，裝盤附上黃色芥末。

熱量	鈣質
93kcal	61mg

蝦米涼拌油菜

蝦米和蔥花的香氣，能讓人食指大開喔！

熱量	鈣質
48kcal	382mg

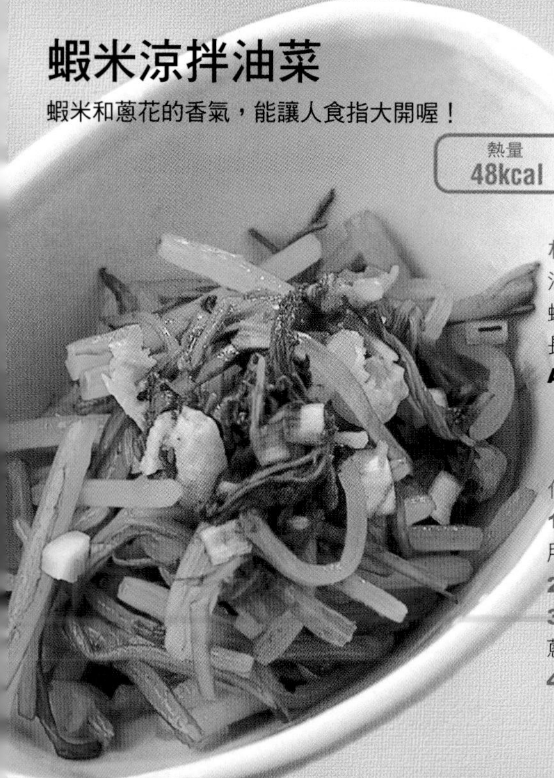

材料（4 人份）
油菜…1 又 1/2 把（320g）
蝦米或櫻花蝦…15g
長蔥…5cm（10g）
A〔芝麻香油、蠔油…各 2 小匙
鹽…1/4～1/3 小匙
黑胡椒粒…少許〕

作法
1　油菜汆燙浸泡冷水，切成 4cm 長，擰乾備用。
2　蝦米泡軟，用微波爐加熱 3 分鐘。
3　等 **2** 的蝦米涼了，瀝乾再剁碎。長蔥也切成蔥花。
4　用 **A** 料攪拌油菜和蝦米、蔥花即可。

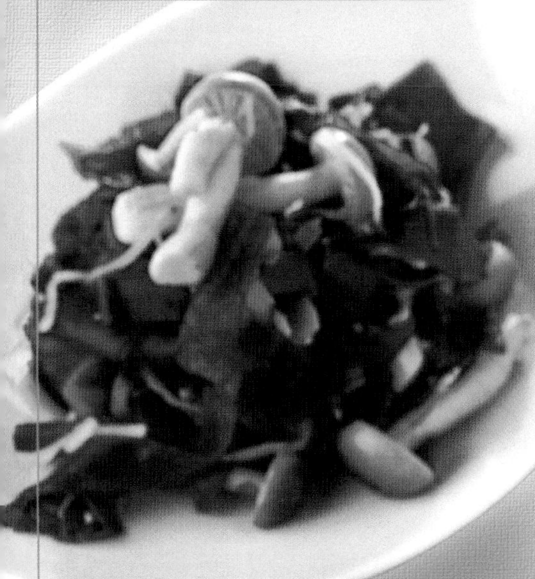

裙帶菜炒滏地菇

裙帶菜不要泡得太軟，炒出來才會好吃。

材料（4 人份）

裙帶菜（泡軟）…200g
滏地菇…2 包（200g）
魚乾…4 大匙
沙拉油…4 小匙
A〔醬油…2～3 小匙
酒、味淋…各 1 大匙〕

作法

1 裙帶菜泡軟，切成一大口；滏地菇分小朵。魚乾洗淨。

2 沙拉油加熱，依序放入滏地菇、魚乾和裙帶菜炒熟，用 **A** 料調味。

熱量	鈣質
87kcal	156mg

小魚乾拌豆腐

小魚乾的酥脆口感為重點，簡單的小菜卻能補充足夠的鈣質。

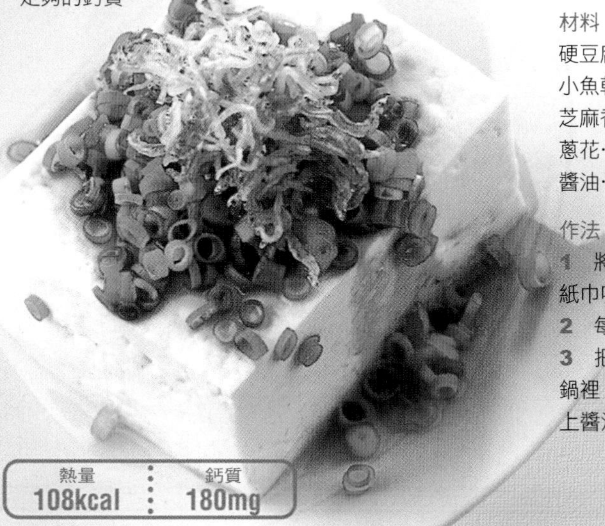

材料（4 人份）

硬豆腐…2 塊（600g）
小魚乾…4 大匙
芝麻香油…2 小匙
蔥花…適量
醬油…4 小匙

作法

1 將豆腐一切為二（分成 4 小塊），用紙巾吸掉水氣。

2 每塊豆腐裝一個小碟子，撒上蔥花。

3 把快速洗淨的小魚乾和香油倒入平底鍋裡，用中火炒至酥脆，倒在豆腐上，淋上醬油即可食用。

熱量	鈣質
108kcal	180mg

自製加鈣的香鬆食品

事先製作好吃的香鬆食品，只要撒在白飯上即可攝取充足的鈣質，而且不會像市售的香鬆那麼鹹。放在冰箱可以保存1星期，十分方便。

A 鹿尾菜鮭魚香鬆

材料（容易製作的份量）
鹿尾菜芽…2 大匙
鹹鮭魚…1 大塊（90g）
芝麻…3 大匙
A〔薄鹽醬油…2～3 大匙
酒…1 大匙
砂糖…1/2 大匙〕
※鮭魚最好選購油脂較少的部位。

作法
1 鹿尾菜芽洗淨，泡水 10～15 分鐘，瀝乾水氣。
2 鮭魚煎至半熟，去除魚骨和魚皮，弄成小碎塊。
3 將 **1**、**2** 的食材和 **A** 料拌勻，倒入平底鍋中，用中火收乾。
4 把 **3** 倒入耐熱皿中，微波 1 分鐘拌勻；如此重複微波 2 次。
5 放涼再撒上芝麻即可。

B 蘿蔔葉乳酪香鬆

材料（容易製作的份量）
蘿蔔葉…1/4 根份（30g）
粉狀乳酪…40g
芝麻…2 大匙
沙丁魚乾…2 片
A〔醬油…1 大匙
味淋…1 小匙〕
黑胡椒粒…適量

作法
1 蘿蔔葉切成小口，放在事先鋪了紙巾的盤子上，微波 1 分鐘。將紙巾翻過來，再微波 1 分鐘。如此重複 1～2 次。
2 粉狀乳酪鋪於平底鍋中，以中火加熱後，轉小火將粉狀乳酪熱至酥脆。
3 等 **2** 的粉狀乳酪變涼，裝袋用手搓碎。
4 沙丁魚乾放在事先鋪了紙巾的盤子上，微波 1 分鐘，變涼後剁碎。
5 把 **1** 和 **4** 的食材淋上 **A** 料，微波 1 分鐘，充分拌勻後，再加熱 1 分鐘放涼。
6 所有食材攪拌後撒上胡椒粒。

C 魚乾梅紫蘇香鬆

材料（容易製作的份量）
小魚乾…4 大匙
綠紫蘇…10 片
梅乾（果肉）…40g
芝麻…2 大匙

作法
1 梅乾剁碎，微波加熱 1 分鐘。攪拌一下再微波 1 分鐘；再攪拌一次微波 1 分鐘。
2 綠紫蘇洗淨瀝乾，放在事先鋪了紙巾的盤子上，微波 30 秒鐘。將紙巾翻過來，再微波 30 秒鐘。
3 小魚乾洗淨瀝乾，與 **1** 的食材混合微波 1 分鐘。再攪拌一次放涼。
4 混合所有食材即可。

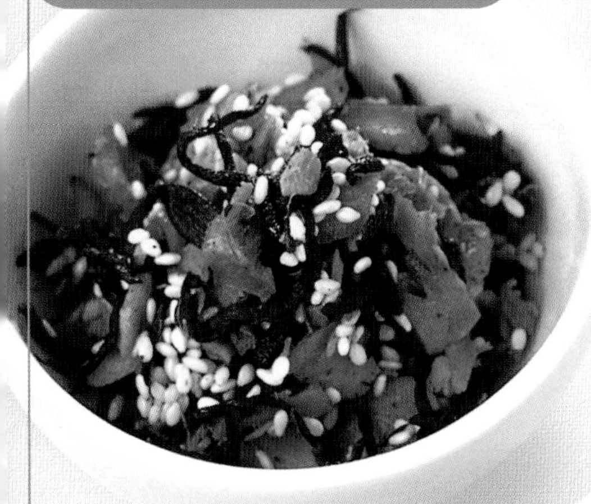

A 鹿尾菜鮭魚香鬆

這是水分完全收乾的香鬆，
鮭魚最好選擇油脂較少的部位。

熱量	鈣質
32kcal	41mg

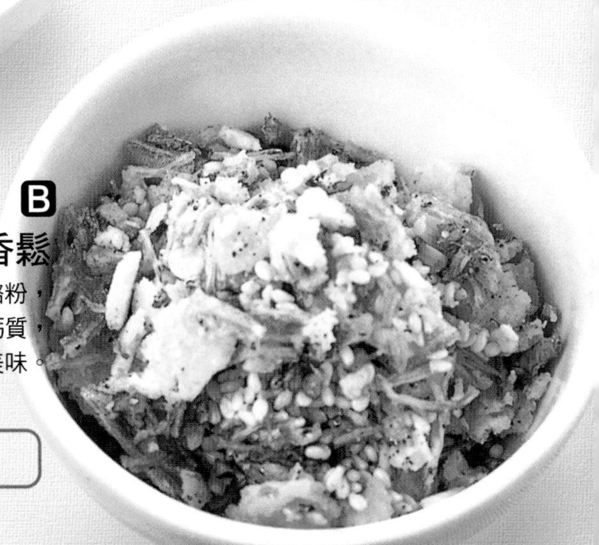

B 蘿蔔葉乳酪香鬆

加入酥脆的乳酪粉，
可攝取豐富的鈣質，
而且營養又美味。

熱量	鈣質
30kcal	73mg

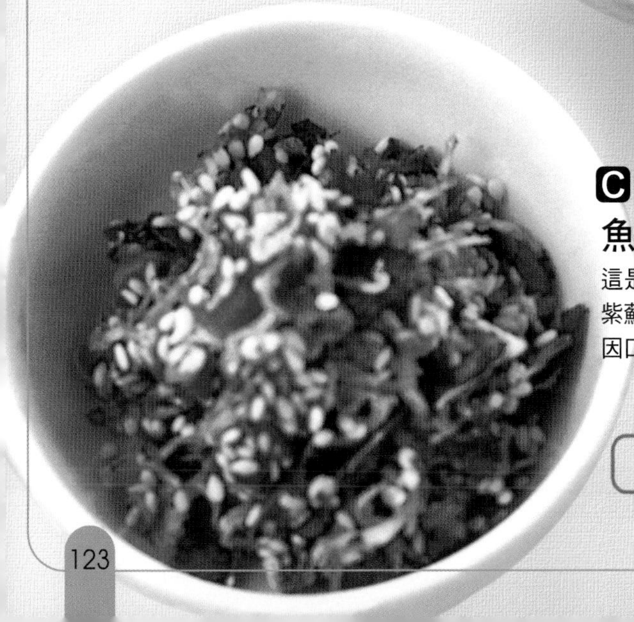

C 魚乾梅紫蘇香鬆

這是頗受歡迎的香鬆，
紫蘇與梅乾以微波方式收乾水分；
因口味比較鹹，不要撒太多。

熱量	鈣質
14kcal	31mg

適合下飯的家常菜

平常可以多製作一些利用鈣質含量豐富之食材的家常菜，放在冰箱可保存1星期，十分方便。也可當作下酒菜以補充鈣質。

A 芝麻海苔醬

材料（12～16人份）
海苔…5片
砂糖…2大匙
醬油…2又1/2大匙
酒…1又1/2大匙
水…2/3杯
黑芝麻（研磨的）…3大匙

作法
1 海苔撕碎，連水一起放入鍋中靜置約2分鐘。
2 加入調味料，轉中火邊拌邊煮約5～10分鐘，煮成泥狀。
3 熄火，加入芝麻；放涼後即可裝罐存放。

B 涼拌蘿蔔絲

材料（8人份）
蘿蔔乾絲…60g
嫩薑…2片
辣椒（切小口）…少許
A〔醋、高湯…各適量
糖、薄鹽醬油…各2大匙〕

作法
1 蘿蔔乾絲洗淨泡水約10～15分鐘，瀝乾備用。
2 嫩薑切絲。
3 將 **A** 料混合煮開放涼後，加入 **1**、**2** 的食材和辣椒拌勻即可食用。

C 魚梅乾昆布醬

材料（容易製作的份量）
小魚乾…20g
昆布（煮過高湯剩下的材料）…100g
梅乾…2大顆（40g）
A〔酒、味淋、醬油…各1大匙
水…半杯〕

作法
1 小魚乾洗淨瀝乾備用。昆布切成2cm見方。
2 梅乾剁碎，裡面的種籽也可利用。
3 把所有的食材倒入鍋中以中火煮開，轉小火邊拌邊煮約8～10分鐘，直到湯汁收乾。

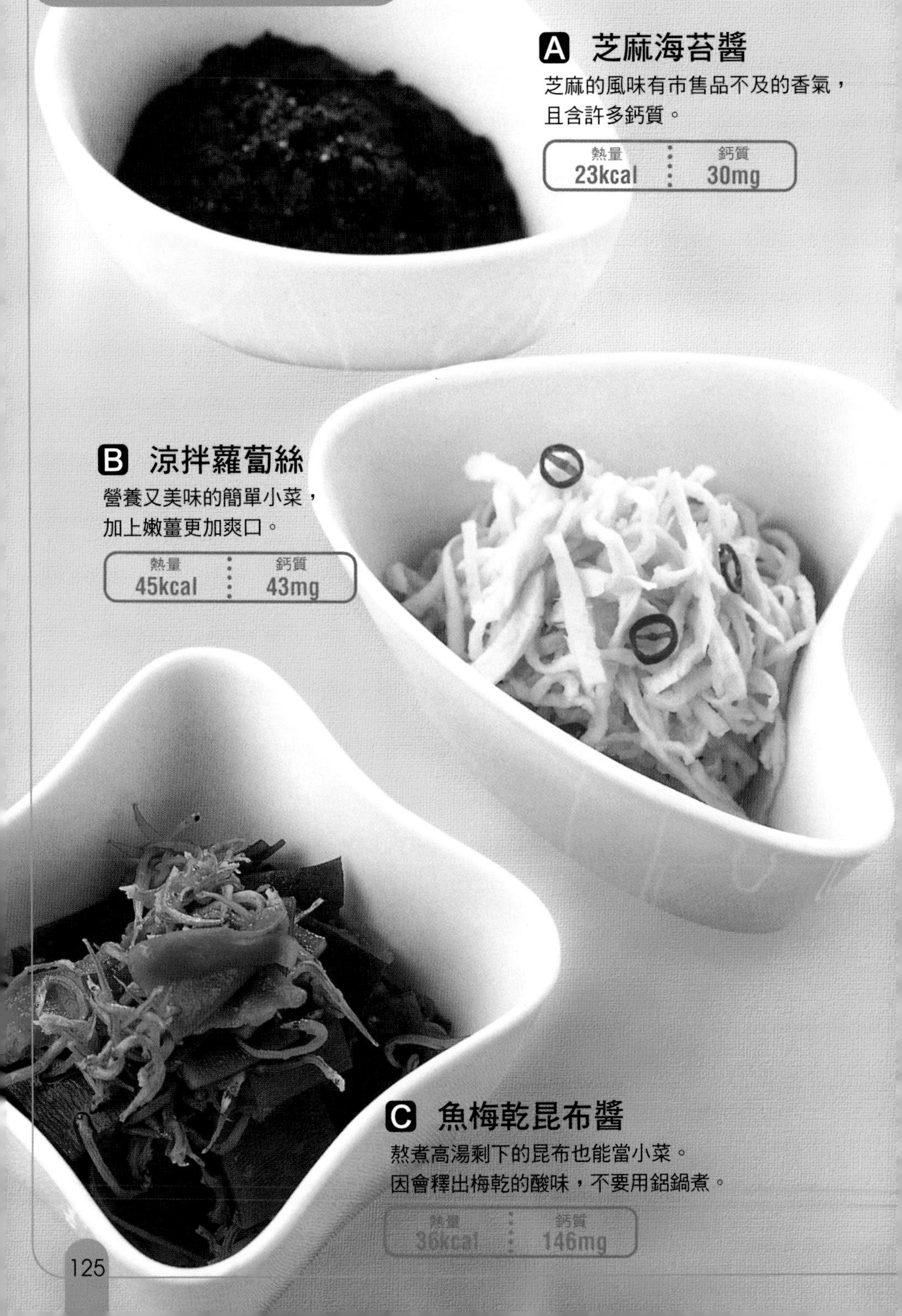

A 芝麻海苔醬

芝麻的風味有市售品不及的香氣，且含許多鈣質。

熱量	鈣質
23kcal	30mg

B 涼拌蘿蔔絲

營養又美味的簡單小菜，加上嫩薑更加爽口。

熱量	鈣質
45kcal	43mg

C 魚梅乾昆布醬

熬煮高湯剩下的昆布也能當小菜。因會釋出梅乾的酸味，不要用鋁鍋煮。

熱量	鈣質
36kcal	146mg

吃點心也能增加鈣質

想吃點心時，可以選擇牛奶系列的產品等，以增加攝取鈣質的機會；再加點巧思，乳製品或大豆製品也能做出不同風味的點心。

豆漿年糕

葛粉糕之類的軟 Q 口感，加上富含鈣質和異黃酮的黃豆粉，營養又好吃。

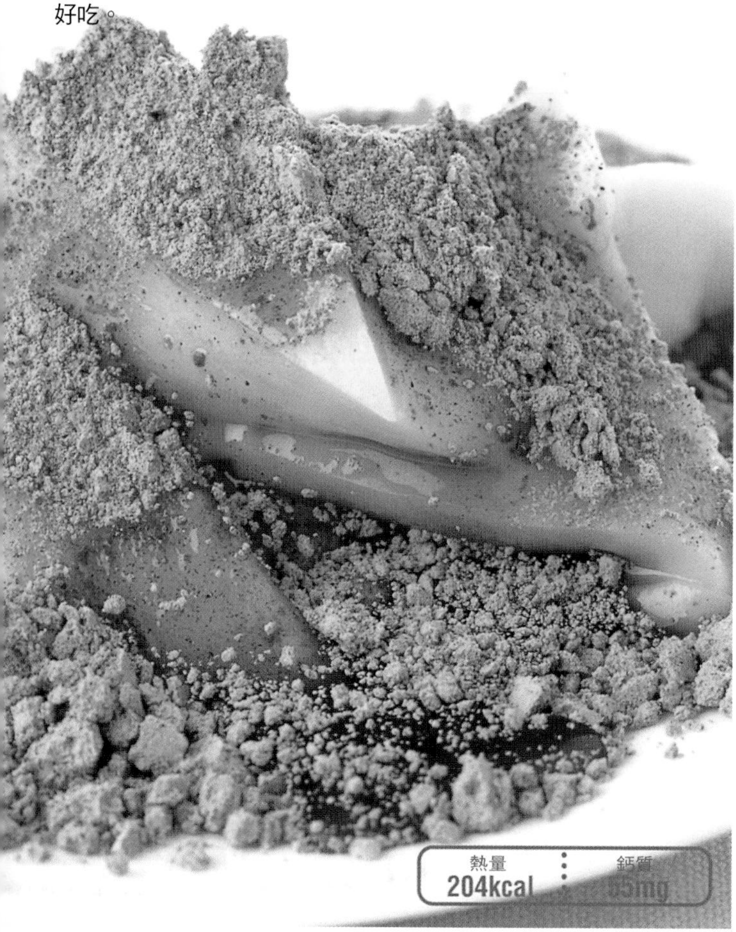

材料（4 人份）

豆漿…2 杯

太白粉…6 大匙

砂糖…30g

黃豆粉…4 大匙

蜂蜜…2 大匙

作法

1 將豆漿、太白粉和砂糖倒入鍋中拌勻，邊拌邊煮。

2 煮開後再充分攪拌，等煮至光亮，倒進瓷盤，放涼後放冰箱冷藏。

3 想吃時切成小塊，撒上黃豆粉和蜂蜜即可食用。

白玉豆腐

摻入豆腐，口感更軟更好吃。

材料（4 人份）
糯米粉…100g
硬豆腐…1 小塊（100g）
水…3～4 大匙
熟紅豆…3 大匙

作法

1 將硬豆腐和糯米粉一起搓揉，慢慢加水調整麵糰的軟硬度。

2 將麵糰剁成小塊，壓扁，中間凹陷。水開後下鍋，浮起後煮約 1 分鐘，再泡冰水。

3 撈起瀝乾裝盤，加上熟紅豆。

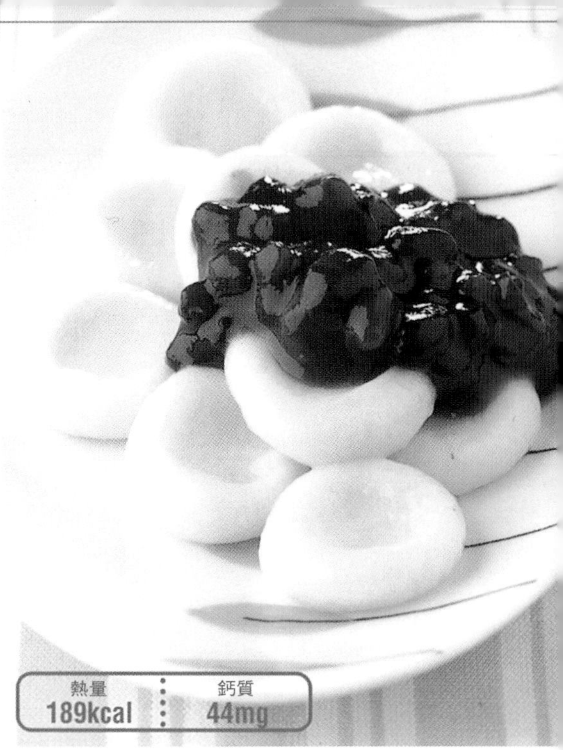

熱量 189kcal ⋮ 鈣質 44mg

杏仁豆腐

此乃利用牛奶製作的經典點心，加上喜歡的水果即可。

熱量 168kcal ⋮ 鈣質 89mg

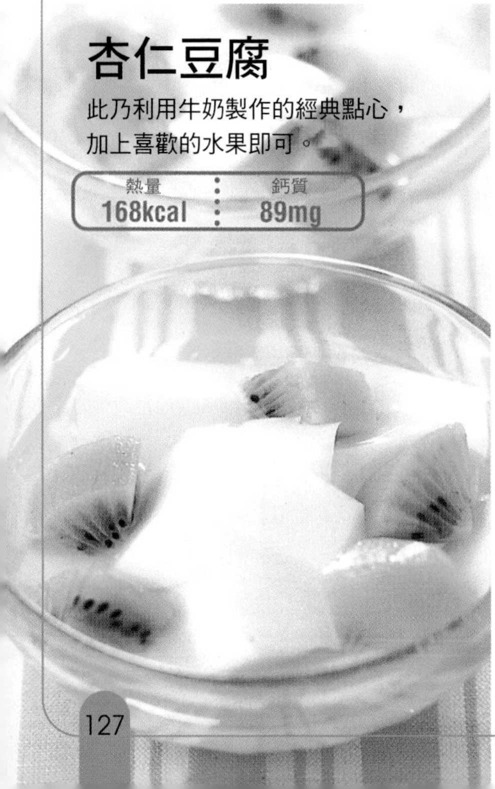

材料（4 人份）
牛奶…1 杯　洋菜棒…半根（4g）　水…1 杯
砂糖…30g　杏仁精…少許
奇異果…1 顆

糖漿
〔水…1 杯　砂糖…50g　檸檬汁…1 大匙〕

作法

1 洋菜棒迅速洗淨，用足量的水泡 30 分鐘以上。奇異果切小塊。

2 將製作糖漿的水和砂糖一起煮開，倒入容器裡，放涼後再加檸檬汁，放冰箱冷藏。

3 把 **1** 的洋菜擰乾剁碎，加水用中火煮開後，轉小火邊拌邊煮約 3～5 分鐘。

4 加入砂糖，溶解後再加牛奶，持續用小火加熱；熄火後用濾網過濾。

5 加入杏仁精，倒入碗裡，置於室溫下變硬後，再放冰箱冷藏。

6 想吃時用刀子斜切成 2～3cm 的塊狀，加上 **2** 的糖漿和奇異果即可。

鮮奶油水果薄餅

不管是奶油醬或粉漿，製作時都加入許多牛奶，營養十分豐富。

材料（5～6 人份）

粉漿

〔低筋麵粉…100g
砂糖…2 大匙
蛋汁…2 個份
牛奶…1 杯
液狀奶油…20g
沙拉油…少許〕

奶油醬

〔蛋黃…3 個份
砂糖…50g
低筋麵粉…2 大匙
牛奶…1 又 1/2 杯
香草精…少許〕

草莓…5～6 個
香蕉…2 根
檸檬汁…少許

作法

1 先把低筋麵粉和砂糖倒進碗裡，用發泡器攪拌，加入蛋汁繼續攪拌。

2 慢慢倒進牛奶混合，再加入液狀奶油拌勻，過濾後，靜置約 30 分鐘。

3 小平底鍋加熱，刷層薄油，倒進一些粉漿，用中火煎至兩面酥黃；同樣的薄餅做 10～12 個。

4 接下來調製奶油醬。把蛋黃和砂糖放進碗裡，用發泡器拌勻，加入低筋麵粉一起攪拌。

5 另外把牛奶溫熱（不必煮沸），倒進 **4** 的材料攪拌。過濾後倒回鍋裡，邊攪拌邊以中火煮。

6 煮開後轉小火繼續加熱 1～2 分鐘，倒進乾淨的碗裡，蓋上保鮮膜，放涼後再加香草精。

7 將煎好的薄餅摺成 1/4，一盤放兩個薄餅，淋上鮮奶油，再用水果（香蕉要事先淋上檸檬汁）裝飾。

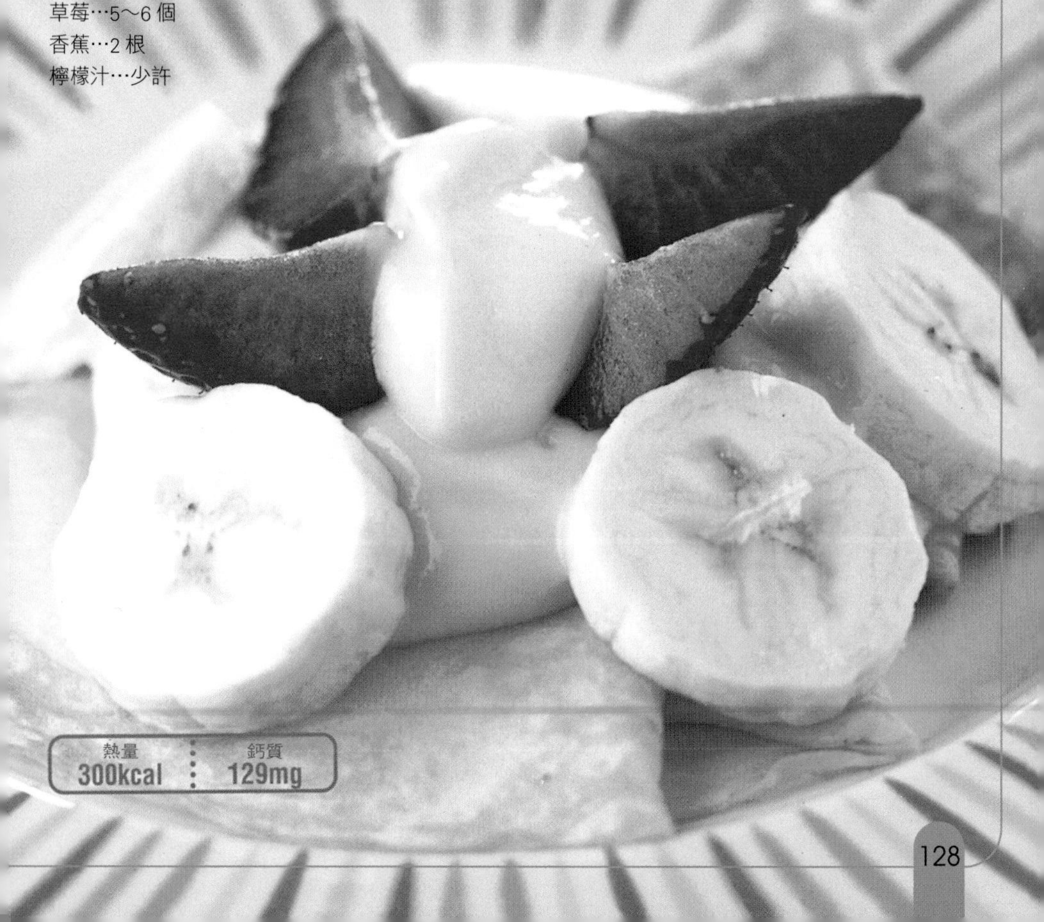

熱量	鈣質
300kcal	129mg

藍莓優酪乳奶酪

雖是乳酪蛋糕，吃起來卻清爽不膩，熱量也很低。

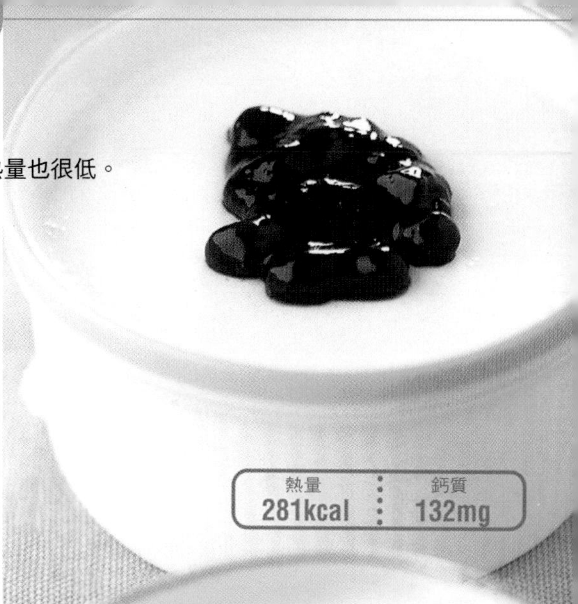

熱量 281kcal ｜ 鈣質 132mg

材料（4 人份）
奶油乳酪…100g　砂糖…40g
優酪乳…200g　牛奶…半杯
鮮奶油…1/4 杯　檸檬汁…1 小匙
〔鹹餅乾…30g　牛奶…1 大匙〕
〔吉利丁粉…1/2 大匙　水…3 大匙〕
〔藍莓醬…1 大匙　熱水…少許〕

作法

1　鹹餅乾裝袋捏碎，加牛奶拌勻。倒進碗裡用保鮮膜蓋著，鋪在底部。

2　吉利丁粉加水泡開。

3　將乳酪放進耐熱碗，微波加熱 30 秒，加入砂糖用發泡器充分攪拌。

4　把 **2** 的吉利丁粉直接微波 30～40 秒，加入 **3** 的乳酪拌勻；再加入優酪乳、牛奶、鮮奶油和檸檬汁。

5　放在冰水中稍微冷卻後，再倒回 **1** 的餅乾裡，放冰箱冷藏變硬。藍莓醬以熱水稀釋增加亮度，依個人喜好加在奶酪上。

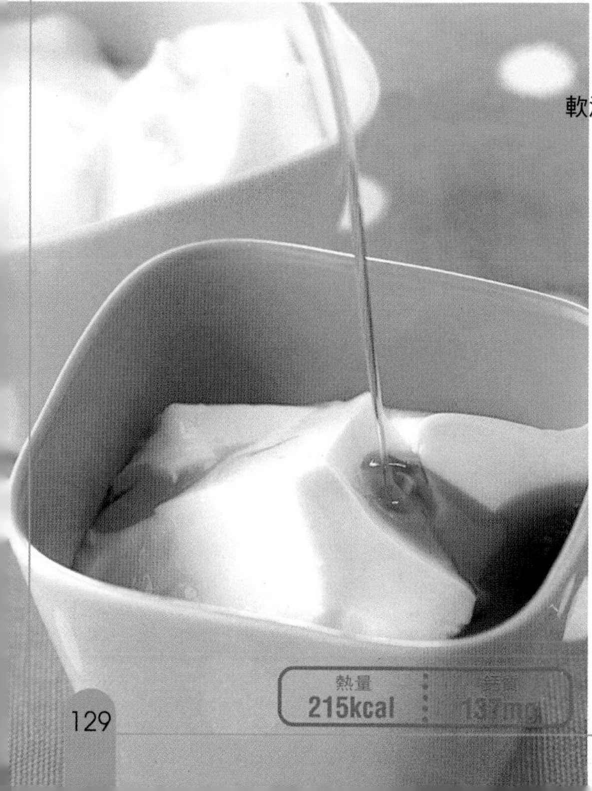

熱量 215kcal ｜ 鈣質 137mg

香 Q 牛奶凍

軟滑的口感加上牛奶香，讓人食指大動。

材料（6 人份）
吉利丁…1 大匙　水…6 大匙
砂糖…5 大匙　牛奶…3 杯
鮮奶油…半杯
楓糖…3～6 大匙

作法

1　在大型耐熱碗中加水，放入吉利丁泡約 5 分鐘。

2　把耐熱碗微波加熱 1 分鐘，溶解吉利丁。

3　加入砂糖攪拌，再加牛奶拌勻。

4　把耐熱碗放在冰水裡，邊拌邊冷卻，加入鮮奶油，再倒入較大的容器中。變硬後分裝於玻璃杯裡，淋上楓糖即可食用。

※這裡加的牛奶不必煮開，故要趁新鮮時儘早吃完。

熱量	鈣質
69kcal	54mg

喝飲料輕鬆補充鈣質

早餐以吃沙拉的感覺來杯蔬果汁，用牛奶或豆漿奶昔取代點心。在忙碌的生活裡，你也可以輕輕鬆鬆地攝取鈣質喔！

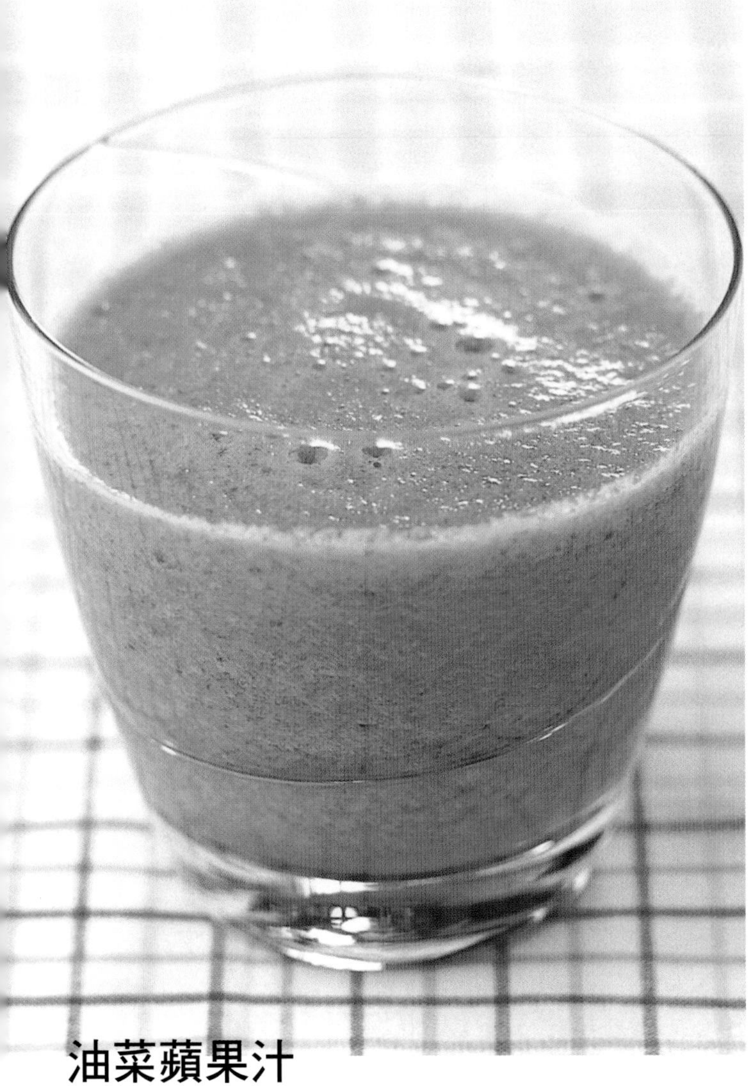

油菜蘋果汁

加了蘋果和蜂蜜的果汁，很適合初次品嚐蔬果汁的人。

材料（1 人份）
油菜…30g　蘋果…80g
蜂蜜…1 小匙
檸檬汁…1 小匙
水…20～30ml　冰塊…2 個（30g）

作法
1　油菜切成 2cm 長，蘋果切成 5mm 厚片。
2　把所有的材料倒進果汁機裡打成蔬果汁。

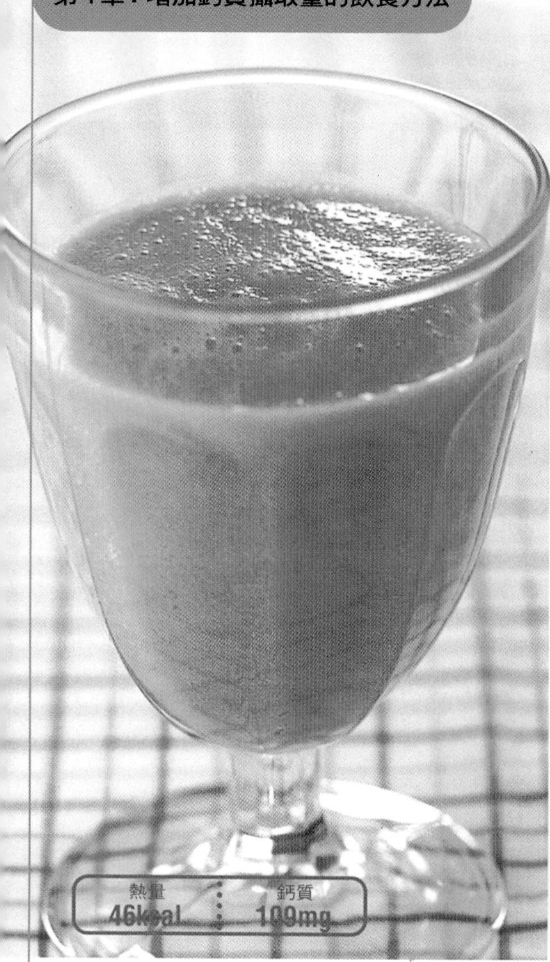

青江菜胡蘿蔔汁

青江菜本身沒有青澀味，容易入口，加上牛奶更是好喝。

材料（1 人份）
青江菜…1 小棵（70g）　胡蘿蔔…20g
蘋果…20g　檸檬汁…1 小匙
牛奶…2 大匙　冰塊…2 個（30g）

作法

1　青江菜切成 2cm 長，胡蘿蔔切薄片，蘋果切成 5mm 厚片。

2　把所有的材料倒進果汁機裡打成蔬菜汁。

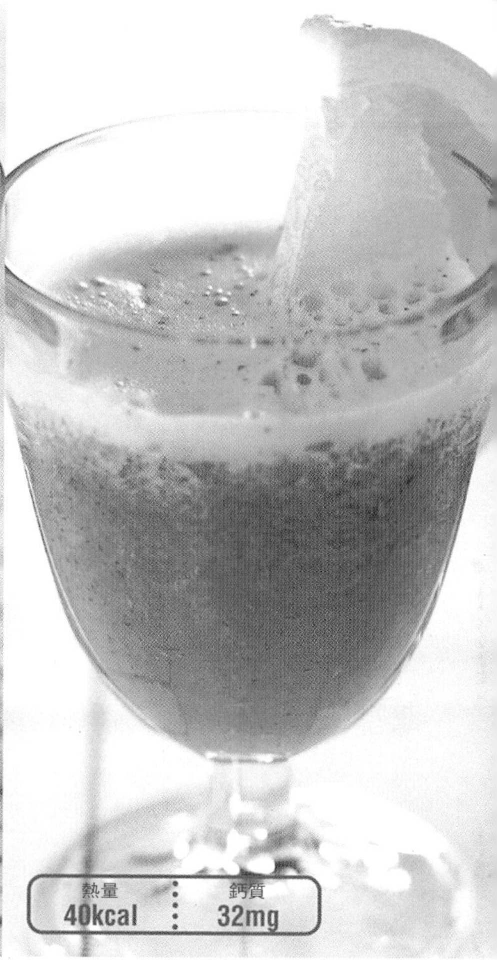

葡萄柚蔬菜汁

利用葡萄柚的香氣，增加蔬菜特有的風味。

材料（1 人份）
水芹…10g　荷蘭芹…少許
葡萄柚…半個（淨重 100g）
水…30ml　冰塊…1～2 個（20g）

作法

1　水芹切成 2cm 長，葡萄柚去外皮和薄皮，荷蘭芹洗淨瀝乾。

2　把所有的材料倒進果汁機裡打成蔬菜汁。

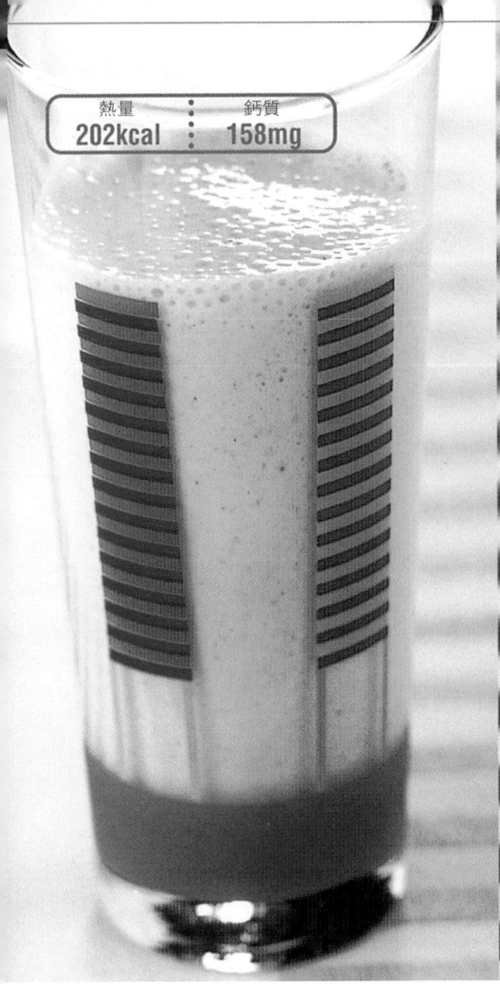

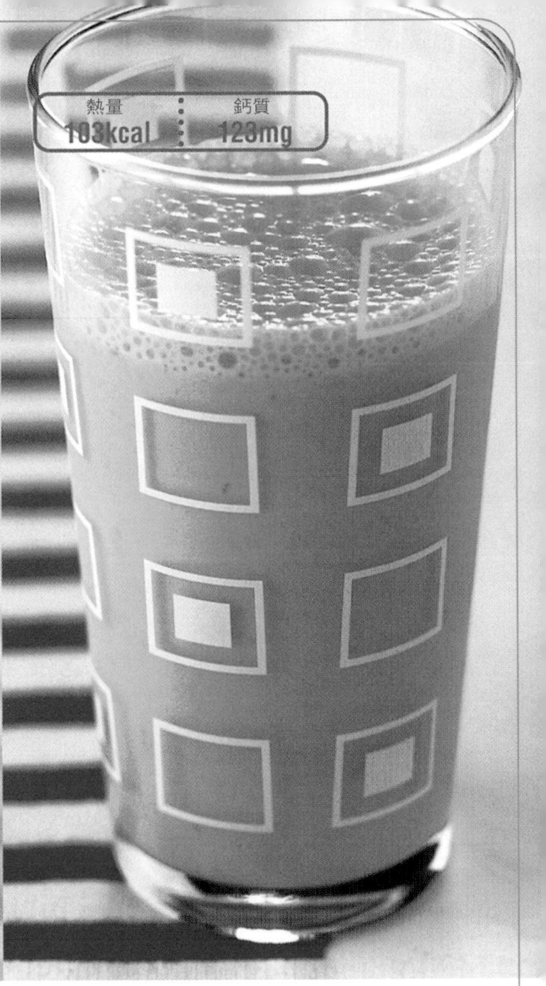

芝麻香蕉豆漿

用香蕉的甜味和芝麻的香味，讓豆漿更加營養好喝。

材料（1 人份）
豆漿…1 又 1/2 杯　白芝麻…1 大匙
香蕉…半根　冰塊…2 個（30g）

作法

1　把所有的材料倒進果汁機裡打成汁。

紅椒優酪乳

紅椒加上優酪乳呈現漂亮的鮭魚色，光用看的就覺得活力十足。

材料（1 人份）
優酪乳…100g　紅椒…30g
檸檬汁…1/2 大匙　蜂蜜…1/2 大匙
冰塊…1 個（15g）

作法

1　紅椒去蒂與種籽，切成 1cm 寬。

2　把所有的材料倒進果汁機裡打成汁。

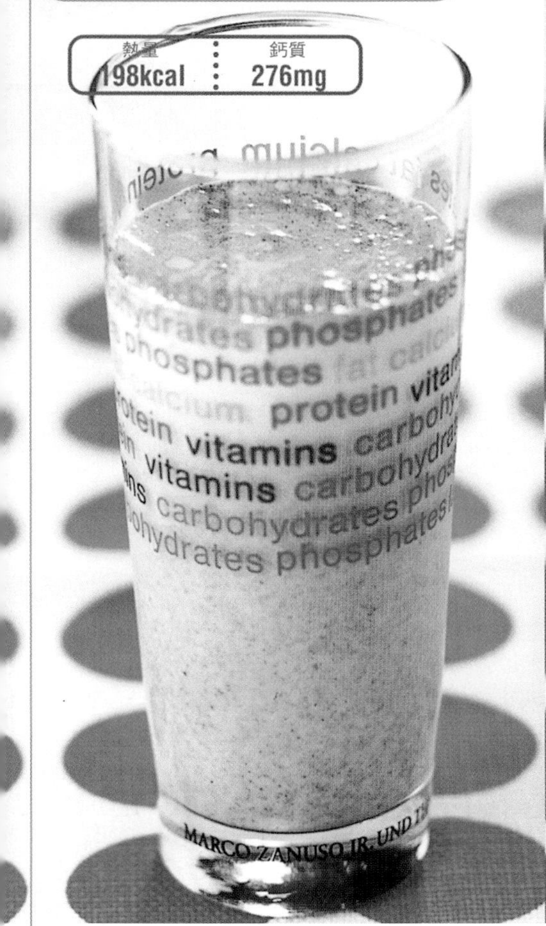

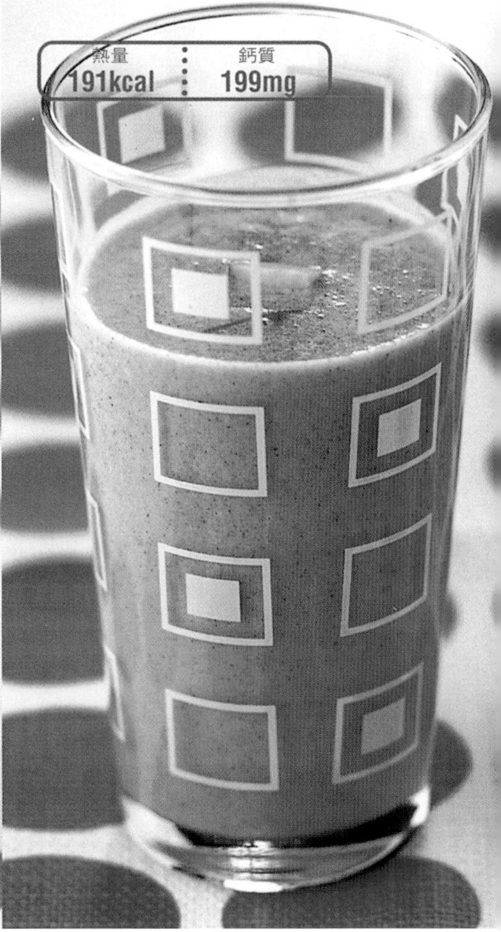

紅豆芝麻奶昔

牛奶中加入紅豆和黑芝麻的組合，健康又營養。

材料（1 人份）

紅豆（罐頭）…3 大匙　牛奶…1 又 1/2 杯
黑芝麻…1 大匙　冰塊…1 個（15g）

作法

1　把所有的材料倒進果汁機裡打成奶昔。

地瓜黃豆粉奶昔

在牛奶中加入蒸熟甘甜的地瓜，可當早餐食用。

材料（1 人份）

牛奶…1 又 1/2 杯　地瓜（蒸熟的）…40g
蜂蜜…1/2 小匙　黃豆粉…2 小匙

作法

1　先把地瓜蒸熟或微波加熱，去皮。
2　把所有的材料倒進果汁機裡打成奶昔。

可增加鈣質攝取的調理秘訣

像油炸食材的炸衣或炒菜的調味料等調理過程中的小角色，都能為增加鈣質攝取加分！以下介紹幾個調理秘訣，以及運用這些秘訣製作出來的美味佳餚。

稍微用點巧思，也能增加鈣質的攝取

平日烹調食物時，當然可以按照食譜的步驟一一進行；但是，最好自己能慢慢學會從飲食中增加鈣質攝取的方法。

想要達到這個目的，首先要熟知哪些食物的含鈣量比較多；不妨參考本書的第3章，實際按照食譜做做看，自然會記住食物的含鈣量。

除此以外，還有很多發揮創意，即可調理出鈣質含量豐富之食品的秘訣；當你在廚房興起某種念頭時，也可以試著加入平常的料理中喔！

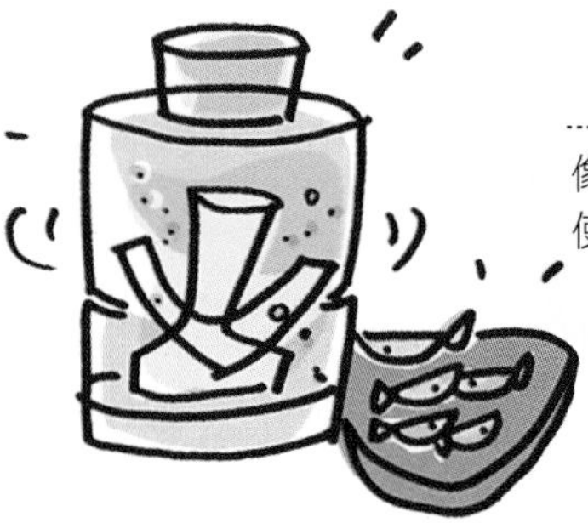

利用食物的調理過程

像熬煮高湯用的小魚乾，若能磨成粉使用，即可攝取全部的營養；而用沙丁魚等小魚做成魚丸，也是很好的鈣質補充法。

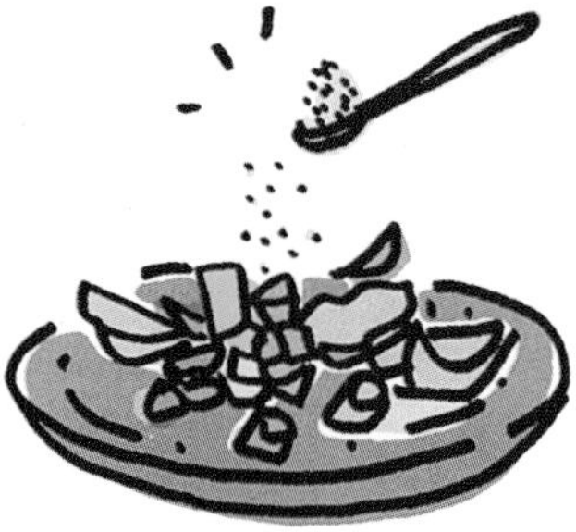

將芝麻等食材撒在食物上

把料理好的食物撒點芝麻，可增加鈣質與香氣；而像黃豆粉加在點心或飲料中，更是可口。

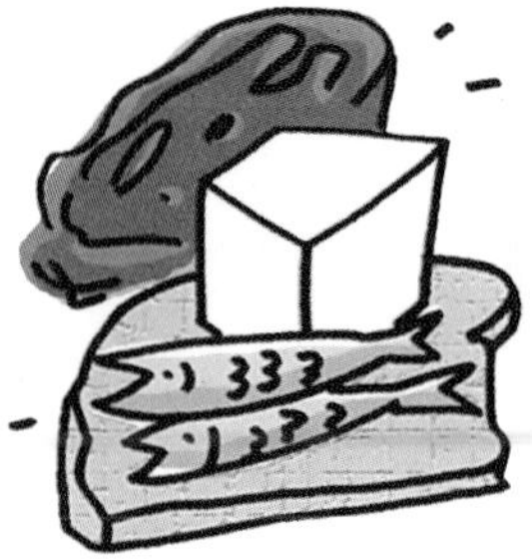

與良性的蛋白質搭配

鈣質若能與蛋白質一起攝取，可增加吸收率。所以，蔬菜或海藻很適合與豆腐、魚肉類一起料理。另一方面，如與脂肪一起攝取，會讓吸收率降低。

秘訣 1 加在炸衣裡面

把含鈣量豐富的食材直接混入炸衣裡面，或撒在炸衣上，即能補充鈣質，又可增加風味。

◆利用脫脂奶粉

把用來炸蝦或炸可樂餅等，以低筋麵粉和成的炸衣加入脫脂奶粉，即可增加鈣質攝取量。

◆利用乳酪粉

把麵包粉加點乳酪粉，不僅可增加鈣質攝取，又能呈現濃濃的起司味。

◆利用芝麻

按照乾炸魚類等食材的要領，等沾上麵粉和蛋汁後，再撒上芝麻即可。

◆利用凍豆腐

凍豆腐用擦菜板磨碎，代替麵包粉，炸好的食材鈣質多且吸油量少，十分健康。

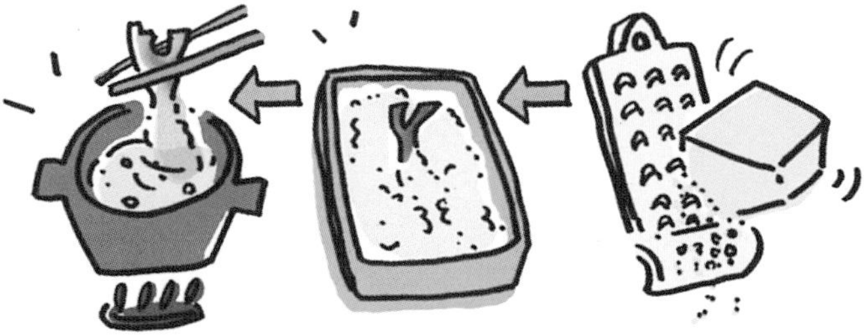

凍豆腐炸蝦

摻入豆腐，口感更軟更好吃。

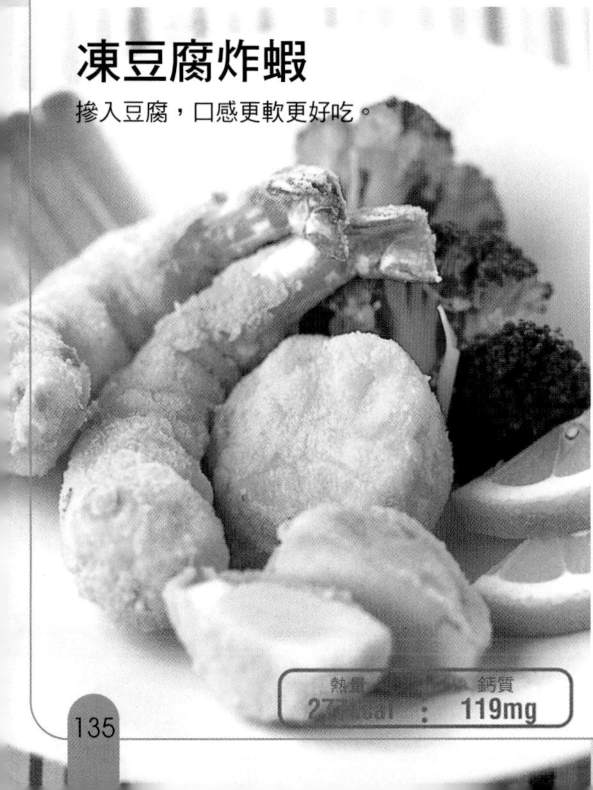

熱量 [illegible] 鈣質 119mg

材料（4 人份）
凍豆腐…2 小塊　低筋麵粉…少許
雞蛋…1 個　水…1 大匙
干貝（生魚片用）…4 個（100～120g）
鮮蝦…8 大隻（淨重 240g）
鹽、胡椒粉…各少許　炸油…適量
青花椰菜…1 大棵（300g）
檸檬…半個

作法

1 凍豆腐用擦菜板磨碎；雞蛋打散加水拌勻。

2 鮮蝦剝殼去泥腸，保留蝦尾部分，洗淨瀝乾。在蝦子腹部劃一刀，把蝦子拉直。

3 蝦子和干貝用鹽、胡椒粉調味，依序沾裹低筋麵粉、蛋汁和凍豆腐，用 175℃ 的油炸酥。

4 最後用分成小朵燙熟的青花椰菜，和切成半圓形的檸檬片裝飾即可。

秘訣 2

變化炒菜的調味料

把含鈣量豐富的食材，代替炒菜用的調味料，可當作口味的重點。或許有點不可思議，但其實納豆是非常好的炒菜食材。炒過以後，連那些原本覺得黏黏怕怕的人，也會喜歡吃呢！

像芥菜或榨菜也屬於含鈣量高的食品，不妨將它剁碎，代替炒飯的調味料也很好吃喔！但要注意這類食品的鈉含量較高，不宜吃太多。

◆利用納豆

用納豆和絞肉或剁碎的蔬菜一起炒，加點醋就不會黏黏的，也很好調理。

◆利用蝦米或小魚乾

炒青菜或醬煮魚類時，加點蝦米或小魚乾，十分對味。這時鹽不宜加太多。

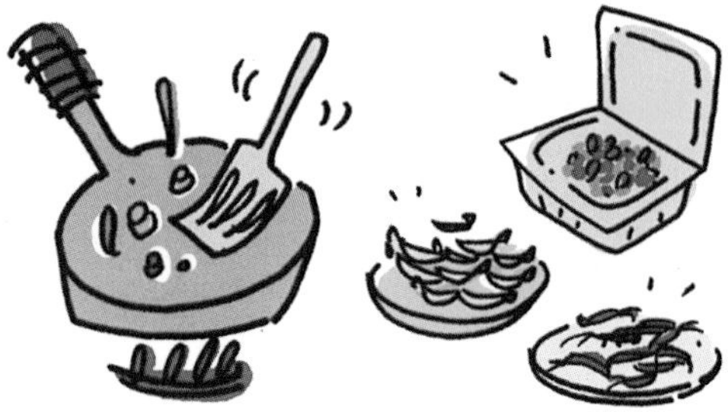

納豆萵苣捲

豆瓣醬的辣味為烹調重點，也是納豆的新吃法。

熱量 132kcal　鈣質 37mg

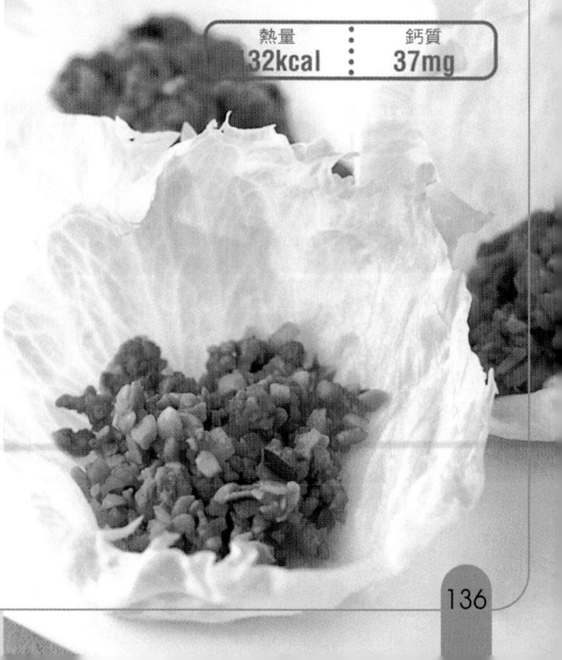

材料（4 人份）

碎納豆…2 包
豬絞肉…120g
乾香菇…2 朵
芹菜…半根（50g）
長蔥…1 小根（30g）
嫩薑…1 片　豆瓣醬…1 小匙
A〔酒、醬油…各 1 大匙
　砂糖、醋…各 1 小匙〕
　沙拉油…1 大匙
萵苣…1 個（300g）

作法

1　乾香菇泡軟剁碎；芹菜、長蔥和嫩薑也剁碎。

2　油燒熱，依序加入蔥、薑、豆瓣醬、香菇和絞肉拌炒。

3　等絞肉變色後，再加入納豆和芹菜炒勻，用 **A** 料調味。

4　事先將萵苣一片一片剝好，包入 **3** 的料即可食用。

秘訣 3

加醋提高鈣質的吸收率

鈣質在溶於水的狀態下，會爲人體吸收。原本鈣質有比較不溶於水的特性，但碰到酸以後容易溶解，吸收率也會提高。所以，只要它在胃部能被胃液充分溶解的話，腸子的鈣質吸收率就會增加。因此，烹調食物時加點醋，利用醋的酸讓胃裡的鈣質易溶解，進而增加鈣質的吸收率。

◆利用醋醬煮魚類

比較小的魚類加醋醬煮以後，連魚骨都會軟化，可增加鈣質的攝取。

◆利用涼拌和醋漬

像涼拌蘿蔔乾、涼拌青菜小魚乾、醋泡炸魚等等，都是鈣質豐富的食材。

◆利用檸檬汁或柳橙汁

不僅可增加鈣質攝取量，並能減少鹽分的攝取。

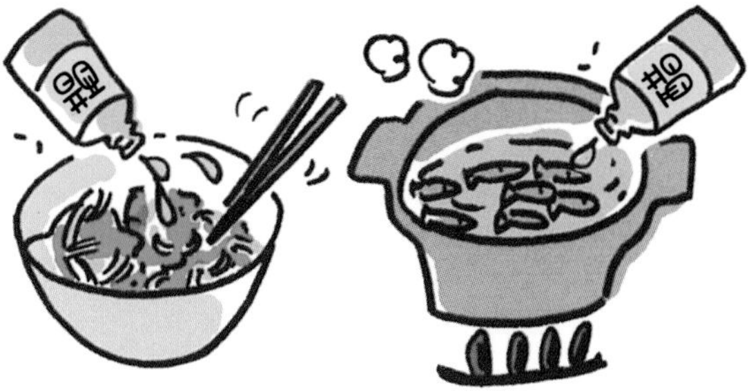

醋醬煮沙丁魚

加醋煮至軟熟，營養又美味。

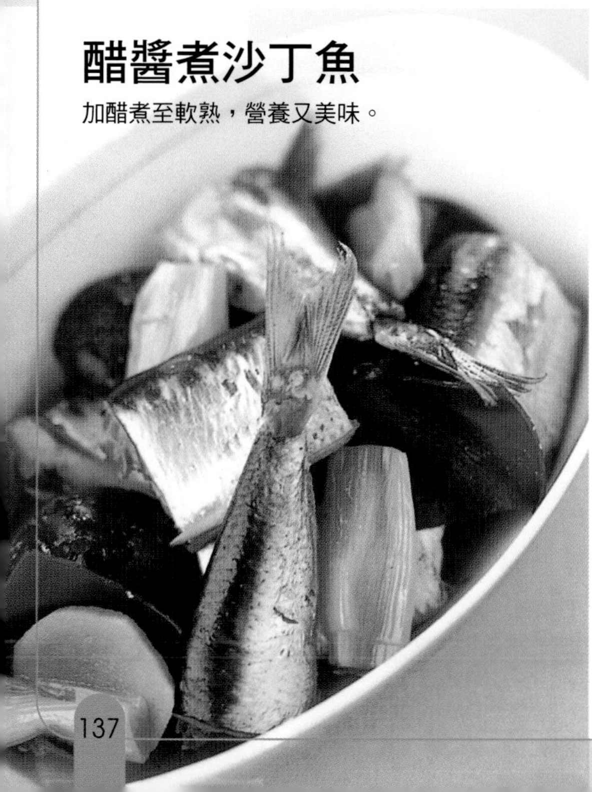

材料（4 人份）

沙丁魚…6 中條（360g）
鮮香菇…8 朵
長蔥…1 根（100g）
A〔昆布…2cm 見方×4 片
水…1 大杯
嫩薑…1 片
酒…1/4 杯
味淋、砂糖…各 1 大匙
薄鹽醬油、醋…各 2 又 1/2 大匙〕

作法

1 沙丁魚去除魚鱗和內臟，去頭切成兩半，洗淨瀝乾。

2 香菇洗淨，蔥切 3cm 長段。

3 **A** 料煮開，加入 **1** 和 **2** 的食材，悶煮 15～20 分鐘。

熱量	鈣質
253kcal	89mg

炒飯・炒麵的單一食譜

若只想準備炒飯或炒麵等單一主食，不必擔心，以下食譜也能攝取到足夠的鈣質。這種簡單的主食，既美味又營養呢！

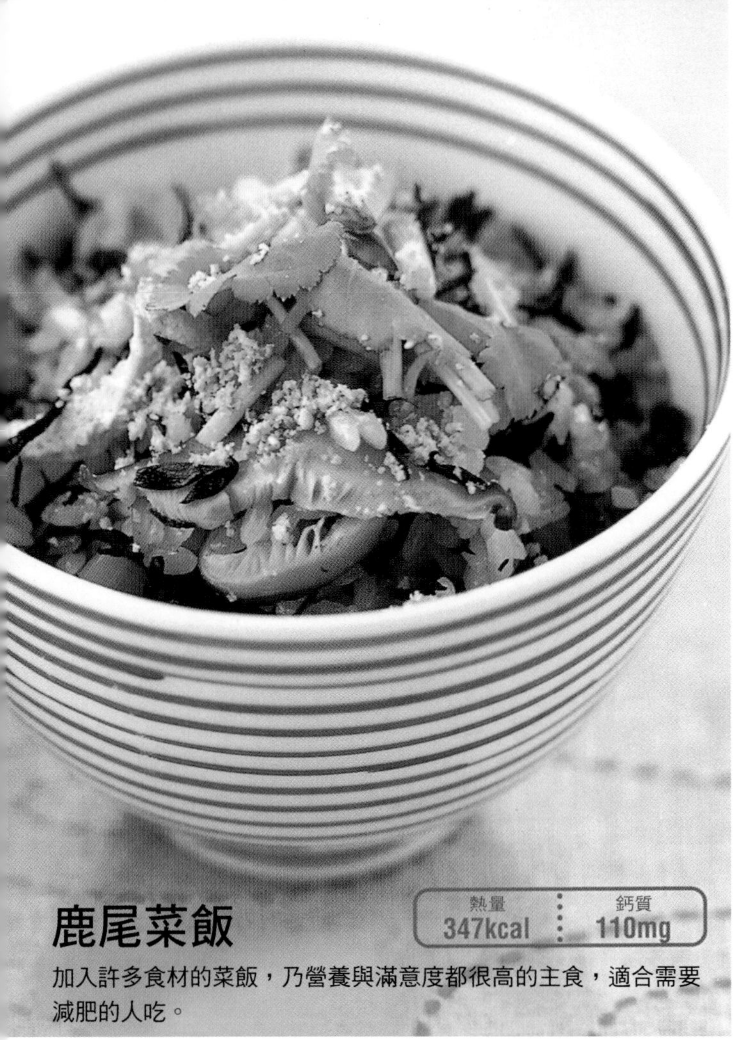

鹿尾菜飯

熱量 347kcal　鈣質 110mg

加入許多食材的菜飯，乃營養與滿意度都很高的主食，適合需要減肥的人吃。

材料（4 人份）
鹿尾菜芽…4 大匙
乾香菇…2 朵
胡蘿蔔…4cm（40g）
油豆包…1 片（20g）
白米…2 杯（400ml）
高湯…440ml
薄鹽醬油…2 又 1/2 大匙
酒、味淋…各 1 大匙
芹菜…少許
白芝麻…1 大匙

作法
1　白米淘洗乾淨，放在竹簍上約 30 分鐘；鹿尾菜洗淨泡軟，瀝乾備用。
2　香菇泡軟切細絲，胡蘿蔔先切成 2mm 厚片，再切粗絲；油豆包汆燙去油味，再切絲。
3　在內鍋放入洗好的米、高湯和調味料拌勻後，鋪上處理好的食材，按下開關煮飯。
4　飯煮熟後攪拌均勻，裝碗用 1cm 長的芹菜裝飾，撒上芝麻。

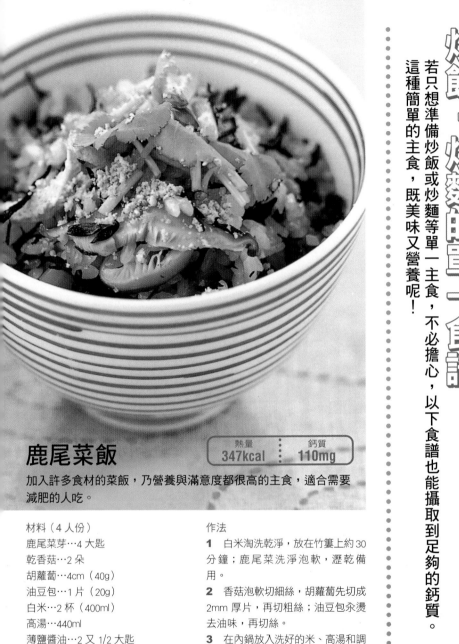

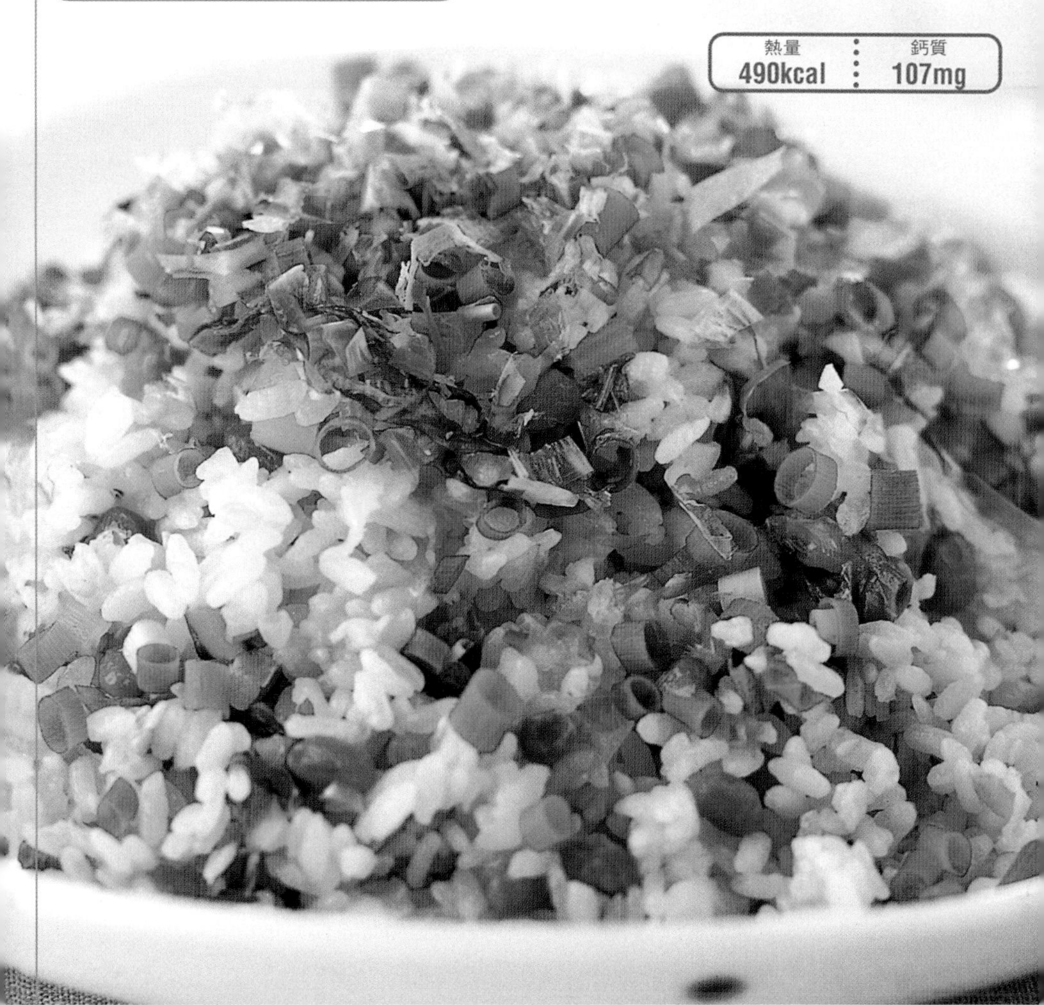

納豆油菜炒飯

加了大蒜是這道炒飯好吃的關鍵；使用油菜可增加鈣質攝取量。

材料（4 人份）
納豆…2 包（80g）　蛋汁…2 個份
油菜…1 小把（100g）　大蒜…1 片
熱飯…4 碗多一點（800g）
鹽…1 小匙　胡椒粉…少許
醬油…2 小匙　蔥花…適量
白芝麻…1 大匙　油…2 大匙
柴魚片…適量

作法

1　油菜切成 5mm 長；大蒜切末，蔥花切妥備用。

2　油燒熱倒入蛋汁迅速攪動，再加熱飯與蒜末，炒至鬆散。

3　繼續加納豆、油菜炒勻，以鹽、胡椒粉和醬油調味，熄火，撒芝麻拌勻。裝盤，以蔥花和柴魚片裝飾。

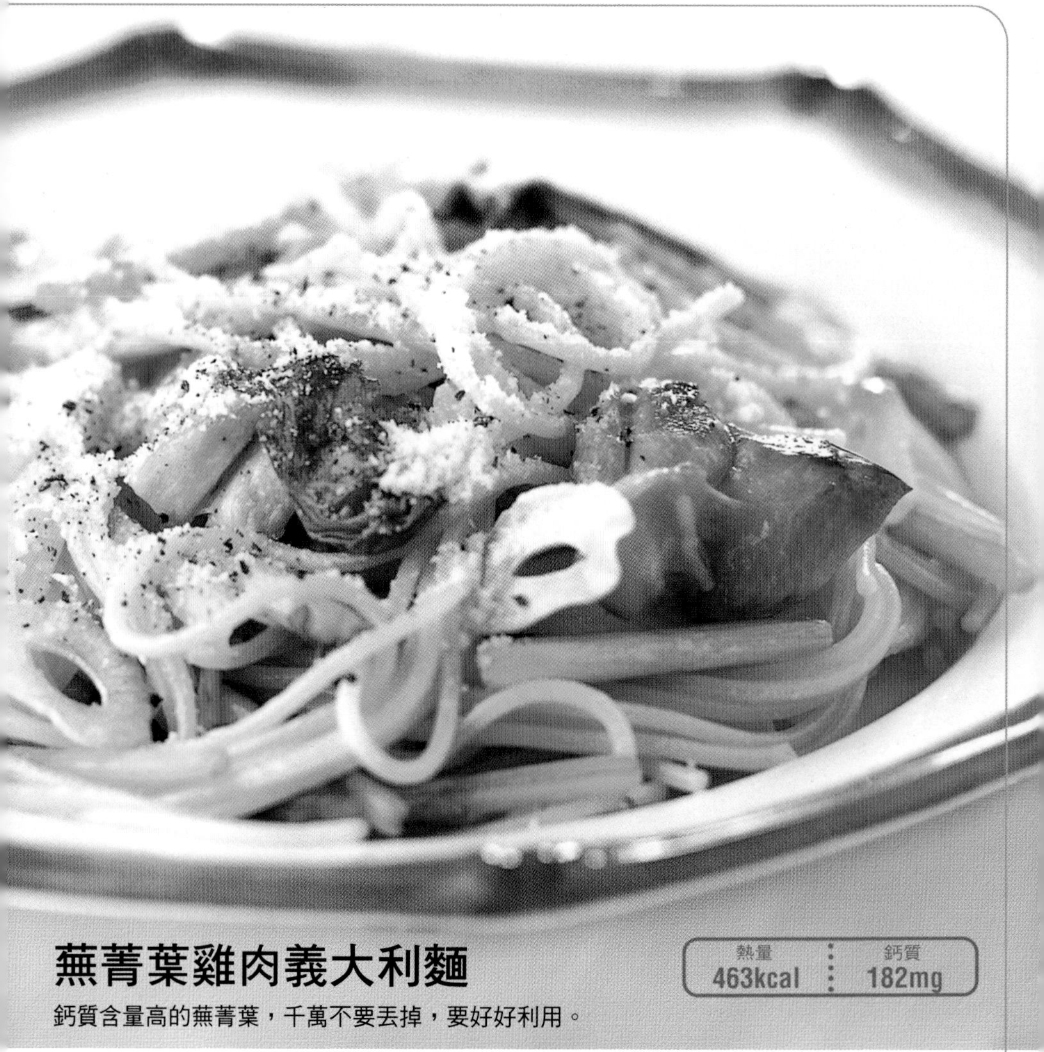

蕪菁葉雞肉義大利麵

熱量	鈣質
463kcal	182mg

鈣質含量高的蕪菁葉，千萬不要丟掉，要好好利用。

材料（4 人份）
蕪菁葉…5～6 個份
雞胸肉…1 副（250g）
醃料
〔醬油、酒…各 2 小匙
胡椒粉…少許〕
大蒜…2 片
橄欖油…4 大匙
義大利麵…300g
乳酪粉…2 大匙
黑胡椒粒…少許

作法
1 雞胸肉切薄片，用醃料浸泡 10 分鐘。大蒜切薄片，蕪菁葉切成 4cm 長。
2 準備 4 公升的熱水和 2 大匙鹽（都另外準備）煮義大利麵。
3 用一半的橄欖油炒香蒜片，加入雞胸肉片，煎至兩面酥黃。
4 等 **2** 的義大利麵即將煮熟的前 1 分鐘，加入蕪菁葉燙熟，連義大利麵一起撈起放入竹簍瀝乾。
5 把 **4** 的料加進 **3** 裡，嚐嚐味道，不夠鹹的話加點鹽調味。再淋上剩下的橄欖油增加油光，裝盤撒上乳酪粉和胡椒粒。

熱量	鈣質
466kcal	162mg

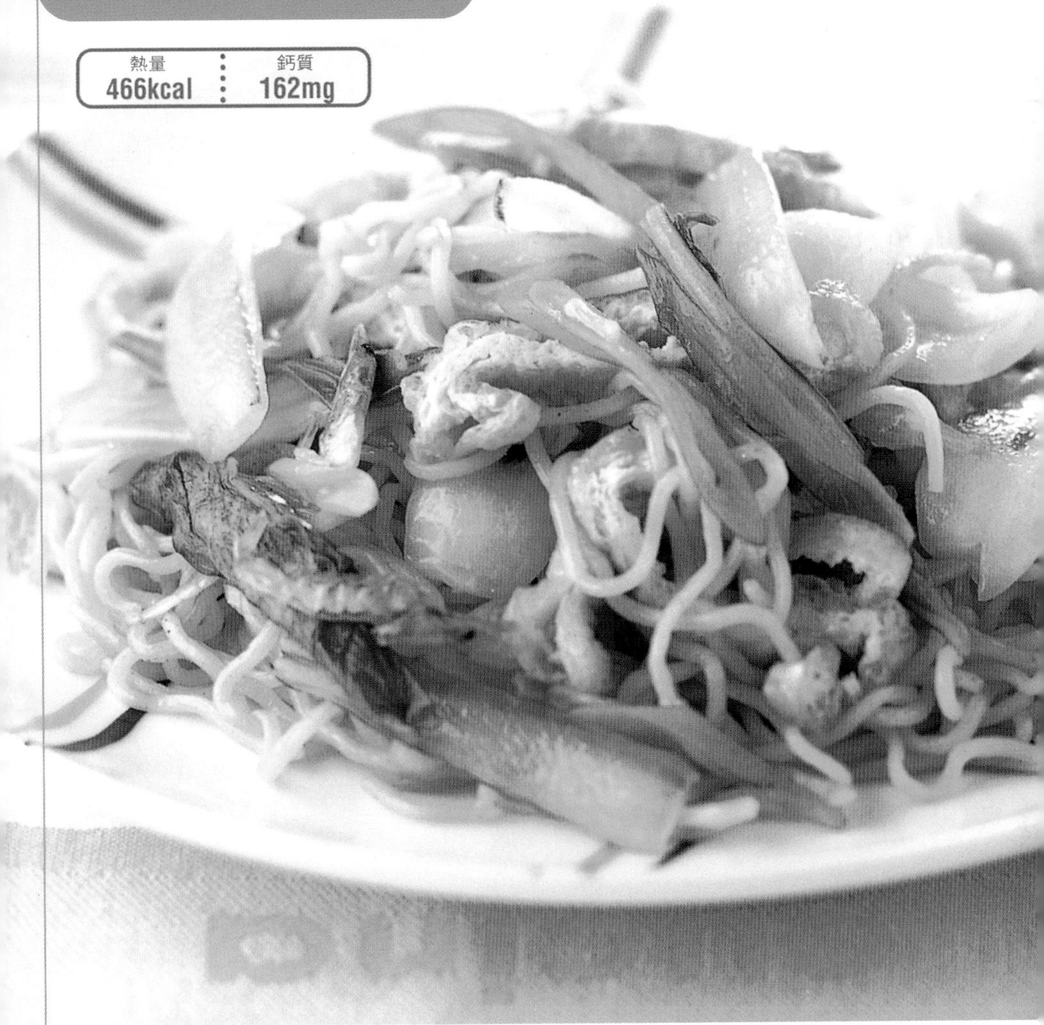

青江菜櫻花蝦炒麵

麵先炒好再加料，是炒麵好吃的要訣；撒上大量的胡椒粉可以提味。

材料（4 人份）

油麵…4 團　長蔥…2 根（200g）
油豆包…1 大片（40g）
櫻花蝦…3～4 大匙
青江菜…2 棵（200g）
A〔蠔油、酒…各 1～1 又 1/2 大匙
鹽…1/2 小匙　胡椒粉…多一點〕
油…2 大匙

作法

1　蔥切斜薄片，油豆包以紙巾吸油後切絲。青江菜一葉一葉剝開，切成 6cm 長，再直切為 1～2cm 寬。

2　油麵加油炒散，再加蔥片和青江菜梗一起炒。

3　繼續加入青江菜葉、櫻花蝦和油豆包炒勻，以 **A** 料調味。

經常外食者的聰明新選擇

因為工作忙碌而增加外食的機會，這是現代人頗感無奈的事。只要點餐時用點技巧，你也可以吃得健康又安心。

注意飲食的均衡與鈣質的攝取

經常需要外食的人，最好選擇菜色多的自助餐或小菜變化多的餐館；因爲那些充滿「媽媽味道」的小菜，正是補充鈣質最佳的來源。

此外，不管在什麼餐館吃飯，重視整體的營養均衡才是選擇的重點。當然不能爲了要多多攝取鈣質，就光吃乳製食品，以免過度攝取熱量。而且，別忘記有意識地增加蔬菜的攝取量。再者，外食品含鹽量偏高，記得不要加太多醬汁，醃漬品能不吃就不吃。

經常外食者的6大原則

- 點套餐會比單點更營養均衡（可以的話，點魚的套餐）。
- 套餐上的蔬菜要吃完。
- 避免吃過鹹的食品（若是醃漬品最好不要吃）。
- 若是單點，可加盤蔬菜等小菜。
- 想吃甜點的話，優格或乳酪蛋糕等乳製品是最佳選擇。
- 喝紅茶或咖啡時，加點牛奶均衡一下。

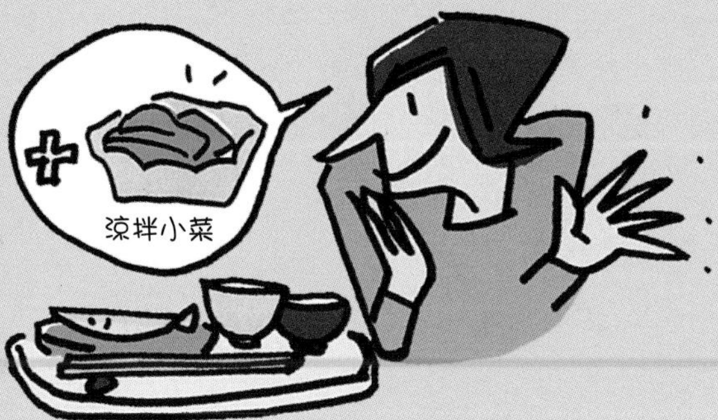

便利超商的午餐也可以這樣搭配喔！

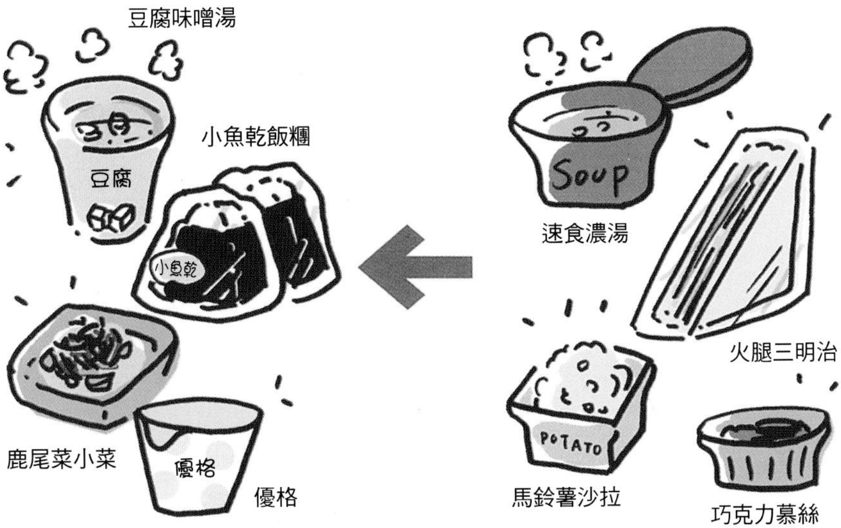
豆腐味噌湯
豆腐
小魚乾飯糰
小魚乾
鹿尾菜小菜
優格
優格
Soup
速食濃湯
火腿三明治
POTATO
馬鈴薯沙拉
巧克力慕絲

適合外食者加點的小菜

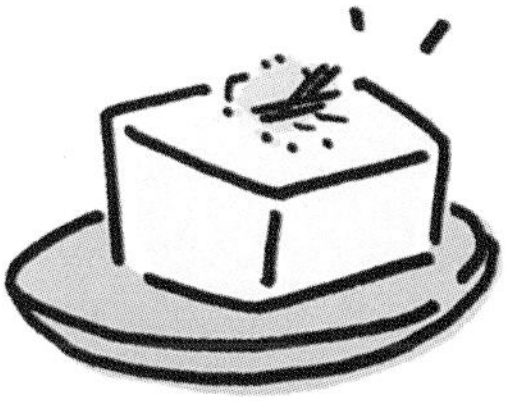

沙丁魚

沙丁魚含豐富的鈣質，做成涼拌菜或用來炒飯都很營養。

涼拌豆腐

豆腐的鈣質和異黃酮含量豐富，是一般餐館常見的小菜。

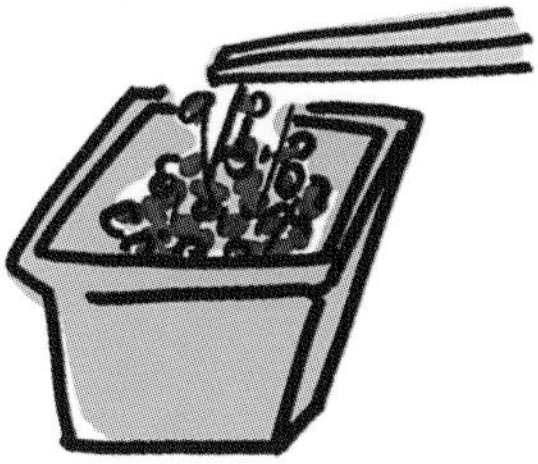

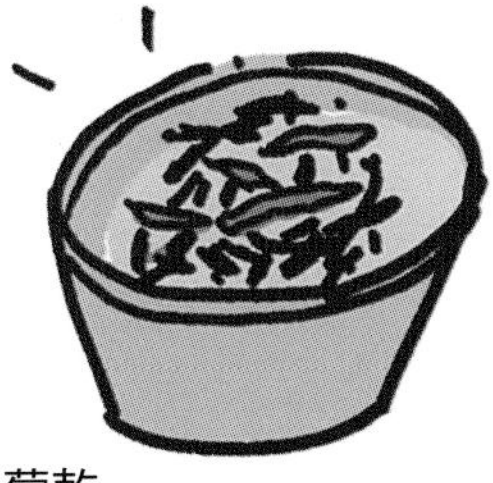

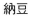

納豆

可直接食用，做成涼拌菜或做納豆蛋捲，都非常好吃喔！

蘿蔔乾

蘿蔔乾可謂是「媽媽味道」的代表性小菜，不管是剁碎炒蛋或醬煮入味都很可口。

column

現代人許多的困擾與不滿……沒有宣洩出來十分危險喔！

壓力也是骨質量減少的因素？！

與骨質代謝有關的荷爾蒙分泌失調

現代的社會堪稱是個充滿壓力的社會。許多人都很難避免受到來自工作或人際關係上的壓力；而持續累積過多壓力的話，很可能會對骨骼產生不良的影響。

人體一感受到壓力，被稱爲壓力荷爾蒙的體內荷爾蒙分泌量會增加。這種荷爾蒙會使腸子的鈣質吸收率下降，釋出於尿液的鈣質量增多。而過多的壓力，據說還會讓促進鈣質吸收或骨骼形成之女性荷爾蒙分泌量減少。

由此可知，長期處於極大壓力下的人，骨骼形成處於停滯狀態，骨質量也會越來越少。所以，每個人都應該找出可以紓解壓力的方法；像聽音樂、散步或稍微活動身體等等，都是理想的紓壓方式。

找出消除壓力的方法！

培養聆聽音樂或植花蒔草的興趣，紓解壓力。

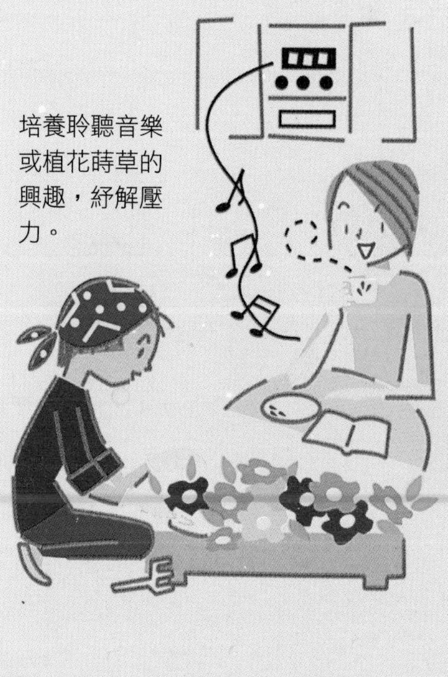

壓力持續累積的話……

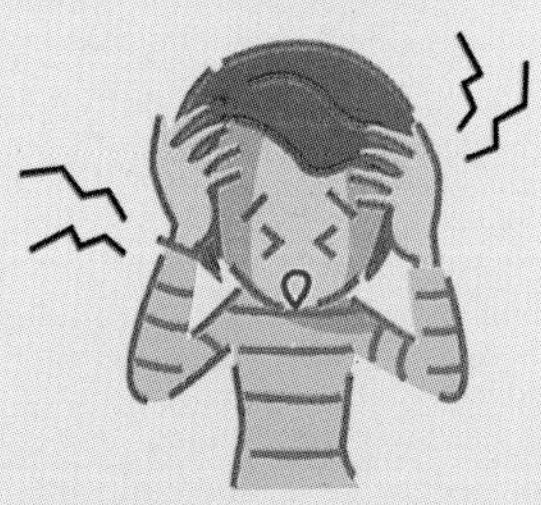

女性荷爾蒙分泌量減少

* 破骨細胞的活動力增強
* 骨骼形成處於停滯狀態

壓力荷爾蒙分泌量增加

* 腸子的鈣質吸收率下降
* 釋出於尿液的鈣質量增多

第5章

避免發生骨折的要訣

骨質量減少的人要特別提防摔倒或跌跤；因為在骨質疏鬆的狀態下，平常不太可能引發骨折的小小衝擊，都可能造成骨折！所以，適度運動鍛鍊身體的良好反應、重新整理生活環境等等，都是值得注意的重點。

在每天的生活中，積極活動身體的重點。

可預防骨質量減少的運動

運動可分為兩種

一提到運動，一般人應該都會聯想到戶外運動或體能訓練；但所謂的運動應該不只是那樣。比方說，帶狗狗出門散步、騎腳踏車出去買東西，或打掃房間等等，也算是「運動」的一種。

基於以上的想法，我們把前者之類的運動（戶外運動或訓練），稱爲「體適能」（Physical Fitness）；後者之類的日常生活活動，稱爲「體力活動」（Physical Activity）。而且，平日容易爲人疏忽的「體力活動」，正藏著健康的秘訣。

有些人覺得身體要健康，非得去健身房運動，但除此之外在日常生活中卻不太肯動。其實這並非眞正的健康觀念；因爲所謂的「運動不足」，與其說是「體適能」的不足，倒不如說是「體力活動」的不夠。

所以，在日常生活中一定要積極且習慣性地運動。

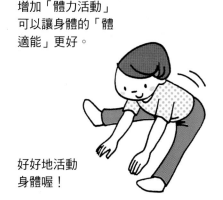

增加「體力活動」可以讓身體的「體適能」更好。

好好地活動身體喔！

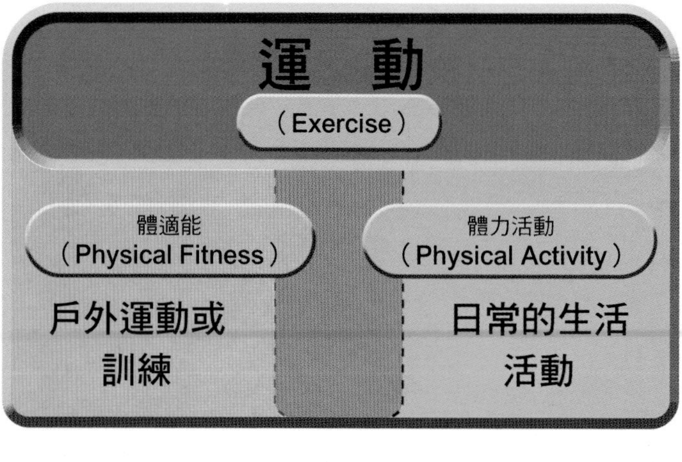

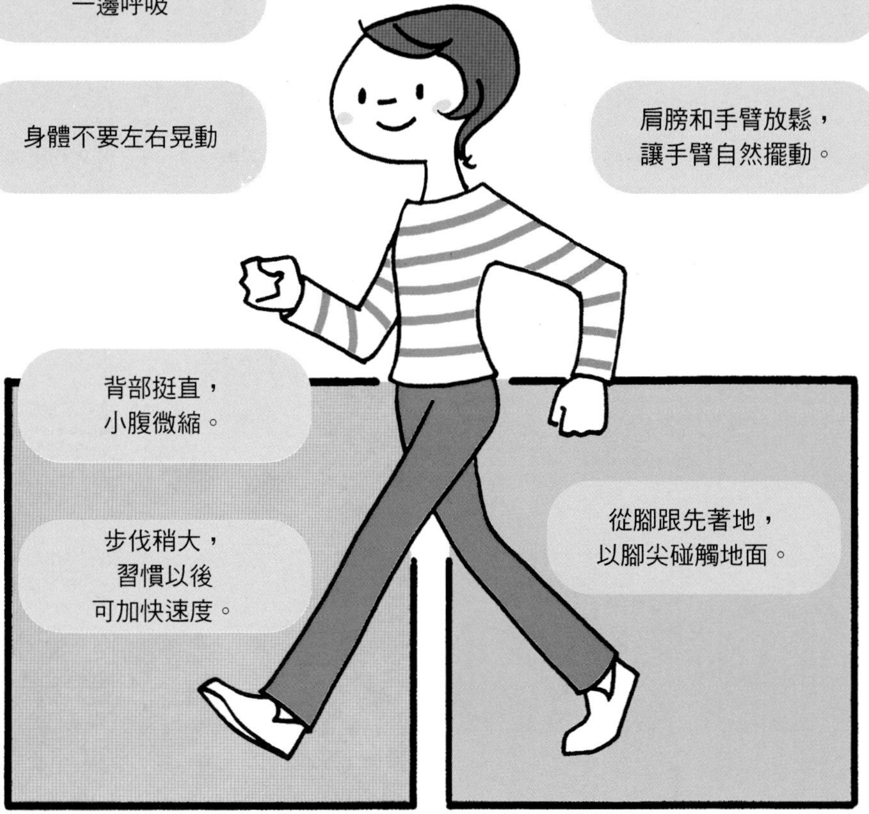
以一定的頻率
一邊呼吸
眼睛正視前方
身體不要左右晃動
肩膀和手臂放鬆，
讓手臂自然擺動。
背部挺直，
小腹微縮。
從腳跟先著地，
以腳尖碰觸地面。
步伐稍大，
習慣以後
可加快速度。

走路兼具「體適能」與「體力活動」的優點

在所有的運動中，走路可說具備了「體適能」和「體力活動」兩者該有的條件。

從「體適能」的角度走路的話，要設定步數或距離等目標，以及心跳數等等數據，有計畫地進行。不同於其他的「體適能」，走路不需特殊的技巧，誰都可以做到，可算是它最大的優點。

而在另一方面，從「體力活動」的角度走路的話，只要每天走約30分鐘，或提早一站下車走路等等，都可以讓日常生活中的「走路」成爲習慣性的活動。

不管是從哪個角度來看，只要適合自己的方法就OK！不太清楚如何正確走路的人，可參考上面插圖標示的重點。

這類尋常的活動，比計畫性訓練還重要呢！

日常生活的動作也是很好的運動

日常生活的運動重點和訓練性的運動重點 一週合計20～60分為適度的運動量

爲預防發生骨折，必須在日常生活中積極地活動身體。像左邊插圖裡的日常生活動作，就是「體力活動」的一環。每一種動作每做一次，可得1分；再把152～154頁的訓練項目各當一小節，增加1分。如此合計一週的分數，檢測自己的運動指數是否合格。

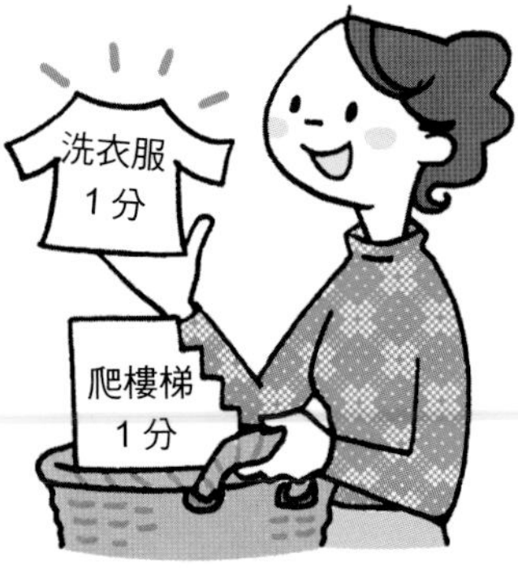

「運動量為1分」的日常生活動作

爬樓梯

只爬2～3個樓層時，最好利用樓梯；在家裡的樓梯上下一次可得1分。

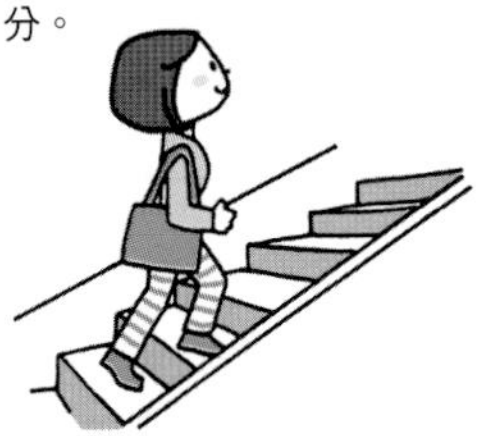

提早一站下車

坐車時提早一站下車走路，也可得1分。

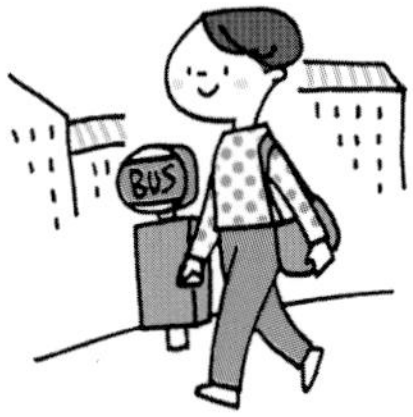

帶狗狗去散步

不只帶狗狗散步，只要是遠距離的散步都可得1分。

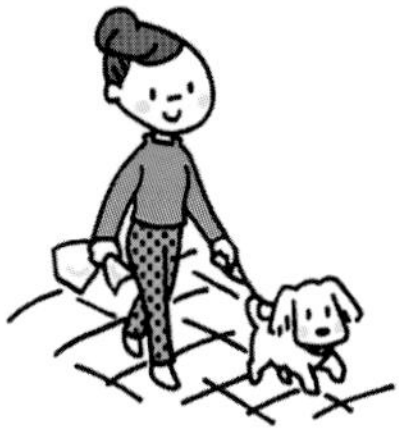

騎腳踏車買東西

去遠一點的地方可騎腳踏車，但至少騎10分鐘喔！

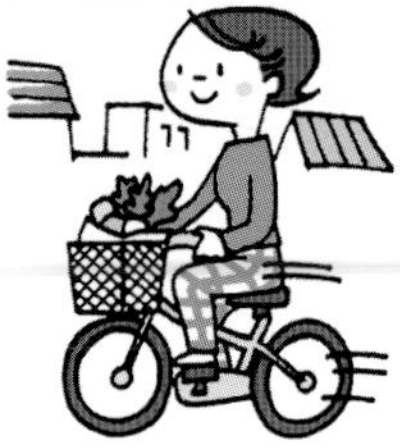

評斷結果

日常生活動作的合計分數（如右表）

訓練運動的合計分數（152～154 頁）

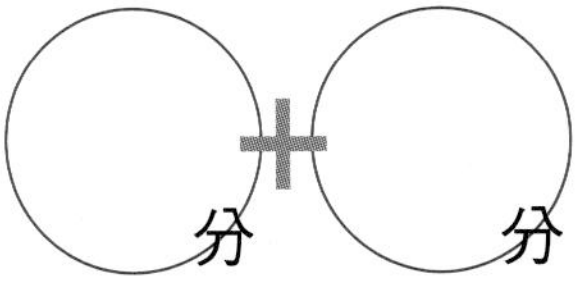

把日常生活動作和訓練運動的分數加起來，最好是一半一半保持平衡，不要偏於某一方。

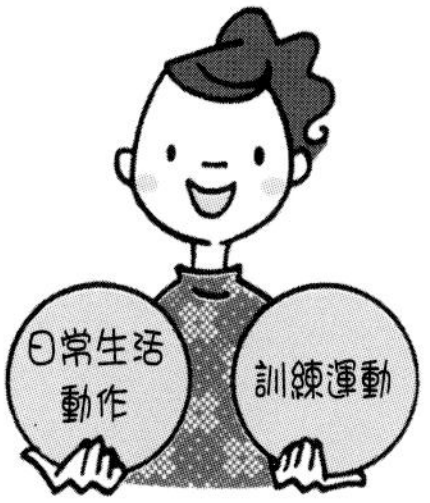

未滿 20 分：運動不足的類型
運動量太少了，應該積極加強運動。

20～60 分：適度運動的類型
運動量剛剛好，可說是預防骨質疏鬆症的平均水準。

60～100 分：有點固執的類型
運動量似乎太多了；並不是做許多運動就一定有好處，小心別做過頭了。

超過 100 分：過度緊張的類型
可能過度運動了；凡事過與不及都不好，最好稍微減少一些運動量。

洗衣、曬衣服

尤其是曬衣服很重要，若用烘乾機的話就不能得分了。

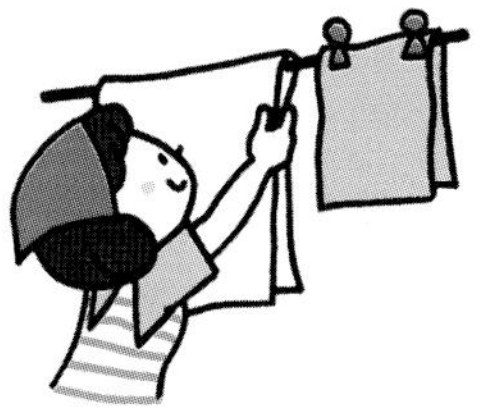

通勤時用站的

不要坐著，直接站在電車或公車上 30 分鐘，可得 1 分。

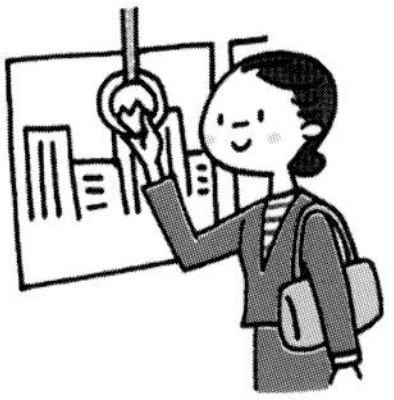

曬棉被

從搬、曬、拍打、摺疊棉被等等動作，都是運動的一環。

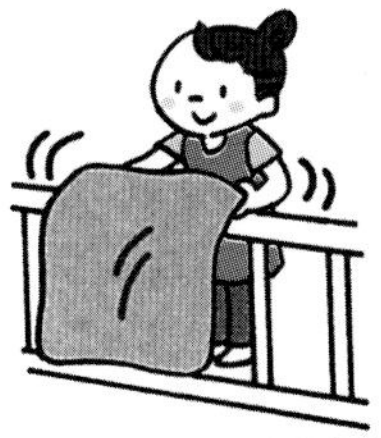

洗車

從清洗到打蠟整套都做的話，運動量就夠了。

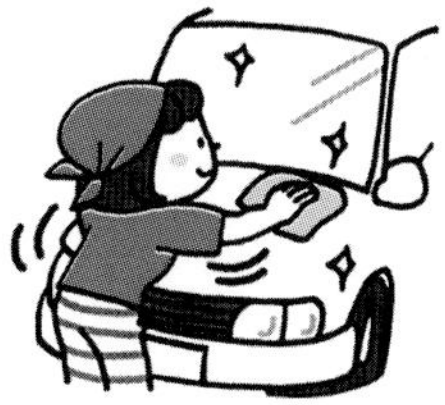

使用吸塵器

最好使用一段時間，例如打掃兩個房間才能得 1 分。

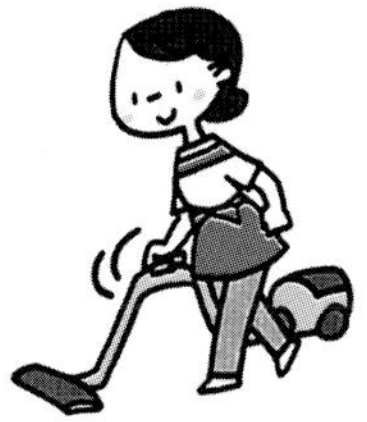

搬東西

提著購物袋走一段路，或把行李搬下車等，都可得 1 分。

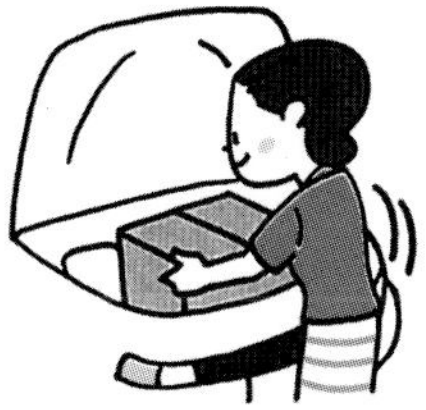

擦地板

這種清潔方式很有運動效果，但對骨骼的負擔比較大。

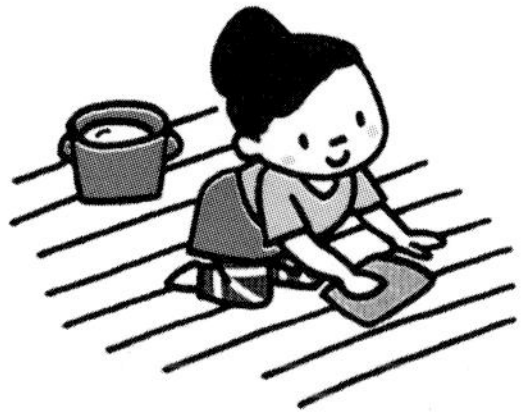

拔草

去院子拔草不僅可運動，還能曬曬陽光補充維他命 D 呢！

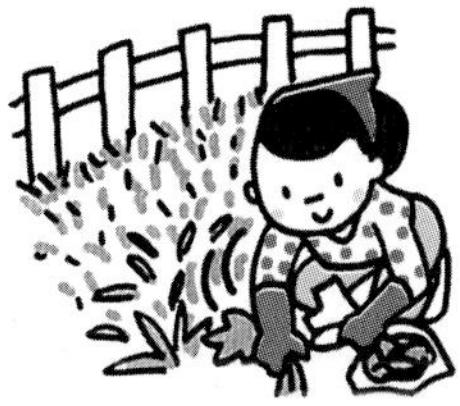

就算出現骨質疏鬆症，只要不跌倒還是可以避免骨折！

何謂預防跌倒的3大體能？

確實掌握預防跌倒的3大關鍵：平衡感、柔軟度和肌力

人一上了年紀，因體力衰退的緣故比較容易跌倒；也就是說，就算是上了年紀的人，只要維持良好的運動習慣，持續鍛鍊體能的話，還是可以預防跌倒引起的骨折。

為避免跌倒一定要維持的體能有3種，分別是「平衡感」、「柔軟度」和「肌力」。只要保持這3大體能的話，人就不容易跌跤，即使跌跤也不容易造成骨折。

在152～154頁，以插圖介紹許多提昇這3大體能的訓練項目。在這之前先試試以下的檢測項目，若發現自己體力不行的話，可重點式進行鍛鍊。

自我檢測大挑戰！你屬於容易摔倒的族群嗎？

這是針對身體 3 大體能的簡易測試；而 152～154 頁則介紹提升每種體能的訓練項目。若發現哪部分的體能較弱，可重點式進行鍛鍊。

平衡感測試

眼睛張開，以單腳站立，雙手自然下垂於身體兩側；連續站 2 分鐘，左右腳都要試試。

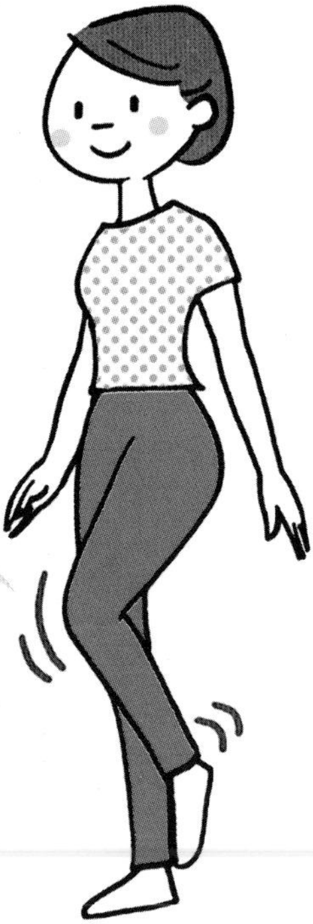

就算中途身體有搖晃、搖擺的現象，只要沒有失去平衡以腳著地，能連續站 2 分鐘的話，應該可以評斷為「合格」。

評　斷

□每一隻腳都能連續站 2 分鐘 …1 分

□某一隻腳無法連續站 2 分鐘 …0 分

柔軟度測試 1

左右腳的腳跟碰腳跟，能否讓腳尖打開呈 180 度？

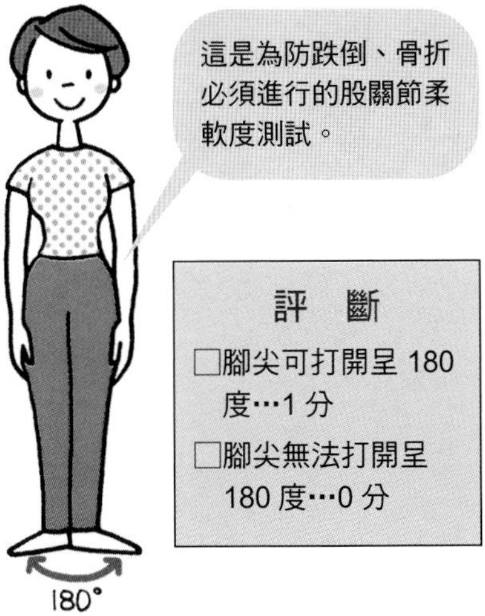

這是為防跌倒、骨折必須進行的股關節柔軟度測試。

評　斷

□腳尖可打開呈 180 度…1 分

□腳尖無法打開呈 180 度…0 分

柔軟度測試 2

雙腳打開與肩同寬，腳跟到腳尖呈平行；在不動腳跟的前提下可否蹲下來？

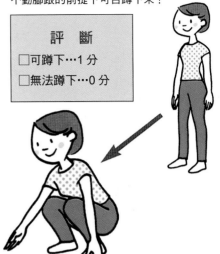

評　斷

□可蹲下…1 分

□無法蹲下…0 分

綜　合　評　斷

□0～1 分
繼續這樣下去，以後發生跌倒或骨折的風險很高，有必要積極加強訓練項目。

□2～3 分
體能有點衰退的現象，應該努力強化體能，以避免日後發生跌倒或骨折。

□4 分
目前應該不必擔心，但也不能疏忽，平常還是要養成運動的習慣。

肌力測試

雙腳併攏，雙手叉腰挺胸站立；用其中一腳盡量大步往前跨，能否馬上退回原來的位置？

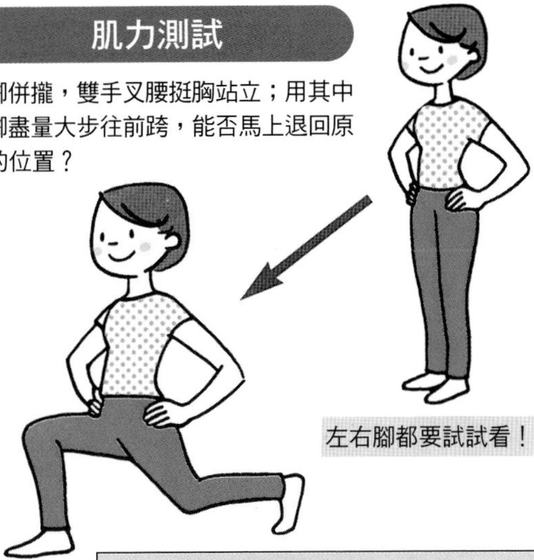

左右腳都要試試看！

評　斷

□兩腳都做得到…1 分

□其中一腳無法做到…0 分

鍛鍊平衡感的簡單體操

從睡眠狀態爬起來

把早上要從棉被裡爬起來的動作，反覆做5 次，當作 1 小節。

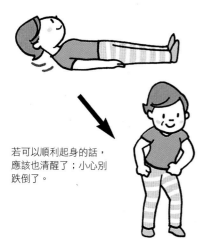

若可以順利起身的話，應該也清醒了；小心別跌倒了。

晨間梳洗時單腳站立

早上刷牙洗臉時，或在廚房清洗東西時，用單腳各站立 2 分鐘，當作 1 小節。

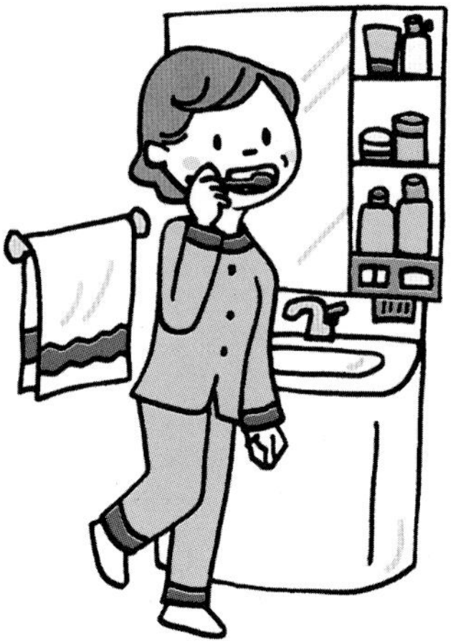

有節奏地換腳踏步

以「單腳、雙腳」為 1 次，每做 5 次換另一腳；兩腳都做 5 次，當作 1 小節。

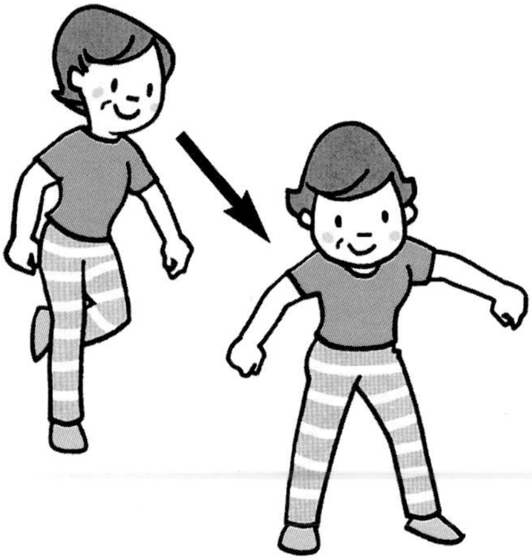

順利地連腳步行

反覆用一腳的腳跟接到另一腳的腳尖，往一直線前進；每走 20 步，當作 1 小節。

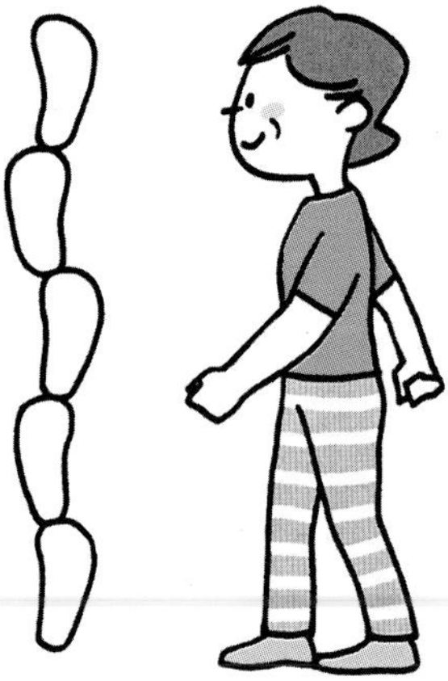

鍛鍊柔軟度的簡單體操

彎腰雙腳打開左右搖晃運動

雙腳打開站好，再彎下腰，雙手放在膝蓋上；如此左右晃動身體，每 10 次當作 1 小節。

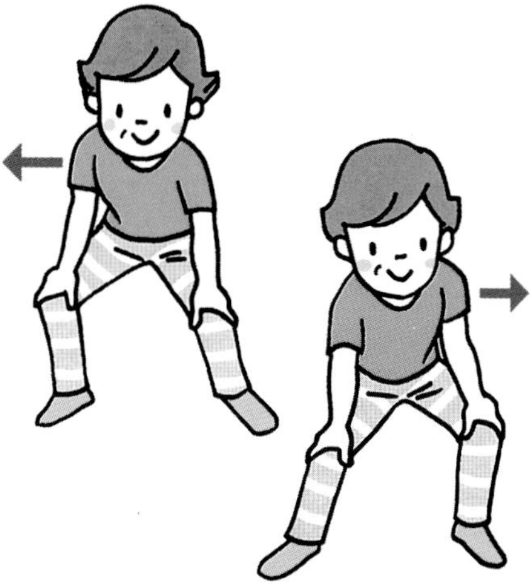

轉啊轉啊轉動腳踝

伸展腳踝，依順時針、逆時針方向轉動雙腳腳踝各 10 次，當作 1 小節。如圖所示，坐下來比較好做。

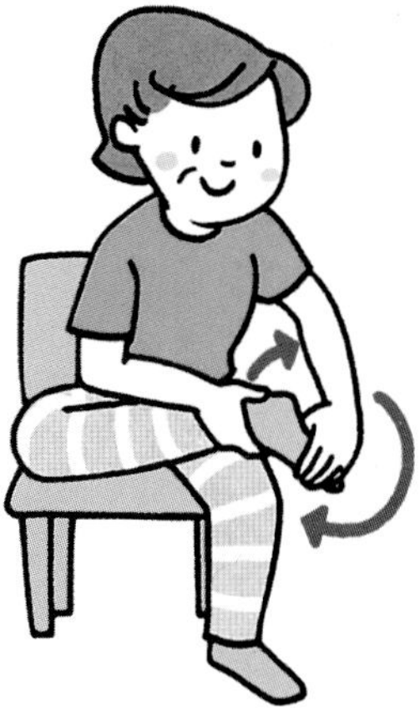

用大動作轉動股關節

稍微舉高右大腿，依逆時針方向邊轉動邊前進，左右腿交叉做 10 次；再依順時針方向邊轉動邊後退，左右腿交叉做 10 次，當作 1 小節。

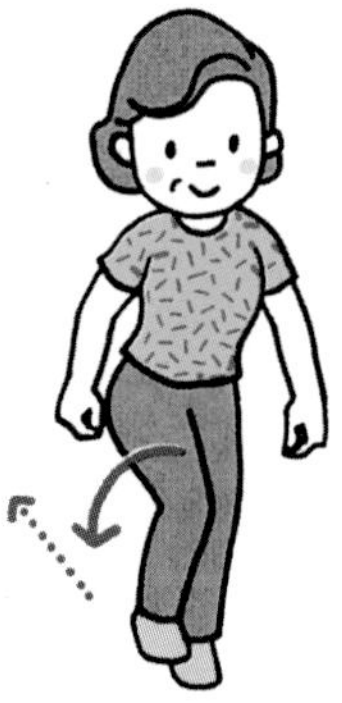

依順時針方向
邊轉動邊後退

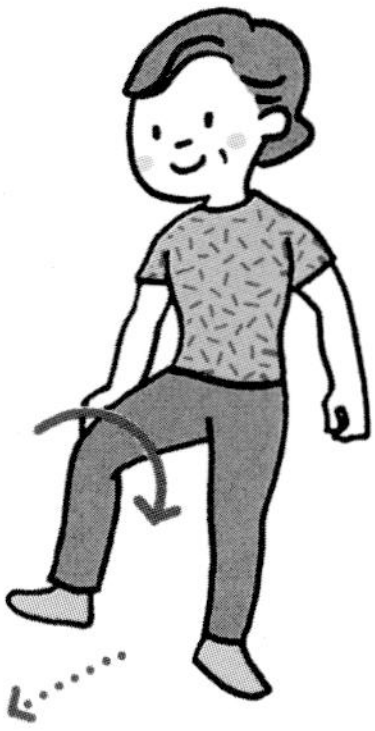

依逆時針方向
邊轉動邊前進

腳底著地蹲下來

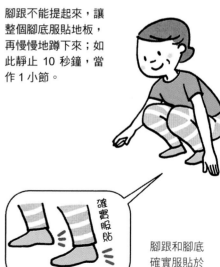

腳跟不能提起來，讓整個腳底服貼地板，再慢慢地蹲下來；如此靜止 10 秒鐘，當作 1 小節。

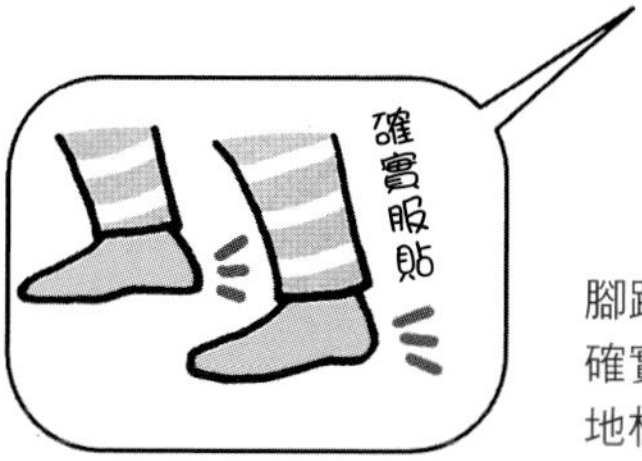

腳跟和腳底
確實服貼於
地板上

鍛鍊肌力的簡單體操

坐下來幫大腿拉筋

先坐下來，雙腿交叉，上面的腿往下、下面的腿往上，相互推擠似地用力；左右各做 10 秒當作 1 小節。

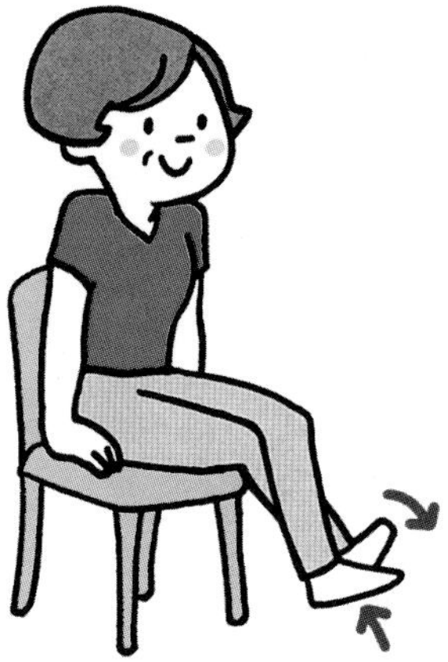

隨處可做的腹肌伸展

先坐下來，右手壓著左腿，左腳提高推擠右手力量似地用力 10 秒鐘；左右各做 10 秒當作 1 小節。

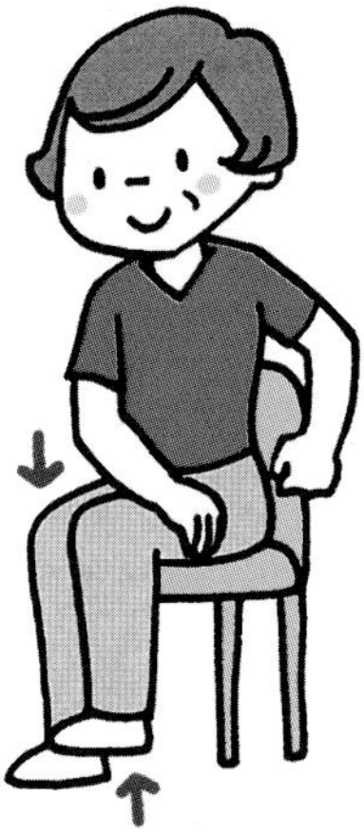

加快速度快速踏踩

坐下來，快速踏踩雙腳；這時大腿不必刻意提高，但速度盡量快一些；每 10 秒鐘當作 1 小節。

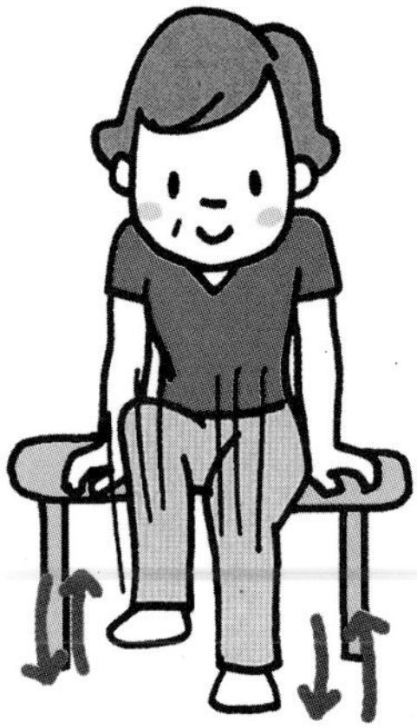

放慢速度提起腳尖

腳跟服貼於地板，提起腳尖；這時速度要放慢，提到最高點以鍛鍊小腿的肌肉；左右做 10 次當作 1 小節。

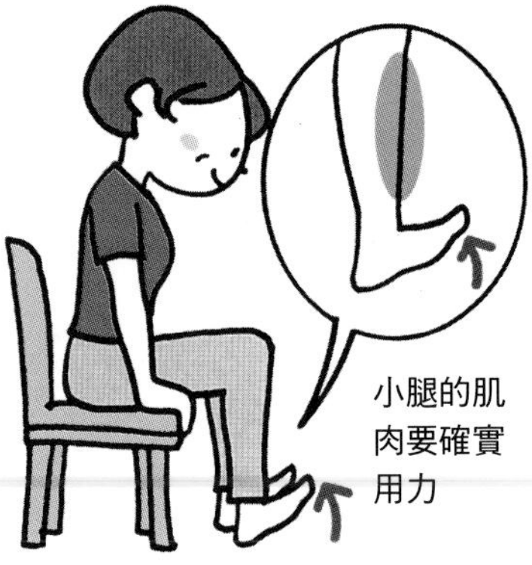

從運動中找出「樂趣」為持續做下去的秘訣

「每天一定要運動30分鐘」、「一定要增加骨質量才行」，若抱著這種義務性的態度運動的話，不久就會覺得疲累痛苦；此乃人類自然的心理反應。那麼，要怎麼運動才能持續下去，而不會半途而廢呢？

爲了有恆心地運動，讓運動本身成爲一件「快樂的事」、「非常舒服的事」就顯得格外重要。這時先不要受限於一般人的目的、時間、距離等等規範，先從合乎自己水準的運動開始做起，慢慢從運動中找出活動身體的「樂趣」。

再者，就算是爲預防骨折而運動，還是可能發生跌倒或骨折的意外。這時千萬不要有「我都運動了還是跌倒了」的負面情緒，應該以「就是因爲有運動，才能把傷害減到最低」的積極想法取代；如此一來，才能保有想要持續運動的心情。

讓人持續運動的秘訣

- ●不要在意數字或效果，享受運動本身帶來的樂趣。
- ●找朋友一起運動。
- ●「他做得真棒……」，不要和別人做比較。
- ●不要與年輕的自己比較。
- ●不要拘泥於「骨質量增加」這類的直接結果，而要肯定「我比之前更能輕鬆做運動」這類自身的變化。

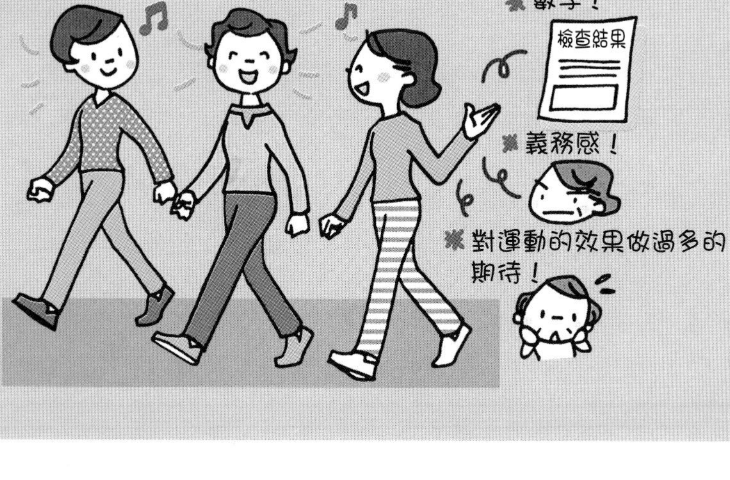
✱數字！
檢查結果
✱義務感！
✱對運動的效果做過多的期待！

重新檢視你的生活，以避免發生骨折！

預防跌倒的生活重點

「這點小事……」如此的疏忽也會導致骨折

「只是稍微摔了一下，應該不會引起骨折……」老是抱著這種輕忽態度的人，不知何時會讓骨折找上身呢！事實上，上醫院治療的骨折病患，有半數以上都是因日常生活中不經意的疏忽才發生骨折的！

所以，要留意日常生活習慣以防跌倒，高齡者或出現骨質疏鬆症的人要注意身體的動作或姿勢。有時突然做出不合理的姿勢，也會引發脊椎骨折呢！當然，這並不是建議你都不要動，而是讓動作處於合理的範圍，且小心活動才是根本。

不要突然改變姿勢

想要拿放在高處的物品，或急著撿地上的東西而彎下腰等等，突然改變姿勢時，都可能引起骨折。

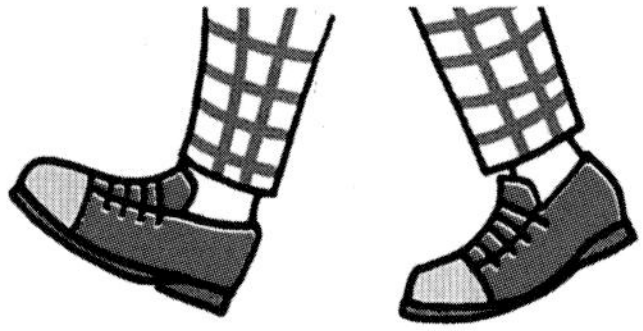

走路時腳跟先著地

把整個腳底同時貼在地面走路的話，很容易跌倒。

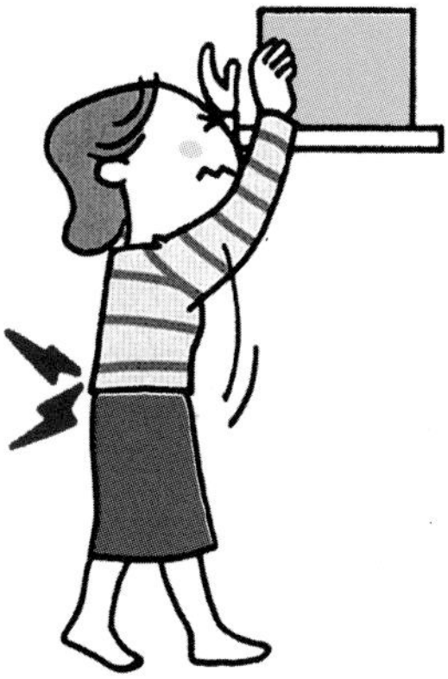

留意腳邊

光注意近的地方，有時反而危險；稍微把視線看遠一點，會比較安全。

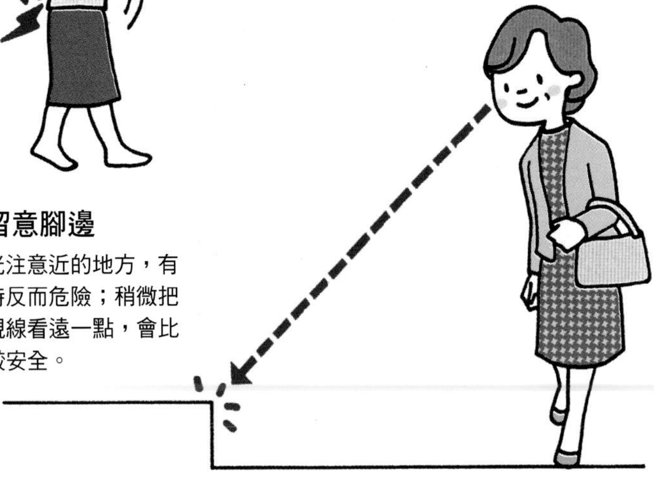

也要注意周遭的物品或身體的狀態

服裝

建議穿著好活動，不會被腳踩到的衣服；若穿長裙或和服時，小心別踩到裙襬，以免摔倒。

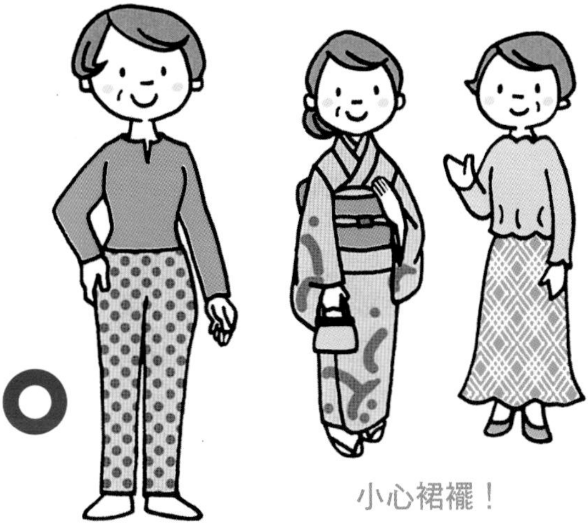

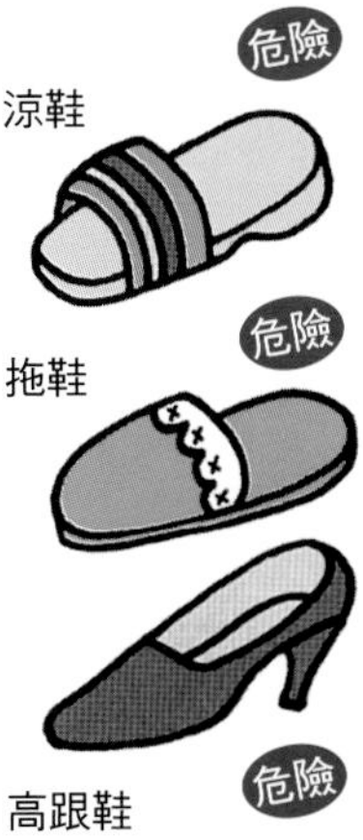

- 要合腳
- 走路時不會脫落
- 鞋跟不要太低也不要太高

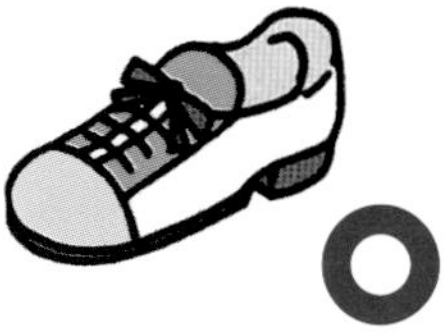

鞋子

像平底鞋或拖鞋，走路時容易脫落，反而危險；但高跟鞋又容易讓人失去平衡，也不太適合。最好選擇鞋跟高度適當又好走的鞋子。

藥物

服用安眠藥、降血壓劑或鎮定劑等藥物時，有時會有暈眩等副作用；尤其是高齡者比較容易有藥物殘留體內的問題，要特別注意。

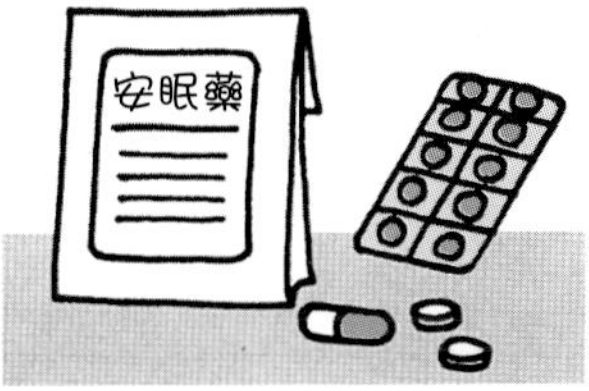

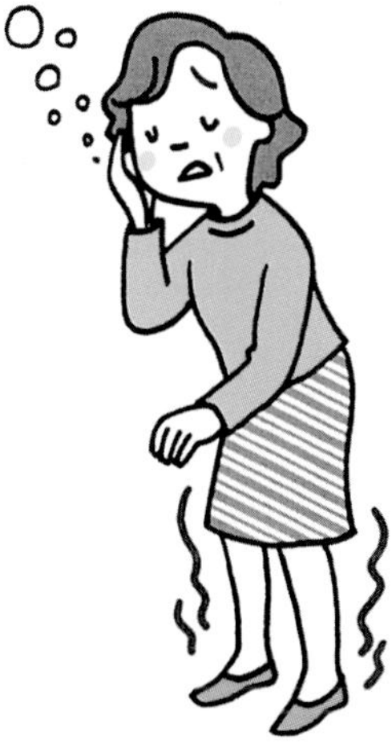

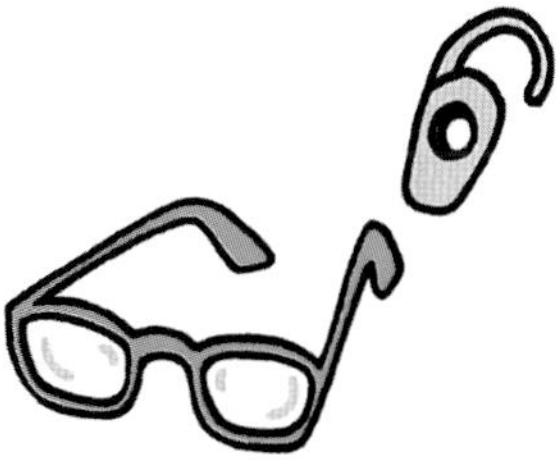

視力・聽力

上了年紀者因視力與聽力衰退，比較容易跌倒或走不穩，必要時可配副老花眼鏡或戴上助聽器。

凌亂的房間、樓梯又多的家，跌倒的機率比較高！

整理居家環境預防跌倒

你的家夠安全嗎？

根據統計，發生跌倒的地點，意外的是室內居然比室外多。所以，千萬不要有「家裡怎麼可能讓人跌倒」的觀念，應該想想「哪些地方比較可能讓人跌倒」，試著重新檢視自己的居家環境。像危險的樓梯或容易滑跤的地點都要小心。

首先從整理房間開始。因未留意散落於房間的報章雜誌而踩滑、被掉落的物品絆倒等等，因房間過於凌亂而跌倒的例子時有所聞。所以，應該先把雜亂的房間整理乾淨，容易滑倒的樓梯加上止滑條也是不錯的選擇。

參考下列室內跌倒預防對策

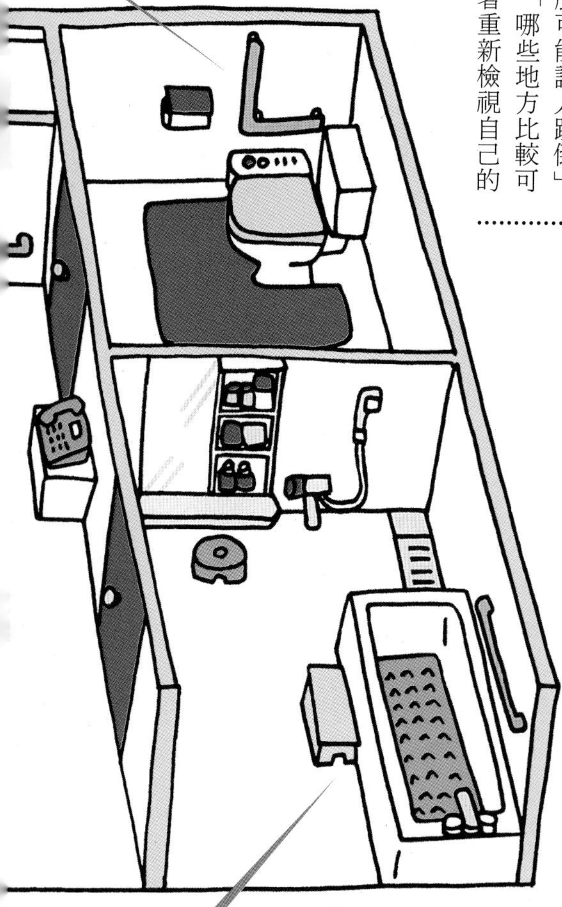

浴室

可在浴缸旁邊放個小架子，方便跨進去。浴缸底部應做防滑處理，旁邊加上扶手。

玄關

玄關最好加個扶手，方便穿鞋或站立時抓著；如果階梯過高，加個台子，並鋪上止滑墊加以固定。

廁所

蹲式馬桶雖可鍛鍊腰力，但發生跌倒的風險較高；若擔心家裡的老人摔倒，應改用西式坐式馬桶，加上扶手會更安心。

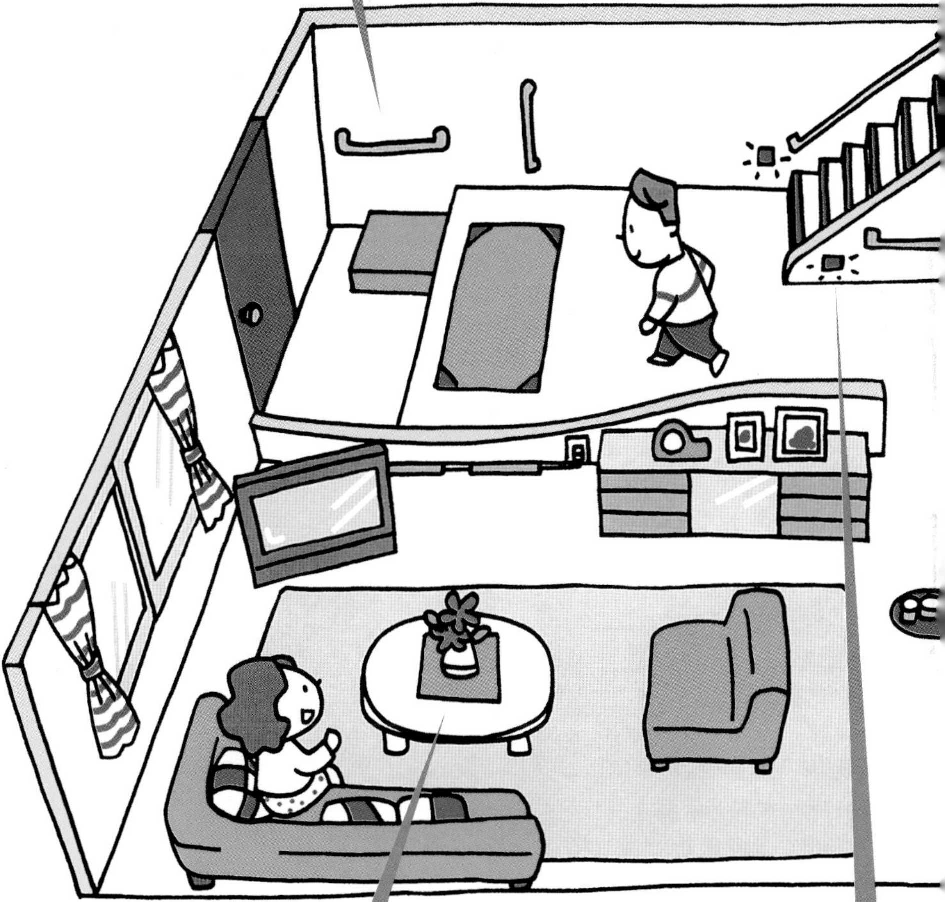

客廳

長毛地毯容易勾到腳而跌跤，應改用短毛地毯；家裡的電線要確實收拾整齊，避免絆到腳摔倒。

走廊或樓梯

家裡的樓梯要做防滑處理，並加上扶手。走廊或樓梯腳比較陰暗，容易跌跤，最好加裝小燈照明。

國家圖書館出版品預行編目資料

骨質疏鬆症飲食與療法／細井孝之監修；高淑珍譯.
-- 初版. -- 臺北縣新店市：世茂,
2005 [民 94]
面；　公分. --（生活保健室；C20）

ISBN 957-776-688-9（平裝）

1. 骨骼 - 疾病　2. 食物治療　3. 食譜

416.252　　94005730

骨質疏鬆症飲食與療法

醫學監修／細井孝之
營養指導／白石弘美
譯者／高淑珍
主編／羅煥耿
責任編輯／黃敏華
編輯／李欣芳、陳弘毅
美術編輯／錢亞杰
出版者／世茂出版有限公司
發行人／簡玉芬
地址／台北縣新店市民生路十九號五樓
電話／（〇二）二二一八三二七七
傳真／（〇二）二二一八三二三九（訂書專線）
（〇二）二二一八七五三九
劃撥／一九九一一八四一
單次郵購總金額未滿五〇〇元（含），請加50元掛號費
酷書網／www.coolbooks.com.tw
登記證／局版臺省業字第五六四號
印前製作／龍虎電腦排版公司
印刷／祥新印製企業有限公司
初版一刷／二〇〇五年五月
五刷／二〇一〇年九月
定價／二二〇元

本書中所提供的資訊與方法並非要取代正統的醫療程序，因個人體質、年齡、性別、特殊病史等各異，若您有任何身體上的不適，我們建議您應請教專業的醫護人員。

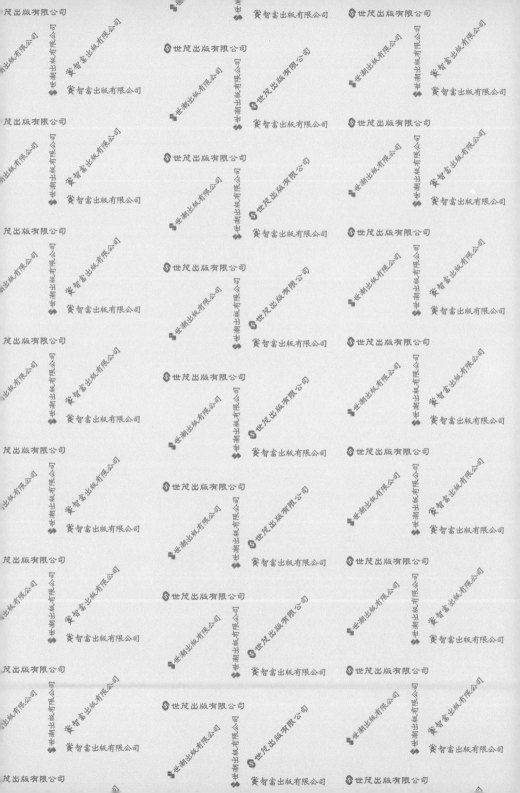